ENTIRE BIOPHARMACEUTICALS
エンタイア生物薬剤学
― ADME，動態，TDM そして投与設計へ ―

神戸学院大学薬学部教授
武田 真莉子 編著

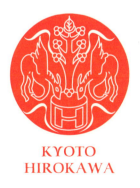

KYOTO
HIROKAWA

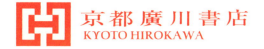
京都廣川書店
KYOTO HIROKAWA

―――――――――― 執筆者一覧 (五十音順) ――――――――――

岸本　修一	神戸学院大学薬学部臨床薬剤学研究室教授
杉岡　信幸	神戸学院大学薬学部臨床薬物動態学研究室教授
武田真莉子	神戸学院大学薬学部薬物送達システム学研究室教授
福島　昭二	神戸学院大学薬学部臨床薬剤学研究室教授

は じ め に

　投与された薬物の体内動態，すなわち吸収（absorption），分布（distribution），代謝（metabolism），排泄（excretion）（英語表記の頭文字をとった略語 ADME）は，生体において薬物が処理される過程を表すものであり，薬物の効果発現はこれらの要素に強く依存する．すなわち，ADME は薬物療法の結果に関わる重要な因子であり，薬効発現に強く関係する ADME の基礎知識と，速度論的な手法による薬の動きの定量的解析について，本書を通じて学んで欲しい．

　本書では特に生体膜透過＋ADME について広範囲の知識と理解を深めることに重点をおいている．というのは，ADME の十分な理解がなければ，次に続く「薬物動態の解析」を理解することはできず，このことはつまり臨床で薬剤師としての職能を発揮することもできないという結果を生んでしまうからである．また，薬学生が知っておくべき「TDM と投与設計」および「薬物動態の変動要因」についても章立てし，本書のみで生物薬剤学（薬物動態学）をひととおり学習できるようになっている．全体として薬学生に必須の理論はしっかり押さえ，その上で近年の研究に基づく新しい情報を加えてあり，簡潔に整理しながらも基礎力・応用力が培われるような本になるように工夫しており，昨今のコンパクトなテキストとは一線を画したつもりである．

　薬物の体内動態理論は，物理化学的側面から生物学的側面までを対象とする学問である．これだけ広範囲な学問を学ぶのは容易なことではない．しかし，これを学び，実力をつけることは，未来の薬のプロフェッショナル-薬剤師-となる諸君が医療現場で働くときに何より役に立つであろう．

　医療に携わる者は日々の研鑽を忘れてはならない．好奇心を持ち続け，洞察力を磨いていくことが大事である．しかし，遊びも楽しむ心の余裕がなければ何事もうまくいかないことも事実である．余裕を持ちながら弛まぬ研鑽を続ける，それを忘れないで欲しい．

　　　　　医療人となる諸君の未来を輝かせるのは，諸君の今の努力にある．

　最後に，生物薬剤学の道を拓いて下さった優れた先達の先生方に感謝するとともに，本書の執筆にご協力いただいた福島昭二氏，杉岡信幸氏，岸本修一氏，また，本書を執筆する機会を与えて下さいました京都廣川書店・廣川重男社長，来栖　隆氏，清野洋司氏，田中英知氏をはじめとする編集部のスタッフの方々に深く感謝申し上げます．

2017 年 4 月　　　　　　　　　　　　　　　　　　　　　　　　　武田　真莉子

目　　　　　次

第1章　生体膜透過 ……………………………………………………………… *1*

1-1　生体膜の構造と機能　*2*

1-2　物質の生体膜輸送と透過理論　*3*

1-2-1　受動輸送　*4*

1-2-2　能動輸送　*7*

1-2-3　膜動輸送　*11*

確認問題　*14*

第2章　吸　収 ………………………………………………………………… *15*

2-1　消化管の構造と機能　*16*

2-1-1　マクロで捉える経口吸収―消化管の構造　*16*

2-1-2　ミクロで捉える経口吸収―消化管吸収上皮細胞　*18*

2-2　消化管吸収に影響する因子　*21*

2-2-1　物理化学的因子　*21*

演習問題　*27*

2-2-2　製剤学的因子　*27*

2-2-3　生体側因子　*30*

確認問題　*34*

2-3　消化管で働くトランスポーター　*35*

2-3-1　ABCトランスポーター　*35*

2-3-2　SLCトランスポーター　*35*

2-3-3　トランスポーターを介した輸送の解析方法　*36*

2-4　バイオアベイラビリティ　*37*

2-4-1　バイオアベイラビリティの定義　*37*

2-4-2　バイオアベイラビリティの要素　*38*

演習問題　*39*

2-5　消化管以外からの薬物吸収　*40*

2-5-1　鼻粘膜からの吸収　*40*

2-5-2　口腔粘膜からの吸収　*41*

2-5-3　肺からの吸収　*43*

iv

2-5-4　直腸からの吸収　44

2-5-5　皮膚からの吸収　45

2-5-6　注射部位からの吸収　46

2-6　プロドラッグ　48

確認問題　51

第3章　分　布 ……………………………………………………… 53

3-1　薬物の分布に影響を及ぼす要因　54

3-1-1　毛細血管の透過性　54

3-1-2　組織の循環血流量と薬物分布　55

3-1-3　血漿タンパク結合　56

3-1-4　組織内でのタンパク結合　59

3-2　タンパク結合率の解析　59

3-3　タンパク結合を変動させる要因　63

3-3-1　タンパク結合の競合的および非競合的阻害　63

3-3-2　病態時におけるタンパク結合の変動と体内動態　64

確認問題　66

演習問題　67

3-4　分布容積　67

3-4-1　分布容積の考え方　67

3-4-2　分布容積と組織-血液間分配係数　69

3-5　その他臓器への分布　71

3-5-1　リンパ管系移行　71

3-5-2　脳への分布　72

3-5-3　胎盤移行　74

確認問題　75

第4章　代　謝 ……………………………………………………… 77

4-1　肝臓の機能と構造　78

4-1-1　肝臓の構造　78

4-1-2　肝細胞の分画　80

4-2　薬物の体内での化学変化　81

4-3　薬物代謝様式とそれに関わる代表的な酵素　83

4-3-1　シトクロム P450　*83*

4-3-2　フラビン含有モノオキシゲナーゼ　*86*

4-4　薬物代謝の様式　*87*

4-4-1　第Ⅰ相反応（官能基導入反応）　*88*

4-4-2　第Ⅱ相反応（抱合反応）　*92*

確認問題　*96*

4-5　初回通過効果　*97*

確認問題　*98*

4-6　肝クリアランスと肝固有クリアランス　*99*

4-6-1　肝クリアランス　*99*

4-6-2　肝固有クリアランス　*101*

4-6-3　肝クリアランスと肝固有クリアランスとの関係　*102*

4-7　酵素誘導と酵素阻害　*105*

4-7-1　酵素誘導　*106*

4-7-2　酵素阻害　*107*

4-7-3　酵素反応の阻害様式の速度論　*110*

確認問題　*111*

4-8　薬物代謝に影響を及ぼす因子　*112*

4-8-1　年　齢　*112*

4-8-2　疾　病　*114*

4-8-3　遺伝的因子　*117*

4-8-4　食事や嗜好品の影響　*120*

第5章　排　泄 **121**

5-1　腎排泄　*122*

5-1-1　腎臓の構造　*122*

5-1-2　腎臓の機能　*124*

5-2　腎クリアランス　*131*

5-2-1　腎クリアランスの概念　*131*

5-2-2　腎クリアランスの解析方法　*132*

5-2-3　腎機能検査薬　*135*

5-3　胆汁中排泄　*136*

5-3-1　胆汁酸と胆汁　*136*

5-3-2　薬物の胆汁中排泄　*137*

5-3-3 腸肝循環 *138*

5-4 その他の排泄 *140*

5-4-1 唾液中排泄 *140*

5-4-2 乳汁中分泌 *141*

5-4-3 呼気中排泄 *141*

5-4-4 汗中排泄 *141*

確認問題 *142*

演習問題 *143*

第6章 薬物動態の解析 ……………………………………………… *145*

6-1 コンパートメント理論 *146*

6-1-1 線形性について *146*

6-1-2 線形1-コンパートメント静脈内投与モデル *146*

確認問題1 *150*

確認問題2 *150*

確認問題3 *153*

6-1-3 線形1-コンパートメント経口投与モデル *153*

確認問題4 *160*

6-1-4 線形1-コンパートメント定速点滴静注モデル *162*

6-1-5 線形2-コンパートメント急速静脈内投与モデル *165*

確認問題5 *169*

6-1-6 線形1-コンパートメントモデルにおける
繰り返し急速静注時の血中濃度推移 *171*

6-1-7 線形1-コンパートメントモデルにおける
繰り返し経口投与時の血中濃度推移 *175*

6-1-8 線形2-コンパートメントモデルにおける
繰り返し急速静注時の血中濃度推移 *177*

6-1-9 血中濃度-時間曲線下面積 *178*

確認問題6 *178*

確認問題7 *179*

6-1-10 非線形薬物速度論 *181*

6-1-11 尿中排泄データの解析 *183*

6-2 生理学的モデル（クリアランスの概念） *186*

確認問題8 *188*

目 次　*vii*

　　　確認問題 9　*189*

　　　確認問題 10　*190*

　　　確認問題 11　*190*

　　　確認問題 12　*190*

　　　確認問題 13　*190*

　6-3　モーメント解析：モデルに依存しない解析　*194*

　　　薬物動態学クイズ　*200*

第7章　薬物動態の変動要因 ································· *201*

　7-1　加齢による薬物動態変動　*202*

　　7-1-1　新生児，乳児，幼児，小児における薬物動態　*202*

　　7-1-2　高齢者における薬物動態　*205*

　7-2　妊婦・授乳婦における薬物動態変動　*210*

　　7-2-1　妊婦と薬物動態　*210*

　　7-2-2　薬物の母乳中移行　*211*

　7-3　遺伝的要因による薬物動態変動　*212*

　7-4　病態下の薬物動態変動　*214*

　　7-4-1　肝疾患時における薬物動態変動　*214*

　　7-4-2　腎疾患時における薬物動態変動　*219*

　　7-4-3　循環器疾患における薬物動態変動　*222*

　　7-4-4　肥満者における薬物動態変動　*223*

第8章　薬物間相互作用 ································· *225*

　8-1　薬物間相互作用の分類　*226*

　8-2　薬動学的相互作用　*227*

　　8-2-1　吸収過程における相互作用　*227*

　　8-2-2　トランスポーターが関わる相互作用　*230*

　8-3　薬力学的相互作用　*230*

第9章　治療薬物モニタリング（TDM）··············· *235*

　9-1　治療薬物モニタリング（TDM）　*236*

　　9-1-1　TDM の意義　*236*

9-1-2　血中における薬物分布　*238*

9-2　TDM の対象となる薬物　*239*

9-2-1　抗てんかん薬　*239*

9-2-2　抗精神薬　*242*

9-2-3　循環器治療薬　*243*

9-2-4　テオフィリン製剤　*244*

9-2-5　抗生物質　*245*

9-2-6　免疫抑制剤　*247*

9-3　血中薬物濃度測定　*249*

9-3-1　血液試料を採取する際の注意　*249*

9-3-2　血中薬物濃度測定法　*250*

9-4　至適投与計画と母集団薬物動態解析　*251*

索　引　*253*

第 *1* 章

生体膜透過

　生体内に投与された薬物は，投与部位から循環血液中に吸収された後，血流に乗って様々な組織に運搬され，その一部が薬効発現部位で治療効果を発揮する．その後，ほとんどの薬物は，肝臓，腎臓において代謝，排泄されて体内から消失する．薬物が吸収されてから排泄されるまでのそれぞれの過程，すなわち，**吸収 A**bsorption，**分布 D**istribution，**代謝 M**etabolism，**排泄 E**xcretion においては，さまざまな組織で薬物の "生体膜透過" が関わっている．薬物動態の基礎となる ADME をより深く理解するために，まず生体膜の働きについて学んでみよう．

1-1 生体膜の構造と機能

　細胞膜は極性脂質と，それとほぼ同量のタンパク質によって形成されている．細胞膜の主要な成分であるリン脂質には頭部と尾部があるが，頭部はコリンやリン酸からなり，親水性である．一方，尾部は炭化水素からなり，疎水性である．そのため極性を持つ体液中では尾部を内側に，頭部を外側にするようにリン脂質が二重の膜を形成している．これを**脂質二重層** lipid bilayer と呼ぶ．この脂質二重層は厚さは約 70〜100 Å で，細胞と外界とを区別する障壁のみならず，細胞内の様々な小器官（オルガネラ organelle）を形成するための重要な構造物である．また，細胞膜リン脂質の構成成分として近年特に注目されるのは，アラキドン酸（20：4 n-6）や EPA（20：5 n-3），DHA（22：6 n-3）に代表される高度不飽和脂肪酸である．これらが欠乏すると，知能，視覚，皮膚，生殖機能などに障害が生じ，免疫機能や心血管系にも異常をきたすことが広く知られている．

　細胞膜の構造として，**流動モザイクモデル** fluid mosaic model が 1972 年に Singer と Nicolson によって提唱された．このモデルでは，タンパク質（受容体，担体，イオンチャネル，ポンプ，酵素等）が二重層の中に埋め込まれて膜の片側に突きでたり，あるいは貫通している（図 1-1）．さらに，脂質や膜タンパク質には糖鎖が結合している場合が多く，そのため細胞表層は全体として複雑な構造となり，細胞の種類ごとに特徴的なものとなっている．

　細胞膜の脂質二重層は，生体の体温においては適当な流動性があるため，膜タンパク質は静的に固定されているのではなく，膜面に平行な方向へ移動することができる．また最近では，同一細胞膜上で脂質分子は一様に混ざっているのではなく不均一に存在している，すなわち"ドメイン"が形成されているということが明らかになってきた．さらに特殊な脂質によって形成されるドメインには，様々な機能タンパク質が含まれ，ドメイン自身が膜輸送やシグナル伝達など重要

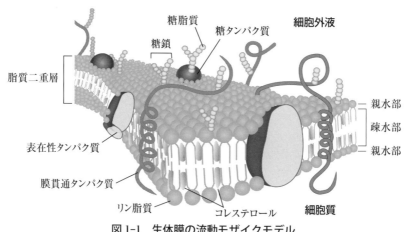

図 1-1　生体膜の流動モザイクモデル

な機能の発現に関わっていることが示唆されている．

1-2 物質の生体膜輸送と透過理論

　薬物の細胞膜輸送は，その駆動力や輸送機構から，**受動輸送** passive transport，**能動輸送** active transport（図1-2）および**膜動輸送** membrane-mobile transport（図1-3）に大別される．また，膜輸送タンパク質であるトランスポーターを介する**担体介在性輸送** carrier-mediated

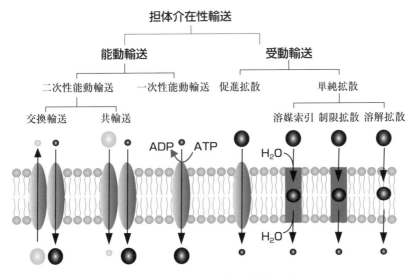

図1-2　薬物の細胞膜輸送機構の分類
●は透過する薬物，○は薬物と共役して透過するイオン（Na^+, H^+など）を示す．シンボルの大きさは電気化学ポテンシャルの高さを表す．小さいシンボルから大きいシンボルへの移行は，濃度勾配に逆らった輸送（上り坂輸送）を意味する．

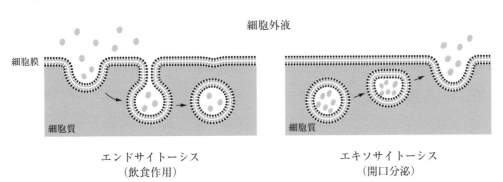

図1-3　膜動輸送の分類
●は輸送される物質を示す．

transportと，これを介さない輸送に分類することもできる．一般に，細胞膜の脂質二重層は，比較的低分子量で脂溶性の物質は透過しやすいが，水溶性物質やタンパク質などの高分子物質に対しては透過障壁となる．透過しにくいこれらの物質は，トランスポーター介在型輸送や，膜動輸送などにより膜透過する．

1-2-1　受動輸送　passive transport

　細胞膜の両側に存在する薬物の濃度差や電位差があるときに，その膜内外の電気化学的ポテンシャル差が駆動力となって，薬物が濃度の高い方から低い方へ輸送される膜輸送形式を受動輸送（下り坂輸送 downhill transport）という．これには，輸送担体が介在しない**単純拡散** simple diffusion と，輸送担体が介在する**促進拡散** facilitated diffusion がある．単純拡散による膜透過には，薬物が膜の脂質二重層に分配溶解して移行する**溶解拡散** solubility diffusion と，脂質膜には分配せず，水分子で満たされた細孔内を拡散して移行する**制限拡散** restricted diffusion がある．

(1) 単純拡散

　単純拡散では，薬物分子は拡散によって膜の高濃度側から低濃度側へと移動する．この場合，薬物の膜透過速度は，**Fickの第1法則** Fick's first law（式1-1）に従う（図1-4）．単純拡散は最も基本的な輸送形態であり，多くの薬物がこの輸送により生体膜を透過する．

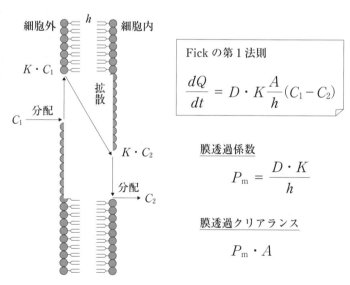

図1-4　単純拡散による薬物の膜透過過程

① **溶解拡散**—物質が刷子縁膜の脂質二重層に分配溶解し，細胞内を拡散したのち，側底膜にまた分配溶解して溶出していく輸送形式をいう．

$$\frac{dQ}{dt} = D \cdot K \cdot \frac{A}{h} \cdot (C_1 - C_2) \tag{1-1}$$

Q：透過した薬物量，D：薬物の膜内での拡散係数，K：膜/水間分配係数，A：吸収膜の表面積，h：膜の厚さ，C_1, C_2：膜両側溶液中の薬物濃度

左辺は膜を透過した薬物量の単位時間あたりの変化（膜透過速度）を表している．
この式から，受動拡散による薬物の生体膜透過について理解を深めよう．

　すなわち，薬物の膜透過速度は，
・膜両側での薬物の濃度差に比例する．濃度差 $C_1 - C_2 = 0$ となったときは膜透過速度＝0 となり，それ以上の膜透過は起こらない．
・膜の表面積に比例する．つまり吸収に適しているのは胃や大腸より，表面積の大きな小腸である．小腸は上部の方がより絨毛と微絨毛が密になっているため，十二指腸部が最も吸収が早い．
・膜/水間分配係数に比例する．生体膜は脂質膜であるため，脂質層へ侵入しやすい脂溶性の高い薬物ほど膜透過速度は大きい．ただし，疎水性が高くなると膜透過よりも膜表面に存在する非撹拌水層での拡散が律速となるので，透過速度は疎水性に依存しなくなる．
・拡散係数に比例する．拡散係数は分子量の平方根に反比例するため，分子量の小さな薬物ほど膜透過速度は大きい．

　図 1-4 に示した膜透過過程において，C_2 は C_1 に比べて常に無視できるほど低い（$C_1 \gg C_2$）と仮定すると，式（1-1）において $\Delta C = C_1 - C_2 = C_1$ とおくことができる．これをシンク状態という．

　通常の生体膜では，A（吸収膜の表面積）や h（吸収膜の厚さ）を正確に測定することは困難であるが，これらは同一の生体膜では一定と考えられる．したがって式（1-1）において $D \cdot K/h = P_m$ とおくことにより，P_m を**膜透過係数** membrane permeability coefficient として表すことができる．P_m の単位は（長さ/時間）となり，通常 cm/s で表される．さらに，$P_m \cdot A$ はクリアランス（容積/時間）の単位をもつ定数となり，通常 mL/min で表される．$P_m \cdot A$ をその薬物の膜透過クリアランスと呼ぶ．

② **制限拡散**―受動的な機構による薬物の吸収経路として，細胞膜の脂質層を通る細胞内経路の他に，細胞膜に点在する，膜を貫通した内在タンパク質の水で満たされた細孔中（直径約 4 Å）を移行する経路がある（表 1-1）．細孔経路とも呼ばれる．この経路により輸送される物質は，細孔よりも小さいサイズの分子やイオンである必要がある．また，細孔の表面が負に帯電してい

表 1-1　単純拡散で吸収される糖類の吸収速度と分子量との関係

糖　　類	分子量	分子半径（Å）	組織 100 g あたりの吸収速度（μmol/h）
デンプン	50,000		0
イヌリン	5,000	14.8	0
ラクトース	342	4.4	0.5
マンノース	180	3.6	1.9
リボース	150		2.2
グリセルアルデヒド	90		4.5

(Wilson T. H., (1962) Intestinal Absorption, p.40 より改変して引用)

るため，陰イオンは電気的な反発力を受け透過しにくい．このように，細孔経路による膜輸送は，薬物の分子サイズや荷電により制限される．また，細胞膜内外の浸透圧差や静水圧差が駆動力となり細孔内を水が移動する場合に，尿素のような水溶性小分子が水の流れに付随して移動することを**溶媒牽引** solvent drag という．

　また，小腸などでは，細胞と細胞を接着している接合部 tight junction を経由する細胞間隙経路 paracellular route が水溶性低分子薬物の吸収に関与していることが知られている．この細胞間隙経路を円柱状の水路と見なした場合の半径は，正常な小腸において 7～12 Å 程度と報告されており，分子量が 300 以下程度の薬物であれば，この経路を通って吸収される可能性がある．

（2）促進拡散

　膜の両側に存在する物質の濃度差に従って輸送される受動輸送であるが，特定の物質に対して選択的に結合する担体を介して膜輸送する場合をいう．脂溶性の分子は溶解拡散によって生体膜を容易に透過できるが，水溶性の分子はそれが難しいため，生体膜に存在する輸送担体を介して極性分子の輸送を促進する機構が存在し，これを促進拡散と呼ぶ．表 1-2 に促進拡散の特徴を示した．輸送担体が関与することから，輸送に飽和性があり，輸送の初期フラックスはミカエリス・メンテン型速度式で表される．

表 1-2　促進拡散の特徴

1. 膜透過過程に輸送担体が関与する．
2. 膜透過速度に飽和現象が認められる．
3. 濃度勾配に逆らった輸送は行われない．
4. 輸送の駆動力は濃度勾配で，エネルギーを必要としない．
5. 膜透過速度はミカエリス・メンテン式で表される．

　小腸上皮細胞の側底膜，赤血球，心筋，骨格筋，脂肪細胞，血液脳関門などの血液側の細胞膜における栄養素（糖やアミノ酸）の輸送が促進拡散と考えられる．例えば，小腸上皮細胞の刷子

縁膜では，グルコースは Na^+ と共輸送されるが，側底膜では促進拡散により細胞内から門脈毛細血管に輸送される．グルコースを細胞内外の濃度差により輸送する促進拡散型輸送担体（トランスポーター）は，赤血球では GLUT 1，肝臓では GLUT 2，脳では GLUT 1 などといった一連のファミリーを形成し，異なる組織分布や機能をもっている．

1-2-2 能動輸送　active transport

物質が膜の両側に存在する物質の濃度勾配に逆らって輸送される場合を能動輸送という．消化管における生体必須物質（糖，アミノ酸，ビタミン，ホルモン，種々の電解質など）の吸収，腎尿細管における有機アニオンや有機カチオンの分泌および必須物質の再吸収，肝細胞における胆汁酸や有機アニオンの胆汁排泄などの過程には，この能動輸送機構が関与していることが知られている．能動輸送の一般的な特徴を表1-3に示した．能動輸送では担体の数は有限であるので輸

表1-3　能動輸送の特徴

1. 膜透過過程に輸送担体が関与する．
2. 膜透過速度に飽和現象が認められる．
3. 濃度勾配に逆らった輸送が行われる．
4. 輸送によりエネルギーが消費される．
5. 代謝阻害剤（ジニトロフェノールや KCN など）や酸素欠乏，低温下では輸送が阻害される．
6. 化学構造が類似した物質と担体を競合することにより，輸送が阻害される（競合阻害）．

送速度に飽和性がみられるのが大きな特徴である（図1-5）．図1-6に，現在，消化管薬物吸収に関与していると推定されるトランスポーターおよび吸収障壁として働いているトランスポーターを示した．

図1-6に示したように，近年，生体膜輸送に関する研究技術の進歩によって，小腸，腎臓，肝

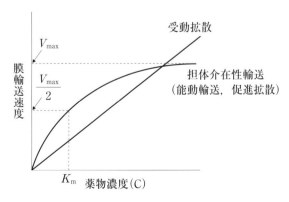

図1-5　薬物濃度と膜輸送速度との関係

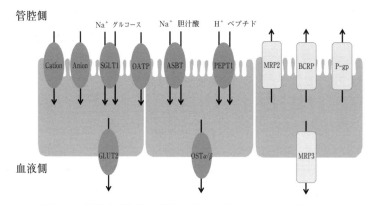

図1-6　小腸上皮細胞で薬物吸収に関わるトランスポーター

□は一次性能動輸送，○は二次性能動輸送および促進拡散を示す．

臓，脳や胎盤などにおける薬物の細胞内取り込みや細胞外排出にトランスポーターを介した輸送系が関与することが実証され，薬物の細胞膜輸送におけるトランスポーターの重要性が強く認識されるようになった．トランスポーターはチャネルやレセプターとともに細胞膜に存在する膜タンパク質である．トランスポーターは一般に，細胞膜を12回貫通する膜タンパク質で，細胞外に糖鎖を有し，輸送される薬物の選択性は多様で，幅広い基質認識性を示す．トランスポーターはチャネルとは異なり"pore"が全開になることはなく，輸送のたびに基質結合部位の向きを細胞内・外に1回ごとにスイッチ・リセットしながら物質を輸送するとされる．このためトランスポーターの輸送率（100～1万個/秒）はチャネルの輸送率（100万～1億個/秒）よりも極めて遅くなる．

　能動輸送では，輸送される物質が膜を貫通する輸送担体と特異的に結合することにより，速やかに膜を透過すると考えられている．能動輸送は，エネルギーの消費が直接的・間接的であるかによって次の2つの機構に分類される．

(1) 一次性能動輸送

　膜に内在化している輸送担体がATPなどの高エネルギーリン酸化合物を加水分解してADPに変換する際に遊離される自由エネルギーを直接利用して物質が輸送されることをいう．

ATP（アデノシン三リン酸）＋H_2O → ADP（アデノシン二リン酸）＋P_i（リン酸）

　代表的な例として，小腸上皮細胞や腎尿細管上皮細胞の基底膜に存在するNa^+/K^+-ATPaseがある．ATPaseはポンプとも呼ばれる．これはATPの加水分解を介して血液側からK^+2分子を取り込むと同時に，血液側にNa^+3分子を汲み出す上り坂輸送（uphill transport，濃度の低い側から高い側に輸送）によって，細胞内の低Na^+（10～20 mM）と高K^+（140 mM）濃度を保

持している．薬物輸送に関係する一次性能動輸送体としては，P-糖タンパク質 P-glycoprotein（MDR 1），有機アニオントランスポーター（MRP 2）などがある．

(2) 二次性能動輸送

　一次性能動輸送で生じたイオン（Na^+ や H^+）の電気化学ポテンシャル勾配を駆動力として，物質がトランスポーターを介して上り坂に担体輸送されることをいう．一次性能動輸送により形成された下り坂の輸送エネルギーと共役することにより，他の溶質が見かけ上，電気化学ポテンシャル差に逆らって上り坂に担体輸送される．一次性能動輸送で生じたイオン勾配や電位差を駆動力とすることから，二次性能動輸送と呼ばれる．

　小腸上皮細胞での生体必須物質の輸送を図1-7にまとめた．図に示すように，細胞の側底膜

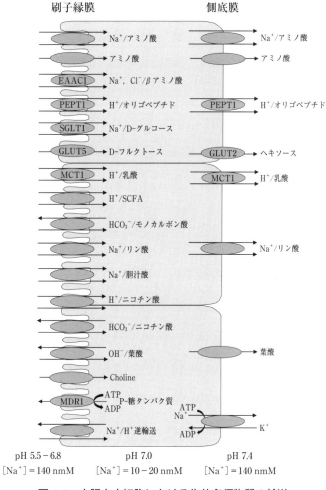

図1-7　小腸上皮細胞における生体必須物質の輸送
　矢印が同じ向きの場合は共輸送，逆向きの場合は交換輸送（逆輸送）を示す．

basolateral membrane に存在する Na$^+$/K$^+$ポンプによる K$^+$の細胞内取り込みと，それに共役した Na$^+$の細胞からの汲み出しが一次性能動輸送であり，この機構によって細胞内の Na$^+$濃度は常に低く保たれている．さらに Na$^+$/K$^+$ポンプによって生じた細胞内外での Na$^+$の勾配を駆動力として，細胞の頭頂膜 apical membrane 側では様々な物質の二次性能動輸送が行われている．この場合，駆動力となるイオンと輸送される物質が同一方向に移動することを**共輸送** co-transport，反対方向に移動することを**交換輸送** counter transport（逆輸送 antiport）という．共輸送の代表的な例として小腸上皮細胞や腎尿細管上皮細胞において栄養物質の吸収に関係する Na$^+$/グルコース共輸送体（SGLT）や H$^+$/オリゴペプチド共輸送体（PEPT）がある．交換輸送としては，Na$^+$/H$^+$，Na$^+$/Ca^{2+}などの交換輸送体，H$^+$/有機カチオンやジカルボン酸/有機アニオンの交換輸送体などが知られている．

(3) 能動輸送の速度論

能動輸送や促進拡散などのいわゆるトランスポーター介在輸送においては担体の数は有限であり，濃度増加に伴って膜透過速度には飽和現象が認められる（図 1-5）．

担体が介在する場合の薬物の輸送速度はミカエリス・メンテン式 Michaelis-Menten 式で表される．

$$\frac{dQ}{dt} = \frac{V_{\max} \cdot C}{(K_{\mathrm{m}} + C)} \tag{1-2}$$

$V_{\max}$：最大膜透過速度，K_{m}：ミカエリス定数，C：膜表面での物質濃度

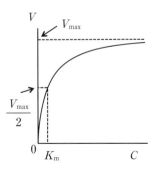
V 対 C プロット：
薬物濃度と反応速度との関係を示す

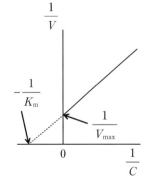
Lineweaver-Burk プロット：
二重逆数プロットとも呼ばれるミカエリス・メンテン式の線形プロット

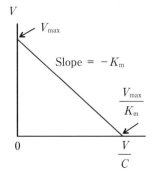
Eadie-Hofstee プロット：
反応速度の誤差に敏感で，より正確なミカエリス・メンテン式の線形プロット

図 1-8　物質輸送の速度論解析のための各種作図法

K_m は担体との親和性の指標になる値で，小さいほど親和性は大きい．また，K_m は V_{max} の半分の速度を与えるときの物質濃度である．式（1-2）の逆数をとって，整理した式（1-3）に従って縦軸に膜透過速度の逆数 $1/(dQ/dt)$，横軸に濃度の逆数 $1/C$ をとって Lineweaver-Burk プロットを行えば，V_{max} および K_m を求めることができる（図1-8）．

$$\frac{1}{dQ/dt} = \frac{K_m}{V_{max}} \cdot \frac{1}{C} + \frac{1}{V_{max}} \tag{1-3}$$

1-2-3　膜動輸送　membrane-mobile transport

　細胞膜の形態変化を伴いながら，物質を細胞の外側から内側へ，あるいは内側から外側へ輸送する形式を膜動輸送という．この機構には生体エネルギーが必要であり，タンパク質などの高分子物質，あるいはナノ粒子などの水に溶解していない物質でも細胞内に取り込むことが可能である．膜動輸送の特徴を表1-4に示した．

表1-4　膜動輸送の特徴

1. 細胞膜の形態変化を伴う輸送形式である．タンパク質のような巨大分子あるいは微粒子製剤などの体内移行に関与している．
2. 細胞外から細胞内へ物質を取り込む輸送をエンドサイトーシス，逆に細胞内から細胞外への輸送をエキソサイトーシスという．
3. エンドサイトーシスには食作用（ファゴサイトーシス）や飲作用（ピノサイトーシス）がある．
4. 輸送にはエネルギーが必要である．

　図1-3で示したように，細胞外から細胞内へ取り込む場合をエンドサイトーシス endocytosis，細胞内から細胞外へ輸送する場合をエキソサイトーシス exocytosis と呼び，両者を総称してサイトーシス cytosis という．エンドサイトーシスには，顆粒状の物質を取り込む食細胞作用 phagocytosis と液状物質を取り込む飲細胞作用 pinocytosis がある（図1-9）．近年，ナノ粒子などが飲細胞作用を介して細胞内に取り込まれることが知られている．また，エンドサイトーシスによる高分子物質の輸送機構として，細胞膜上の特異的な受容体に結合して取り込まれる受容体介在型細胞内取り込み receptor-mediated endocystosis がある（図1-10）．エキソサイトーシスでは，細胞質の小胞が細胞膜の内表面に移動し，膜と融合して小胞内の物質を膜の外側に放出する．

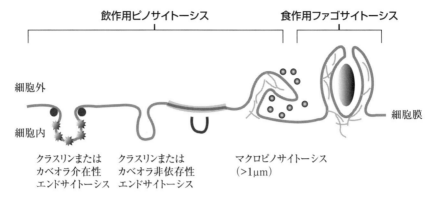

図 1-9　エンドサイトーシス機構の分類
(D. Dutta., et al. (2012) Cell Logist., 2 (4), p.203 より改変して引用)

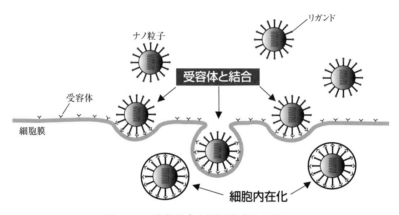

図 1-10　受容体介在型細胞内取り込み
(H. Yuan., et al. (2010) PLoS One., 5 (10), e13495 より改変して引用)

薬物の生体膜輸送過程を図 1-11 にまとめた．

膜輸送機構	単純拡散	担体介在性輸送		膜動輸送
		能動輸送	促進拡散	
輸送機構の模式図	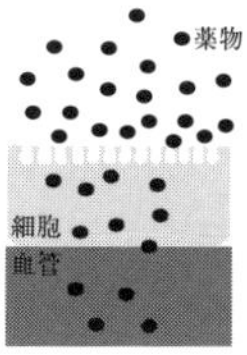	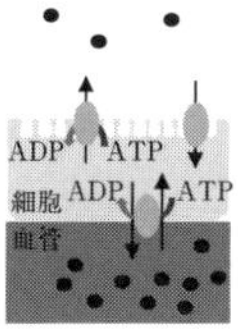	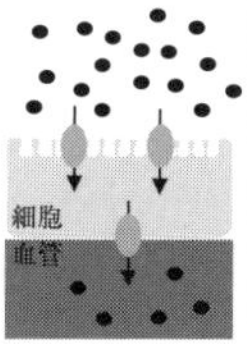	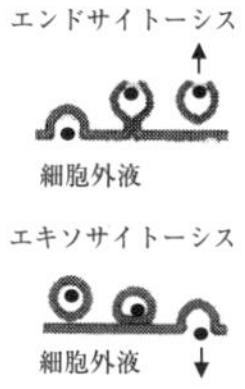
基　質	ほとんどの低分子・薬物	糖, アミノ酸, ビタミンなど生体必須成分, セファレキシンやカプトプリル	アミノ酸, 単糖類, シアノコバラミン(ビタミン B$_{12}$)	タンパク質や微粒子, 酵素, 神経伝達物質
輸送担体	無し	有り	有り	無し
ATP	不要	必要	不要	必要
濃度勾配	従う	逆らえる	従う	逆らえる
膜透過の飽和	無し	有り	有り	—
特　徴	膜透過速度はFick の第1法則で表される.	膜透過速度はミカエリス・メンテン式で表される.		エンドサイトーシスでは細胞膜が内方に陥入して, 細胞内膜小胞を作る. これには細胞骨格タンパク質(アクチンなど)が関わっている.

図 1-11　生体膜輸送過程のまとめ

確認問題

以下の文章の正誤を答えなさい.

① 単純拡散による膜透過は,拡散に関する Fick の法則に従う.

② 単純拡散で生体膜を透過する薬物では,非イオン形分子の脂溶性が同じ程度であれば,酸性薬物では pKa が小さいほど小腸から吸収しやすい.

③ 単純拡散で生体膜を透過する薬物では,その透過はミカエリス・メンテン式により表すことができる.

④ 単純拡散による膜透過率は,広い濃度範囲で一定である.

⑤ 単純拡散で生体膜を透過する塩基性薬物の非イオン形分子の脂溶性が同じ程度であれば,pKa が小さいほど小腸から吸収しやすい.

⑥ 受動拡散による薬物の膜透過性は,分子量 500 程度に限界があるため,それ以上の分子量の薬物の小腸吸収は起こらない.

⑦ 能動輸送と促進拡散はどちらも担体介在輸送であり,ATP の加水分解エネルギーを必要とする.

⑧ 促進拡散は,担体介在輸送の一種である.

⑨ 促進拡散は,濃度に逆らった輸送である.

⑩ 促進拡散による輸送速度はミカエリス・メンテン式により表すことができる.

⑪ 能動輸送は担体介在性の輸送系であり,濃度勾配に逆らった輸送が起こる.

⑫ 二次性能動輸送は,ATP の加水分解エネルギーを直接の駆動力とする.

⑬ 小腸上皮細胞に存在する Na^+K^+-ATPase は,促進拡散の輸送体である.

⑭ D-グルコースの生体膜透過は,促進拡散と能動輸送の 2 種類の機構が存在する.

⑮ 同じトランスポーターによって輸送される薬物が複数存在しても,互いの輸送に影響を及ぼし合うことはない.

⑯ ジペプチド,トリペプチドを基質として認識するペプチドトランスポーターによる β-ラクタム系抗生物質の輸送は,二次性能動輸送の例である.

⑰ P-糖タンパク質は,一次性能動輸送体である.

⑱ エンドサイトーシスには,顆粒状物質を取り込む食作用と液状物質を取り込む飲作用がある.

⑲ エンドサイトーシスはタンパク質などの大きな分子や微粒子を細胞に取り込む機構である.

⑳ 膜動輸送により起こる高分子の膜透過にはエネルギーが必要である.

第2章

吸 収

　生体内に投与された薬物が投与部位から脈管系（血管系，リンパ管系）に移行する過程を**吸収** absorption という．薬物は吸収されて体内に移行した後，主として血液の流れに乗って作用部位へと運ばれ，そこで薬理効果を発揮する．そのため，投与された薬物のどのくらいの量が，どのくらいの速度で吸収されるかによって，薬理効果は大きく変動する．このように薬物の吸収過程は，薬効を左右する重要な要因であり，薬物治療において必須の情報である．

　薬物の投与経路としては，経口，口腔粘膜，舌下，眼，鼻，肺，膣，直腸，皮膚，筋肉などがある．投与部位からの吸収は，薬物あるいは製剤の物理化学的性質，吸収部位の生理学的・組織学的特性によって決定される．

　この章では，薬物吸収の全体像と，吸収に影響する物理化学的因子，製剤学的因子および生体側因子，さらに様々な投与部位からの吸収特性について学んでみよう．

2-1 消化管の構造と機能

2-1-1 マクロで捉える経口吸収—消化管の構造

図2-1に消化器官の模式図を示した．胃粘膜の吸収表面積は小腸の約1/2,000である．これは，胃粘膜が小腸のようなヒダ状構造や絨毛構造となっていないためである（図2-2）．胃内のpHは空腹時でpH1〜3程度の酸性となっており，食物や薬物の存在，加齢などにより変動する．

消化・吸収の大部分は小腸で行われ，さらに小腸は十二指腸・空腸・回腸に区分される．小腸の内面には輪状に走るヒダが多数存在し，輪状ヒダと呼ばれる．この表面には無数の腸絨毛が存在するため，粘膜側表面積は漿膜側よりも約30倍大きい．小腸はこのように，肉眼的には輪状ヒダ，光顕的には絨毛（villi），電顕的には微絨毛（microvilli）によって3重に内表面積を拡大し，腸内で液状になった物質との接触面積をひろげて消化・吸収を効果的に行っている（図2-3）．小腸内のpHは，十二指腸でpH4〜6，空腸でpH6〜7，回腸では約pH7程度である（表2-1）．小腸は吸収と消化液の分泌の2つの機能を持ち，吸収は絨毛を覆う吸収上皮細胞により，分泌は陰窩と呼ばれる管状のくぼみと分泌細胞（腸腺細胞）により行われる．吸収上皮細胞は，陰窩内腔において形成され，新生されてから24時間後には絨毛側面に達し，その後は絨毛から管腔中へと消失する．上皮細胞のターンオーバーは早く，寿命は2〜6日といわれている．

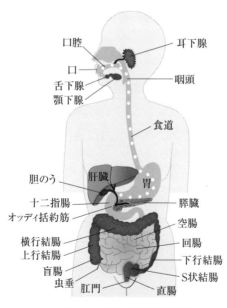

図2-1 消化器官の模式図
（馬場広子編著（2016）グラフィカル機能形態学，p.106, 図5-1, 京都廣川書店より改変して引用）

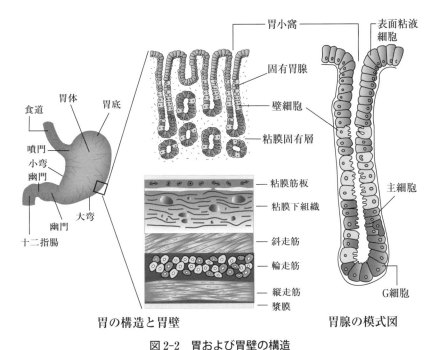

図 2-2　胃および胃壁の構造
（馬場広子編著（2016）グラフィカル機能形態学，p.113，図 5-8，京都廣川書店より改変して引用）

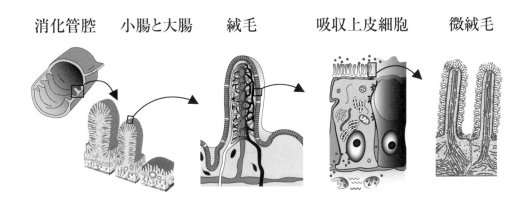

	円筒形にした腸管	輪状ヒダ	絨　毛	微絨毛
表面積比	1	3	30	600
表面積（cm^2）	3,300	10,000	100,000	2,000,000

図 2-3　消化管膜の構造とヒト小腸の表面積の比較

　大腸は，盲腸，結腸，直腸から構成されている．吸収表面積は小さく，吸収への寄与は小さいが，薬物によっては大腸で吸収されやすいものもある．大腸の pH はややアルカリ性に傾いており，pH は 8 前後を示す．

表 2-1　消化器官の長さ，容積・表面積，pH

器官	長さ（m）	容積・表面積	pH
胃		75〜1,500 mL	1.0〜3.0
小腸	7.25	462 m^2	
十二指腸	0.25	1.9 m^2	4.0〜5.5
空腸	2.80	184 m^2	5.5〜7.0
回腸	4.20	276 m^2	7.0
大腸	1.50		7.2〜8.4
盲腸	0.065		

2-1-2　ミクロで捉える経口吸収―消化管吸収上皮細胞

(1) 吸収上皮細胞の形態学的な特徴

　物質の吸収に関与する消化管膜は上皮細胞（epithelial cell）に分類され，その吸収上皮細胞は管腔側に面している頂端膜（apical membrane）と血液側に面している側底膜（basolateral membrane）の2つの膜で仕切られている．側底膜は，側細胞膜（lateral membrane）と基底膜（basal membrane）とに分けられる．上皮細胞間は側細胞間隙液で満たされている．隣り合う上皮細胞同士は，**密着結合**（tight junction）およびデスモゾーム結合（desmosome junction）といった特殊化した接着構造により強く接着している（図 2-4）．中でも tight junction は側底膜の最も頂端膜寄りの細胞間に存在し，隣り合う上皮細胞の細胞膜同士を「接着」させながら，細胞周囲をベルト上に取り巻いている．tight junction は 1960 年代前半に電子顕微鏡によって同定さ

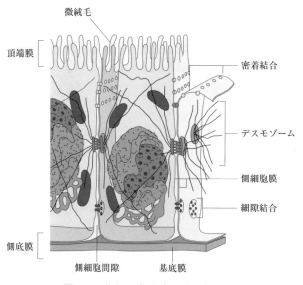

図 2-4　小腸吸収上皮細胞の模式図

れた微細構造で，その分子基盤は長らく明らかにされていなかったが，近年，その本体であるクローディンファミリーが同定された．クローディンは分子量約23kDの4回膜貫通型の接着分子で，tight junctionの特徴的な構造を形成し，そのバリア機能に直接関与していると考えられている．

管腔側表面とは反対に位置する側底膜は比較的平滑であるため，上皮細胞膜は形態学的に非対称で極性を示す．輸送に関わる種々の膜タンパク質（受容体，担体，イオンチャネル，ポンプ，酵素等）の分布は刷子縁膜と側底膜とで著しく異なる．このため，細胞全体として方向性を持った物質の輸送（ベクトル輸送）が行われる．上皮細胞においては，頂端膜側から側底膜側へのベクトル輸送を吸収と呼び，その逆の輸送を分泌と呼ぶ．

① 刷子縁膜構造

吸収上皮細胞の管腔側表面では，微絨毛が整然と配列しており，この部分を**刷子縁膜**（brush-border membrane）とも呼ぶ．微絨毛内の細胞質には，直径約5nmの微細繊維（microfilament）が認められる．1個の吸収細胞に，太さ約0.1μm，高さ約1μmの大きさの微絨毛が約1,000本存在している（図2-5）．微絨毛表面には消化酵素が局在し，先端には，負に帯電した糖タンパク質からなる微細な網目構造のグリコカリックスが存在している．図2-5に示すように，グリコカリックスは，微絨毛の間を密に埋め尽くすように存在している．

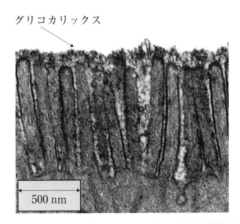

図2-5 小腸刷子縁膜とグリコカリックスの透過型電子顕微鏡像

② 非撹拌水層

腸管内は蠕動運動によって内部はある程度撹拌されていると推定されるが，膜表面近傍には撹拌されていない層が存在すると考えられ，これを**非撹拌水層**（unstirred water layer）と呼ぶ．非撹拌水層には，膜成分である糖脂質，糖タンパク質などの糖鎖部分が存在して流動性が抑えられている．特に消化管粘膜表面では，粘性の高い粘膜層（ムチン層）と呼ばれる糖タンパク質の層によって覆われており，その厚みは100～数1,000μmにもなる．この非撹拌水層は疎水性の

物質を通しにくいフィルターとして働いているため，膜透過性の比較的高い脂溶性薬物の場合には，非撹拌水層の影響が無視できなくなる．

　非撹拌水層の影響を含めて物質の膜透過性を解析する場合，非撹拌水層と腸管膜という性質の異なる2つの膜が透過抵抗として直列に配置されていると考えることができ，このとき，両抵抗値の和が全体の抵抗値を表すことになる．透過係数の逆数は抵抗値に当たるため，腸管膜の透過係数を P_m，非撹拌水層の透過係数を P_{aq}，膜全体の透過係数を P_{app} とすると，次のような関係になる．

$$\frac{1}{P_{app}} = \frac{1}{P_{aq}} + \frac{1}{P_m} \tag{2-1}$$

　図2-6に薬物の分配係数と見かけの膜透過係数の関係を示した．これより，非撹拌水層の透過係数が，膜透過係数よりも十分大きい場合（$P_m \ll P_{aq}$）には，P_{app} と分配係数にはよい相関が認められ，見かけの透過係数は膜透過係数で近似できる（$P_{app} = P_m$）．一方，非撹拌水層の透過係数が，膜透過係数よりも著しく小さい場合（$P_m \gg P_{aq}$）には，薬物速度を決定するのは非撹拌水層の透過係数であり（$P_{app} = P_{aq}$），非撹拌水層が脂溶性薬物の主な透過障壁となることがわかる．

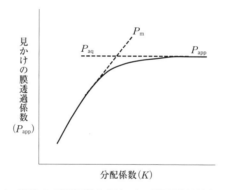

図2-6　薬物の分配係数と見かけの膜透過係数との関係

(2) 生体膜を介した物質の輸送

　吸収には，消化管上皮細胞を横切る経細胞経路と，密着結合と側細胞間隙を通る細胞間隙経路がある．第1章で学んだように，経細胞経路では，膜の両側に存在する物質の濃度差（厳密には電気化学的ポテンシャルの差）に従った**受動輸送**と，濃度勾配に逆らった**能動輸送**，さらに細胞膜の形態変化を伴う**膜動輸送**の3つに大別される．細胞間隙経路は濃度勾配に従った受動輸送で行われる．

2-2 消化管吸収に影響する因子

さて，「生体膜をよく透過できる」すなわち「よく吸収される」物質の物理化学的な特徴は何だろう？この質問に答える際に以下の法則が役に立つ.

リピンスキーの法則（Lipinski's rule of five）

経口バイオアベイラビリティの優れた薬物を予測するための大まかな経験則のことで，Christopher A. Lipinski（ファイザー製薬）により提唱された. 5の倍数が多数あるので，リピンスキーのルール・オブ・ファイブと呼ばれている. 具体的には以下のような経験則である.

・　水素結合供与体（OH と NH）が5個以下
・　水素結合受容体（O と N など）が10個以下
・　分子量が500以下
・　分配係数が logP として5以下
・　回転可能結合数が10以下
・　極性表面積が140 Å² 以下

2-2-1 物理化学的因子

(1) 薬物の親油性（脂溶性）

受動的な機構による薬物吸収経路は，細胞膜の脂質層を通る経路である. したがって，受動拡散による吸収では脂質層へ分配しやすい薬物ほど吸収が良好である. 脂溶性の指標には，油-水分配率（分配係数　partition coefficient）が用いられる.

分配係数（K_d）は一定温度で互いに混ざり合わない2種の溶媒にごく少量の薬物を加え十分に撹拌したのち2相に分配させ，薬物が溶媒間で平衡状態に達したときの水相（C_w）および有機相（C_o）中の濃度を測定すれば，式（2-2）より求まる.

$$K_d = \frac{C_o}{C_w} \tag{2-2}$$

通常，水相には吸収部位における体液の pH に等しい値をもつ等張緩衝液が用いられる. 有機溶媒としては，オクタノールやクロロホルムなどがよく用いられる. このようにして求めた油-水分配係数（logD）と薬物の胃からの吸収との関係は，表2-2に示すように良好で，親油性の大きさからその薬物の吸収性を予測することができる. しかし実際は，図2-7に示すように，logD が2〜3程度で吸収はほぼ飽和に達する. これは，式（2-1）からも理解できるように，薬物の腸管吸収が薬物の腸管粘膜表面までの拡散過程と，粘膜の透過過程の2つによって律速され

表 2-2 ラット胃からの各種バルビツール酸誘導体の吸収性

バルビツール酸誘導体	pKa	吸収速度定数（hr^{-1}）	分配係数（CHCl$_3$）
オキシシリーズ			
バルビタール	7.91	0.053	0.72
プロバルビタール	8.01	0.082	1.60
アロバルビタール	7.79	0.092	2.13
フェノバルビタール	7.41	0.135	4.44
シクロバルビタール	7.50	0.142	3.80
ペントバルビタール	8.11	0.194	24.10
アモバルビタール	7.94	0.195	33.80
N-メチルシリーズ			
メタルビタール	8.17	0.178	34.7
ヘキソバルビタール	8.34	0.276	129.0
メホバルビタール	7.70	0.354	95.5
チオシリーズ			
チオペンタール	7.45	0.475	321
チアミラール	7.48	0.417	688

(Kakemi K., et al. (1967) *Chem Pharm. Bull.*, 15, p.1534 より改変して引用)

るためである．また，P-糖タンパク質（P-gp）により消化管管腔から排出される薬物も知られており，このような薬物は脂溶性による予測からはずれる．

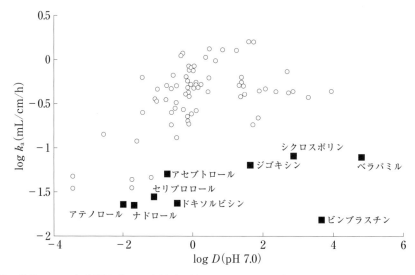

図 2-7　種々薬物のラット小腸からの吸収速度（クリアランス，K_a）と n-オクタノール/水（pH=7.0）間分配係数（log$D$）との関係
　　　　黒四角はすべて P-糖タンパク質の基質となる薬物．
　　　　(Terao, T., et al. (1996) *J. Pharm. Pharmacol.*, 48, p.1083 より改変して引用)

(2) 薬物の解離

医薬品の多くは有機酸・有機塩基などのような弱電解質で，弱酸性もしくは弱塩基に属する

が，溶液中では通常分子形（非解離形）薬物とイオン形（解離形）薬物が共存している．同じ薬物であってもイオン化した薬物は分子形薬物に比べて極性が高くなり，親油性は低下する．

生体膜が完全な脂質膜で構成されており，消化管液の pH が管腔内のすべての部位で同じであれば，その物質の脂質膜透過の程度は，消化管液の pH におけるその物質の分子形の存在割合と脂溶性の程度によって決まる．この理論を **pH 分配仮説**（pH partition hypothesis theory）と呼び，胃からの薬物吸収によく当てはまる．分子形薬物のみが膜を通して分配（すなわち吸収）されることを図 2-8 に模式的に示した．この図からも，消化管内での解離の状態が吸収に影響する

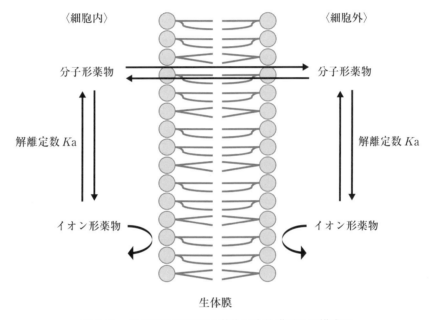

図 2-8　pH 分配仮説に従う薬物の生体膜透過の模式図

ことが理解できる．また，分子形薬物の比率および吸収性は，消化管内の pH と薬物の pKa によって決まる．代表的な薬物の pKa 値を図 2-9 に示した．

溶液中での薬物の解離は平衡反応であり，分子形薬物とイオン形薬物の存在比は溶液の pH と薬物の pKa によって以下のように表される．

酸性薬物を例にとると，

$$\text{HA} + \text{H}_2\text{O} \xrightleftharpoons{Ka} \text{A}^- + \text{H}_3\text{O}^+ \tag{2-3}$$

$$Ka = \frac{[\text{H}_3\text{O}^+] \cdot [\text{A}^-]}{[\text{HA}]} \tag{2-4}$$

Ka は解離定数を表す．両辺の対数をとると，

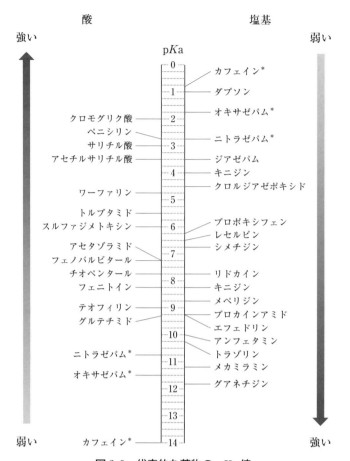

図 2-9 代表的な薬物の pKa 値
*は両性化合物であることを示す.
(Rowland M, Tozer T. N (1995) Clinical Pharmacokinetics 3rd edition, p.115, Lea & Fibiger より改変して引用)

$$\log Ka = \log[\mathrm{H_3O^+}] + \log\frac{[\mathrm{A^-}]}{[\mathrm{HA}]} \tag{2-5}$$

となる.　$-\log Ka = \mathrm{p}Ka$, $-\log[\mathrm{H_3O^+}] = \mathrm{pH}$ であるから,

$$\mathrm{p}Ka = \mathrm{pH} + \log\frac{[\mathrm{HA}]}{[\mathrm{A^-}]} \tag{2-6}$$

式（2-6）は Henderson-Hasselbalch の式という．式（2-6）を変形すると,

$$10^{\mathrm{p}Ka-\mathrm{pH}} = \frac{[\mathrm{HA}]}{[\mathrm{A^-}]} \tag{2-7}$$

となる. ここで全薬物濃度を C とすると, C＝[HA]＋[A⁻] であるから,

$$C = [A^-] + [A^-]10^{pKa-pH} = [A^-](1 + 10^{pKa-pH}) \tag{2-8}$$

したがって, 全薬物分子に対する分子形薬物の割合（分子形分率 f_u）は,

$$f_u = \frac{[HA]}{[HA] + [A^-]} = \frac{1}{1 + 10^{pH-pKa}} \tag{2-9}$$

となる.

一方, 塩基性薬物では, イオン形を BH^+ とすると,

$$BH^+ + H_2O \xrightarrow{\quad Ka \quad} B + H_3O^+ \tag{2-10}$$

$$pKa = pH + \log\frac{[BH^+]}{[B]} \tag{2-11}$$

全薬物分子に対する分子形薬物の割合 f_u は,

$$f_u = \frac{[B]}{[BH^+] + [B]} = \frac{1}{1 + 10^{pKa-pH}} \tag{2-12}$$

となる.

　図 2-10 は pKa 値が異なる薬物の分子形分率が溶液の pH によりどのように変化するかを示したものである. 溶液の pH と pKa が等しいときには, 弱酸性薬物, 弱塩基性薬物ともに分子形分率は 0.5 となる. 弱酸性薬物ではその pH から低くなるほど, 弱塩基性薬物では pH が高くなるほど分子形分率が大きくなる. また, pKa が 8 以上の弱酸性薬物では pH 1～8 の範囲でほぼ分子形で存在することがわかる.

　pH 分配仮説は, 胃からの薬物吸収によく当てはまるが, 小腸からの薬物吸収には必ずしも合わない場合がある. 図 2-11 にサリチル酸（pKa＝3）の例を示した. 胃においては非イオン形の割合が多いにもかかわらず, 小腸からの吸収よりも遅いことが示されている. これは, 図 2-3 で示したように, 小腸の方が圧倒的に吸収表面積が大きいこと（小腸が 200 m² に対して胃は 1 m²）, さらに血流速度が速い（小腸が 1 L/min に対して胃は 0.15 mL/min）ことによる. さらに小腸のほうが膜自身の透過性が胃より大きいと考えられるので, これらの要因が小腸における非イオン形の割合が低い薬物でも吸収をよくしているのであろう.

　また, 能動輸送などの特殊輸送が関与している場合には, 薬物の消化管吸収は pH 分配仮説に従わない. さらに, 小腸においては, Na^+/H^+ 交換輸送によってプロトンが膜表面に汲み出され

弱酸性薬物
弱酸性薬物では，酸性になるほど分子形分率は大きくなる．pKaの大きい薬物ほど，小腸での分子形の存在比が大きくなり吸収性がよい．

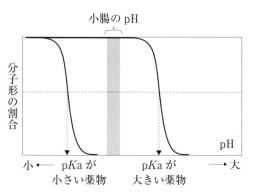

弱塩基性薬物
塩基性になるほど分子形分率は大きくなる．pKaの小さい薬物ほど，小腸での分子形の存在比が大きくなり吸収性がよい．

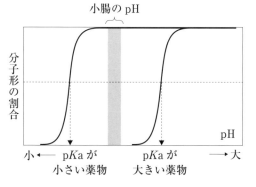

図 2-10　溶液の pH と薬物の分子形分率との関係

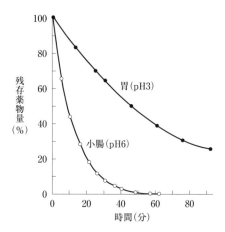

図 2-11　サリチル酸の胃および腸からの吸収性

非イオン形の割合が多いにもかかわらずサリチル酸（pKa＝3）の胃（pH 3）における吸収は，小腸（pH 6）のそれより遅いことがわかる．

(Doluisio J. T., *et al.* (1969) *J. Pharm. Sci.*, 58, p.1196 より改変して引用)

るため，粘膜表面近傍の pH が腸管腔内部の pH よりも低いことが知られている（Virtual pH）．通常，管腔内 pH が 7.0〜7.4 の場合，粘膜近傍の pH は 6.0〜6.8 程度と報告されている．このため，弱酸性薬物の場合，ほとんど解離している pH 領域でも吸収が良好なものがある．腸管表面近傍を覆っているグリコカリックスがプロトンの管腔側への拡散を妨げるばかりでなく薬物の腸管腔から膜表面への拡散の障壁にもなる（非撹拌水層の存在）．細胞膜透過性の高い薬物ほど，その吸収速度が非撹拌水層内の拡散速度によって影響を受けやすい．そのため，弱電解質薬物では分子形分率の高い pH 領域において，pH 分配仮説から推定されるほどには膜透過が上昇しない場合がある．さらに，細胞間隙経路は水溶性薬物も透過可能であるため，低分子の弱電解質薬物の場合は，非イオン形薬物ばかりでなく，イオン形の薬物も吸収されると考えられている．

演習問題

1）　薬物溶液の pH が 1 のとき，弱酸性薬物であるアスピリン（pKa＝3.5）の分子形分率を求めなさい．

2）　1）の条件で，塩基性薬物であるアミノピリン（pKa＝5.0）の分子形分率を求めなさい．

3）　弱酸性薬物の水溶液の pH がその薬物の pKa より 2 高いとき，水溶液中の薬物の分子形：イオン形の存在比に最も近いのはどれか．
　　① 1：100　　② 1：10　　③ 1：1　　④ 10：1　　⑤ 100：1

2-2-2　製剤学的因子

　経口で投与された薬物は消化管で溶解してから吸収される．すなわち，錠剤やカプセル剤など様々に製剤化された薬物は，投与後消化管内を移行する間に，崩壊，分散，溶解という過程を経て吸収される．このとき，薬物の膜透過性が良好であっても，消化管液に難溶解性の薬物の場合は，溶解が吸収の律速となる（図 2-12）．

（1）溶　解
　溶解とは，溶質分子が溶媒分子に入り込み，溶液（溶質分子が溶媒中に分子分散している状態）となる過程をいう．溶解の起こりやすさは，溶質分子間，溶媒分子間，溶質分子-溶媒分子間に働く親和性に左右される．溶質分子-溶媒分子間の極性が類似し，その分子間の親和力が大きいほど溶けやすい．水は極性の高い溶媒であり，イオン性物質や他の極性物質の良溶媒となる．

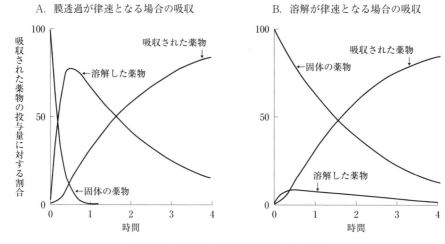

図 2-12 薬物の吸収性と溶解性との関係
(Rowland M, Tozer T. N (1995) Clinical Pharmacokinetics 3rd edition, p.129, Lea & Fibiger より改変して引用)

(2) 溶解度

一定温度下，一定量の溶媒に溶質を加えていくと，ある量以上の溶質を加えても溶解しなくなる．この状態では，溶解過程と析出過程の速度が等しく，見かけ上，溶解も析出も起こっていない．この平衡状態にある溶液を飽和溶液といい，このときの溶質濃度や，例えば100gの溶媒に対して溶解した溶質量を溶解度という．

溶解度に影響を及ぼす因子
- **温度**：通常，固体の溶解度は温度上昇とともに増加するものが多い．
- **pH**：医薬品の多くは，弱酸性か弱アルカリ性の有機化合物である．このような弱電解質の溶解度は溶液のpHにより大きく変化する．

(3) 溶解速度

固体の溶解を固体と液体の界面で起こる反応と見なした場合，溶解過程は，界面反応過程と拡散過程に分けることができる．一般に，医薬品の溶解は，後者の拡散過程が律速となる．固体-液体界面に溶質分子が飽和濃度で存在し，界面と溶液内部における濃度差に起因する拡散が溶解の律速段階である場合，その固体の溶解度に達するまでの溶解速度は次のNoyes-Whitneyの式に従う．

$$\frac{dC}{dt} = \frac{D \cdot S \cdot (C_S - C)}{h} \tag{2-13}$$

D：薬物の拡散係数，S：固形薬物の有効表面積，h：拡散層の厚さ，C_S：薬物の溶解度，
C：時間 t における溶液中薬物濃度

消化管内で溶解した薬物は速やかに吸収され，常に $C_S \gg C$ であると仮定すれば，以下の式が成立する．

$$\frac{dC}{dt} = \frac{D \cdot S \cdot C_S}{h} \tag{2-14}$$

式（2-14）から，溶解速度に影響する主な製剤的因子は薬物の表面積および溶解度であることがわかる．

溶解速度に影響を及ぼす因子

- **有効表面積の改善**：微粉化に伴い表面積 S が増加し，Noyes-Whitney の式からもわかるように溶解速度は増大する．例：グリセオフルビン，スピロノラクトン．
- **塩の利用**：溶解速度の改善の方法として塩の利用がある．塩による溶解速度の改善は，固体表面近傍における塩の緩衝効果によるものと考えられる．例えば，塩基性化合物の塩では，中性や塩基性の緩衝液中でも固体表面近傍では塩の緩衝効果により pH が低くなっているため，溶解速度が速くなると考えられる．
- **結晶多形の利用**：同じ化合物から構成されながら，結晶中の分子の配列が異なる状態を結晶多形という．結晶多形の準安定形結晶は化学ポテンシャルが高く，安定形結晶に比べて融点が低く，高い溶解度を示す．例：クロラムフェニコールパルミチン酸エステル．非晶質は結晶多形の一種である．非晶質は結晶形よりも溶解速度が大きい．例：ノボビオシン．
- **固体分散体**：水溶性高分子と薬物をエタノールなどの有機溶媒に溶解し，その後溶媒を留去すると，高分子中に薬物が微細に分散して非晶質化した固体分散体（solid dispersion）が得られて溶解性が改善することがある．固体分散体の高分子担体にはポリビニルピロリドン

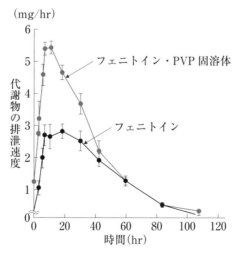

図2-13　フェニトインの吸収に及ぼす高分子固溶体の影響
(Sekikawa H., et al. (1978) *Chem. Pharm. Bull.*, 26, p.3033 より改変して引用)

（PVP）やヒドロキシプロピルセルロースなどが使われる．これらの高分子と薬物分子間には主に水素結合が働いていると考えられる．図2-13に，フェニトインの吸収に及ぼす高分子固溶体の影響を示した．分散媒として水溶性の高分子であるPVPを用いることで，フェニトインの溶解速度が高くなり消化管吸収が改善していることがわかる．

- 溶媒和：ある種の物質は結晶化において結晶内に溶媒分子を伴うことがある．このような固体を溶媒和物という．溶媒が水の場合は水和物と呼ばれる．水和物中の結晶水は加熱乾燥などにより比較的容易に脱水され，無水物を得ることができる．無水物は水和物より溶解速度が大きい．例：アンピシリン，カフェイン，テオフィリン．

2-2-3 生体側因子

(1) pH

ヒトの胃内のpHは空腹時で1.2～3.0，食後は一時的にpH 3.0～5.0に上昇する．薬物の作用によりpHが変動する場合は，薬物の安定性や溶解度が影響を受ける場合がある．

(2) 消化管分泌液

胆汁中に含まれる胆汁酸塩類は界面活性作用を有しており，可溶化効果によって難溶解性薬物の吸収を促進する一方，吸収の良好な薬物と複合体を形成して吸収を抑制することがある．

(3) 胃内容物排出速度

薬物の吸収部位は主に小腸であることから，薬物が胃を通過して小腸へ移行する時間（胃内容物排出時間 gastric emptying time；GET）やその速度（胃内容物排出速度 gastric emptying rate；GER）は薬物の吸収に大きく影響する．一般に食事を摂ることによってGETは遅延し吸

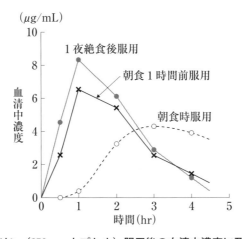

図2-14　ジクロキサシリン（250 mgカプセル）服用後の血清中濃度に及ぼす食餌の影響（ヒト）
（Doluisio J. T., *et al.* (1969) *Antimicrob. Agents. Chemother.* 9, p.49-55 より引用）

収が減少する（図2-14）．ただし，水に極めて難溶解性の薬物は脂肪性の食餌により吸収が増大する．これは脂肪の摂取により胆汁の分泌が亢進して，薬物の分散，溶解が促進されることによると考えられる．また，胃内容物排出を遅らせるプロパンテリンや，逆に排出を早めるメトクロプラミドを併用した場合にも小腸からの吸収が影響を受ける（図2-15）．

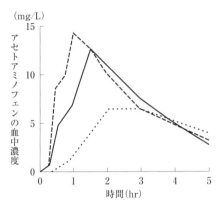

図2-15　アセトアミノフェンの吸収に及ぼすプロパンテリンとメトクロプラミドの影響
――――　アセトアミノフェン単独（1,500 mg p.o.）
………　アセトアミノフェン＋プロパンテリン（30 mg i.v.）
-------　アセトアミノフェン＋メトクロプラミド（10 mg i.v.）
（Nimmo J., et al. (1973) Br. Med. J., 1, p.587 より改変して引用）

また十二指腸部で能動的に吸収されるリボフラビンはGETの延長により吸収が増加する．これは胃から小腸に徐々に排出されることにより，能動輸送における飽和現象が避けられるためである．

(4) 血流速度

消化管の血流速度は薬物，運動，食事などによって影響され，通常，食後では血流速度は増すが，激しい運動の直後では減少する．血流が低下すると吸収低下を起こすことがしばしば観察される．その原因としては，①受動拡散による吸収では，吸収された薬物を運ぶ血流が低下すると，管腔側と血液側との間での濃度勾配が小さくなり（シンク状態が維持できなくなり）吸収速度が減少する，②能動輸送による吸収では，血流速度が減少すると細胞内エネルギーの補給が低下するため吸収が低下する，③膜機能の異常による代謝変化が起きる，などの可能性が考えられる．

一方，肝臓での初回通過効果の大きいプロプラノロールやメトプロロールなどの場合は，食後に投与すると血漿中薬物濃度が増加することが知られている．これは食後に血流量が増大して吸収が早くなり，高濃度の薬物が肝臓へ流入し，肝臓での代謝に飽和現象が生じ，初回通過効果の割合が減少したことに起因すると考えられる．

(5) リンパ吸収

消化管粘膜から吸収された薬物は、ほとんどが血管系へ移行し、リンパ管系へ移行するのは全吸収量の1%程度である。しかし、リンパ管系へ移行した薬物は胸管リンパから鎖骨下静脈に入り、門脈を通らないことから初回通過効果が回避される。リンパ液の流速は血流速度の約1/200～1/500と非常に低いために、ほとんどの薬物は直接血管系に移行すると考えられるが、炭素数が10以上の脂肪酸やそのモノグリセリド、ビタミンAなどの脂溶性ビタミン、コレステロールなどは、リンパ管系に選択的に移行することが知られている。

(6) 消化管内での分解および粘膜内での代謝

消化管上皮細胞中に取り込まれた薬物が、細胞内に存在する酵素により代謝される場合があり、これは経口投与後の初回通過効果と考えられる。消化管上皮粘膜中で起こる代謝としては、シトクロムP450酵素による第1相代謝、サリチル酸やステロイド類のグルクロン酸抱合、アスピリンの加水分解などが知られている。シトクロムP450酵素の中でもCYP3Aが絨毛先端の腸吸収上皮細胞に高度に発現し、吸収障壁として働いている。腸管に存在している全CYPのうち約80%をCYP3Aが占めると報告されている。CYP3Aの発現には部位差が認められ、小腸下部に向かって減少方向にある。結腸では、小腸のわずか1/40程度が発現しているといわれている。

消化管のCYP3Aは、後述するP-糖タンパク質とともに、上皮細胞から門脈血中への薬物の移行を抑制している機能性タンパクである。図2-16に示すように、薬物が消化管の上部から下部に移行する間に、細胞内への取り込みとP-糖タンパク質による排出が繰り返されることによって、効率よく代謝が亢進していくと考えられている。

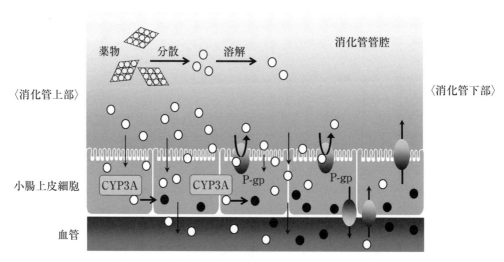

図2-16 小腸上皮細胞におけるCYP3AとP-gpの働き

図2-17は，ヒトにおける静脈内投与および経口投与後のミダゾラムの血漿中濃度に及ぼすグレープフルーツジュースの影響を示したものである．ミダゾラムの血漿中濃度はグレープフルーツジュースとともに経口投与したときに有意に上昇しており，静脈内投与されたときにはグレープフルーツジュースの影響を受けなかったことから，この図からグレープフルーツジュースは消化管のCYP3A4の代謝阻害作用を示すことがわかる．

　また，腸管管腔内に生存している腸内細菌によって代謝される薬物もある．腸内細菌は主に小腸下部から大腸にかけて存在し，その代表的な代謝はグルクロン抱合体などの抱合体の脱抱合である．脱抱合体が再度吸収された場合，薬物は腸肝循環（enterohepatic circulation）によって体内に長く滞留することが知られている．

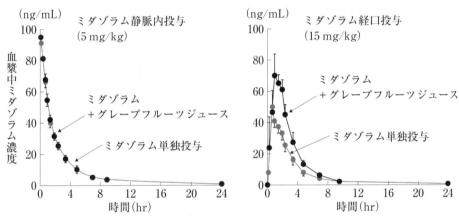

図2-17　グレープフルーツジュース飲用の血漿中ミダゾラム濃度への影響
（Kupferschmidt H. H., *et al.* (1995) *Clin. Pharm. Ther.*, 58 (1), p.20 より改変して引用）

（7）併用薬物

　薬物同士の直接的な相互作用としては，テトラサイクリン系抗生物質やニューキノロン系抗生物質と金属イオンとの例がよく知られている．これらの抗生物質はCa, Mg, Alなどのイオンと金属キレートを生成し溶解性が著しく低下するため，併用によって吸収が低下することが報告されている．一方，トランスポーターを介して吸収される薬物では，同じトランスポーターの基質となる薬物同士を併用した場合，競合阻害が生じて吸収が変化することがある．また小腸上皮細胞中でCYP3Aによる代謝を受ける薬物間においても，代謝阻害による吸収率の上昇が認められる場合がある．

確認問題

以下の文章の正誤を答えなさい.

① 経口投与後の薬物吸収の主要部位である小腸は,十二指腸と空腸部,回腸部からなる.

② 薬物を経口投与すると,主に胃から吸収される.

③ イオン形薬物は,非イオン形薬物と比べて透過性が高い.

④ 胆汁酸はグリセオフルビンの溶解を促進させ吸収を増大させる.

⑤ ヘパリンナトリウムは,消化管からの吸収がよく,錠剤またはカプセル剤として経口投与される.

⑥ 小腸上皮細胞の管腔側の頂側膜と血管側の側底膜の表面には,微絨毛と呼ばれる微細な細胞質突起が存在する.

⑦ 小腸上皮細胞の頂側膜側から側底膜側への輸送を吸収という.

⑧ 小腸上皮細胞の膜構造は,流動モザイクモデルとして知られている.

⑨ 胃粘膜は,脂質膜の性質を示さないが,小腸粘膜は完全な脂質膜の性質を示す.

⑩ 小腸粘膜に存在するパイエル板は,抗原タンパク質を担体介在輸送により吸収する局所免疫部位である.

⑪ 薬物の分子量が小さいほど,非撹拌水層における拡散速度は低い.

⑫ 食後の方が消化管の血流量が減少するために,プロプラノロールの吸収は低下する.

⑬ グリセオフルビンを微粉化すると溶解速度が増加し,その結果,吸収性が増加する.

⑭ 結晶多形間ではその溶解性が大きく異なることがあるため,薬効に影響を与える可能性がある.

⑮ インドメタシンファルネシルは,胆汁酸によって可溶化されて吸収が増加する.

⑯ アンピシリンの水和物は無水物に比べて水に対する溶解速度が大きく,経口投与すると無水物に比べてより高い最高血中濃度を示す.

⑰ メトクロプラミドは,胃内容物排出速度を増加させる.

⑱ 食物摂取により胃内容物排出速度が減少し,リボフラビンの吸収量は増加する.

⑲ テトラサイクリン系抗生物質の消化管吸収は,牛乳とともに服用することにより増加する.

⑳ ワルファリンカリウムは,コレスチラミンとの併用によって吸収が増加する.

第2章 吸収 **35**

2-3 消化管で働くトランスポーター

　トランスポーターは，ATP binding cassette（ABC）と呼ばれるドメインを有するかどうか
で大別され，ABCをもつトランスポーター群はABC transporter superfamilyに，それ以外は
Solute Carrier (SLC) superfamilyに分類されている．1-2-2で解説したように，ABCトランス
ポーターは，分子内に存在するABCで行われるATPの加水分解と直接共役した一次性能動輸
送により，細胞内から基質となる物質の排出を行う．SLC superfamilyに分類されたトランス
ポーターは，取込みと排出の両方に働き，促進拡散や二次性能動輸送を行うトランスポーターが
分類されている．現在ヒトにおいては48種類のABCトランスポーター遺伝子と319種類の
SLCトランスポーター遺伝子が同定されている．

2-3-1 ABCトランスポーター

　消化管のABCトランスポーターとして代表的なのが**P-糖タンパク質**であり，そのほかに，
BCRP（breast cancer resistance protein）や**MRP**（multidrug resistance-associated protein）
が知られている．P-糖タンパク質は小腸では刷子縁膜側に存在しているが，その発現量は消化
管の中では一様ではなく，小腸上部では下部に比べて発現量は低い．したがって，小腸上部で良
好に吸収される薬物は，その影響が下部で吸収される薬物より小さくなると考えられる．
　P-糖タンパク質は経口投与された薬物の膜透過を低下させる因子の1つであると考えられて
いることから，新薬開発段階においてP-糖タンパク質に基質として認識されるか否かを知るこ
とは重要である．しかしながら，医薬品の中にはP-糖タンパク質の基質でありながら経口投与
後の消化管吸収性が良好である薬物も存在し，薬物消化管吸収におけるP-糖タンパク質の影響
は必ずしも同じではない．その原因の1つは，消化管管腔中では薬物が高濃度に存在するため
に，P-糖タンパク質が飽和しているためとも考えられている．

2-3-2 SLCトランスポーター

　消化管からは，ペプチド，糖類，ビタミンを始めとする様々な生体必須物質が吸収される．こ
れら低分子の栄養物は水溶性が高いため，膜透過のためにはトランスポーターが必要であり，実
際にそれぞれ特異的なトランスポーターにより積極的に吸収されている．ATPのエネルギーを
直接利用せずに輸送を行うSLCトランスポーターの中で，医薬品の吸収に関与していることが
明確な分子としてPEPT1がある．ペプチド様薬物であるβ-ラクタム抗生物質の中には，
PEPT1を介した膜輸送によって高い吸収性を示す誘導体がある．抗アレルギー薬のフェキソ
フェナジンの吸収には，有機アニオントランスポーター，その中でもOATPトランスポーター

ファミリーに分類される分子の関与が示唆されている.

2-3-3 トランスポーターを介した輸送の解析方法

トランスポーターを介した輸送の速度はすでに学んだように,式 (1-2) の Michaelis-Menten 型速度式で表される.

$$V = \frac{V_{max} \cdot C}{K_m + C}$$

V は輸送速度,V_{max} は最大輸送速度,K_m はミカエリス定数(最大輸送速度の 1/2 の速度を与える薬物濃度),C は輸送部位での薬物濃度を表す.

また,その直線化式として以下の Eadie-Hofstee 式がある.

$$V = -K_m \cdot \frac{V}{C} + V_{max} \tag{2-15}$$

単一のトランスポーターが関与する場合,Eadie-Hofstee プロットは直線になるが,親和性の異なる複数のトランスポーターが関与する場合には折れ曲がりが生じる.そのため Eadie-Hofstee プロットは輸送に関与するトランスポーターが単一か複数存在するのかを判断するのに有効である.

ここで輸送を阻害する阻害物質の濃度を I,トランスポーターに対する阻害定数を K_i とすると,競合阻害,非競合阻害の Michaelis-Menten 式はそれぞれ以下のようになる.

競合阻害の場合
$$V = \frac{V_{max} \cdot C}{K_m(1 + I/K_i) + C} \tag{2-16}$$

非競合阻害の場合
$$V = \frac{\dfrac{V_{max}}{1 + I/K_i} \cdot C}{K_m + C} \tag{2-17}$$

2-4 バイオアベイラビリティ

2-4-1 バイオアベイラビリティの定義

バイオアベイラビリティ（F）は生物学的利用率とも呼ばれる薬物速度論のパラメータの1つであり，投与された薬物量に対して，循環血中に移行し，薬効発現に関連した薬物量の比を表す．通常，静脈内投与時は100%であることから，静脈内投与時の血中濃度時間曲線下面積に対して定義される．経口剤の場合は消化管での溶解，吸収を表す吸収率（F_a），吸収後の小腸代謝を回避する割合（F_g：小腸アベイラビリティ），門脈血に移行した後，肝臓を通過することから肝臓での代謝/胆汁排泄を免れる割合（F_h：肝アベイラビリティ）の3つのパラメータの積で表される（図2-18）．

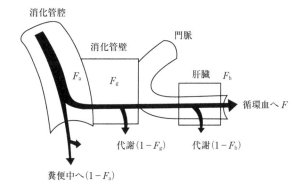

F_a：消化管吸収率
F_g：消化管壁で代謝をまぬがれた割合
F_h：肝臓で代謝をまぬがれた割合

図2-18　経口投与された薬物の移行
（辻彰総監修（2012）エピソード薬物動態学，P.109，図3-8，京都廣川書店より引用）

薬物の経口投与時のバイオアベイラビリティは，

$$F = F_a \cdot F_g \cdot F_h \tag{2-18}$$

と表される．バイオアベイラビリティには，量のバイオアベイラビリティ（extent of BA）と速度のバイオアベイラビリティ（rate of BA）の2つが定義されているが，一般的には量のバイオアベイラビリティとして用いられることが多い．ここで，バイオアベイラビリティは**投与された薬物が循環血までに達した割合**と定義されるもので，吸収率F_aではないことに注意しよう．

2-4-2　バイオアベイラビリティの要素

F_a は，食事，併用薬物，消化管内 pH，消化管内移動速度，消化管分泌液，血流速度などに影響され変動する．吸収が**溶解速度律速**の薬物では，通常は摂食により吸収率は上昇する．これは，食事により胆汁分泌が促進された結果，胆汁中に含まれる胆汁酸塩の界面活性作用により溶解速度が上昇すること，また消化管内滞留時間が延長することによって十分な溶解が可能となるためと考えられる．一方，吸収が**膜透過律速**となる薬物では，摂食により吸収率が低下する例が報告されている．これは薬物の食事成分との相互作用，食事成分による取り込みトランスポーターの阻害，食事による水分量の増大により薬物の希釈などが原因として考えられる．

実験データから，$F_a \cdot F_g \cdot F_h$ を完全に分離評価するのは困難であるが，F_a と $F_g \cdot F_h$ は容易に分離評価できる．

F_h は肝クリアランス（CL_h）および肝血流速度（Q_h）から以下の式で表される．

$$F_h = 1 - \frac{CL_h}{Q_h} \tag{2-19}$$

CL_h は，薬物の消失は肝臓と腎臓のみと仮定し，全身クリアランスから腎クリアランスを引くことにより求められる．F_h が決まれば，$F_a \cdot F_g$ は F/F_h として求められる．

第 2 章　吸収　**39**

演習問題

1)　薬物のバイオアベイラビリティに関する記述のうち，正しいものはどれか．

①　消化管で完全に吸収されて初回通過効果により 50 ％が消失する薬物と，吸収率 50 ％で初回通過効果を全く受けない薬物のバイオアベイラビリティは等しい．

②　相対的バイオアベイラビリティは，経口投与時の血中濃度時間曲線下面積（AUC）と静脈内投与時の AUC の比から求める．

③　同一の主薬を含み量的バイオアベイラビリティが等しい 2 つの製剤は，生物学的に同等である．

④　消化管吸収が良好で，初回通過効果を受けやすい薬物の場合，徐放性製剤を用いることで，通常製剤に比較して，高いバイオアベイラビリティを得られる．

⑤　バイオアベイラビリティは，経口投与剤のみならず注射剤の評価にも適用される．

2)　医薬品 A は経口バイオアベイラビリティが 80 ％，医薬品 B は経口バイオアベイラビリティが 20 ％である．個人差によって薬の経口バイオアベイラビリティに ±10 ％の変動があると仮定する．それぞれ，血中濃度の個人差は最大で何倍となるか．

3)　CYP3A4 基質である薬物 A と B がある．A と B の薬物動態パラメータは以下のとおりである．グレープフルーツジュースにより経口投与後の血漿中濃度が増加しやすい薬物はどちらか考察しよう．

　　薬物 A と B はともに静脈内投与時にはグレープフルーツジュースの影響はなく，吸収率（F_a）は 100 ％であり，消化管腔から消化管上皮細胞への移行も 100 ％とする．

　　なお，CL は静脈内投与時の血漿中濃度推移から求めた全身クリアランスである．血液-血漿中濃度比は両薬物とも 1 である．また f_e は静脈内投与時の尿中排泄率である．肝血流速度は 20 mL/min/kg とする．

	薬物 A	薬物 B
F	0.4	0.4
CL（mL/min/kg）	12	6
f_e	1 ％	30 ％

2-5　消化管以外からの薬物吸収

　経口投与では，薬物は吸収された後に，消化管や肝臓で分解または代謝（**初回通過効果** first pass effect）を受けるため，初回通過効果を受けやすい薬物の場合は，薬効に十分な吸収量が得られないことがある．一方，注射による薬物の投与は，患者の苦痛が大きく，繰り返しの投与には不向きである．近年，これらに代わる新しい投与方法として，経粘膜や経皮投与法の開発が活発に行われており，すでに臨床で用いられている製剤も多数ある．直腸や鼻，口腔粘膜に投与された薬物は吸収過程を経て，初回通過効果を受けることなく全身循環に到達する．したがって，これらの投与部位から十分な吸収量が得られる場合には，注射投与と同じ効果が期待できる．

　消化管以外からの薬物吸収を表2-3にまとめた．

表 2-3　消化管以外からの薬物吸収のまとめ

投与部位	薬物吸収の特徴	肝初回通過効果	代表的な薬物
鼻	鼻腔内の表面積は大きく，水溶性薬物の吸収は良好で，インスリンなどの高分子薬物の吸収も可能.	受けない	デスモプレシン酢酸塩水和物，ベクロメタゾンプロピオン酸エステル
口腔	部分的に角化しているため，部位により吸収性が異なる．舌下からの吸収は速やか.	受けない	ニトログリセリンや硝酸イソソルビド（いずれも舌下錠）
肺	肺胞の有効表面積は非常に広く，薬物の吸収は極めて速やか．インスリンなどの高分子薬物の吸収も可能.	受けない	ベクロメタゾンプロピオン酸エステル，フルチカゾン，吸入麻酔薬
直腸	小腸に比べて有効表面積は小さいが，管腔内での希釈・分解が少ないため，吸収に有利な場合がある.	直腸上部から吸収されたものは受ける	解熱鎮痛剤，抗生物質
皮膚	角層が吸収障壁の本体である．水溶性薬物の膜透過性は極めて低い．薬物の投与や中止することが簡便である.	受けない	ニトログリセリン，硝酸イソソルビド，ツロブテロール塩酸塩，ドネペジル塩酸塩

2-5-1　鼻粘膜からの吸収

　ヒトでは鼻腔容積は約 15 mL で，表面積は約 150 cm^2 である．鼻粘膜表面は多列状の線毛を有する円柱状上皮からなるため，小腸の微絨毛と同様に吸収表面積としては比較的大きい（図2-19）．また，鼻粘膜下には脈管系が非常に発達して網状になっているために，薬物の吸収に有利である．鼻粘膜表面には約 10～15 μm の線毛があり，これが活発な線毛運動をすることにより鼻粘液を後鼻孔へ押しやる動きをしている．これを**粘膜線毛クリアランス**（mucociliary clearance）という．

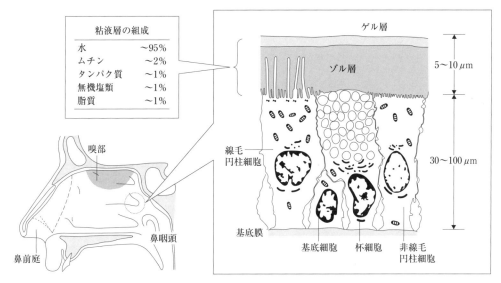

図 2-19 鼻の構造
(Morishita M., Park K., Eds. (2009) Biodrug Delivery Systems, p.106, Informa Healthcare より改変して引用)

鼻粘膜表面には粘膜層があり，この粘液は種々のタンパク質（アルブミン，イムノグロブリン，リゾチームなど）を含んでいる．薬物の鼻粘膜からの吸収機構は受動拡散であり，pH 分配仮説に従う．鼻粘膜から吸収された薬物は肝初回通過効果を受けない．また最近では，鼻腔から脳脊髄液へ直接移行する可能性があることが示唆されており，脳ターゲティングの1つとして注目されている．

以下に薬物の経鼻吸収における利点をまとめた．
- 水溶性薬物でもある程度の吸収率が得られる．
- 投与が簡便である．
- 肝臓における肝初回通過効果を回避できる．
- 消化管に比較して消化酵素が少ない．

2-5-2 口腔粘膜からの吸収

口腔の構造を図 2-20 に示した．口腔粘膜は吸収表面積 100～200 cm^2，粘膜としては比較的薄く，多数の血管が存在するため吸収部位としての条件はよい．上皮細胞は，重層扁平上皮で構成され，胃腸管よりむしろ皮膚に近い構造である（図 2-21）．口腔粘膜は機能的に咀嚼粘膜，保護粘膜，味覚を感じる機能をもつ特殊粘膜の3種に分類される．物理的刺激を受ける咀嚼粘膜部位では角層の形成が知られており，高分子の透過は著しく制限を受けると考えられる．薬物の吸収機構は受動拡散であり，pH 分配仮説に従う．口腔粘膜から吸収された薬物は肝初回通過効果を受けない．

以下に薬物の口腔粘膜吸収における利点をまとめた．

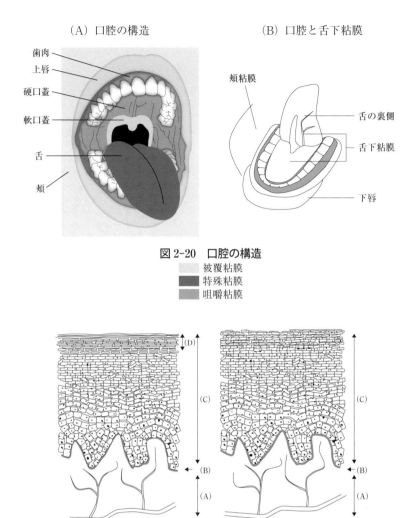

図 2-20 口腔の構造

図 2-21 口腔粘膜の模式図
(Ⅰ) ケラチン化および (Ⅱ) ケラチン化されていない口腔粘膜上皮
(A) 粘膜下層　(B) 基底膜　(C) 重層扁平上皮　(D) 角層
(Morishita M, Park K., Eds. (2009) Biodrug Delivery Systems, p.120-121, Informa Healthcare より改変して引用)

- 胃酸や消化液による影響を受けない．
- 適用部位を正確に定めることができる．
- 肝臓における肝初回通過効果を回避できる．
- 口腔粘膜の透過性は皮膚に比べて大きい．
- 投与の中断が容易である．

2-5-3　肺からの吸収

　気管および気管支の粘膜は線毛をもつ多列円柱上皮でおおわれ，その線毛の運動により異物は上方に送られる．ここには粘液を出す多数の杯細胞が存在する．気管支は肺の中で分岐し，次第に細くなる．太さが1 mm程度になると細気管支と呼ばれ，肺小葉内に入る．肺小葉内で気管支はさらに分岐し，上皮は単層となり肺胞（0.1～0.2 μm）が現れる．肺胞はその数約3億個，広い表面積（75～100 m^2）を有しており，また，肺胞上皮細胞層の厚さは薄く（0.5～1 μm），小腸絨毛の吸収表面から毛細血管までの距離40 μmと比較しても著しく薄くなっている．このような形態学的特徴から推測されるように，肺はガス交換の場のみならず高分子を含めた薬物の吸収部位としても有利であり，実際，分子量約5,000のイヌリンや分子量約75,000のデキストランなどの大きな物質も消化管に比べて吸収されやすいことが報告されている．また肺からは1 μm程度のサイズの粒子が吸収され，一方，より大きな1 μm以上の粒子は気管や気管支に沈着し，より小さい0.5 μm以下の粒子は肺胞に到達しても呼気中に排泄される（図2-22）．

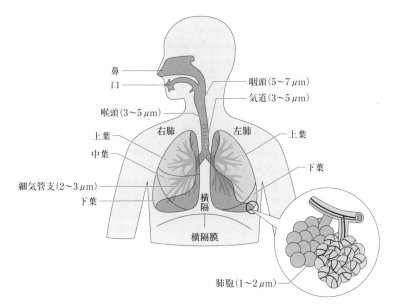

図2-22　粒子サイズによる気道内到達部位の違い
（　）は粒子サイズを示す．

　肺粘膜からの吸収は主に受動拡散によるが，一部特殊輸送系の関与も報告されている．経肺吸収で吸収された薬物は肝初回通過効果を受けない．
　以下に薬物の経肺吸収における利点をまとめた．
- 水溶性の薬物でもある程度の吸収率が得られる．
- 分子量の大きな薬物でもある程度の吸収率が得られる．
- 肺から吸収された薬物は直接体循環に速やかに移行する．
- 肝臓における肝初回通過効果を回避できる．

2-5-4　直腸からの吸収

　直腸は消化管の最下部に位置し，解剖学的にはS字結腸に続く大腸の一部分である．ヒトの直腸は，それぞれ長さが約10〜15 cm，直径が約1.5〜3.5 cmの円筒形の組織である．直腸粘膜の表面は，他の消化管部位である胃や小腸と同様に単層円柱上皮細胞でおおわれているが，小腸に比べ粘液を産生する杯細胞（goblet cell）の割合が多いことが特徴である．また，小腸でみられるような絨毛（villi）は発達しておらず相対的に表面積は小さい．一方，直腸下部の血管系は門脈につながっておらず直接下大静脈につながっているため，肝初回通過効果を受けない（図2-23）．

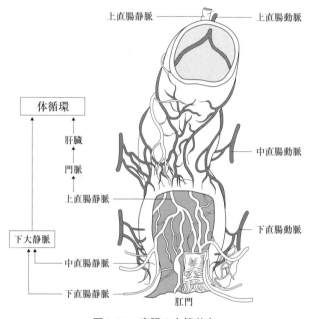

図2-23　直腸の血管分布

　薬物の直腸吸収機構は受動拡散であり，小腸や結腸の各消化管部位に比べて，pH分配仮説によく従う．分子量300以上の薬物の吸収は低い．
　以下に薬物の直腸吸収における特徴をまとめた．
・　食事や消化液による影響を受けにくい．
・　経口投与時の薬物の胃腸障害を回避できる．
・　肝臓における肝初回通過効果を回避できる．
・　吸収促進剤の効果が顕著にみられ，水溶性薬物や高分子薬物の吸収改善が期待できる．
・　投与方法が簡便である．
・　不快な味，臭いのある薬物の投与経路として適している．

2-5-5 皮膚からの吸収

　皮膚はヒトの体組織の中で最も広い面積を持っており，成人での平均体表面積は約1.7～1.8 m²/70 kg である．皮膚は本来，外的環境ないしは外部からの侵入に対して，バリアとして働き，体温を一定に保ち，熱，紫外線，放射線，微生物，化学物質等の曝露から防いでいる．
　皮膚組織は大きく3つの部分，すなわち表皮，真皮，皮下脂肪組織に分けられる．さらに汗腺や毛嚢といった付属器官が表皮から真皮までを貫いている（図2-24）．表皮は，皮膚表面より角

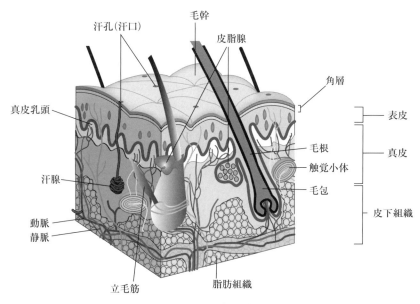

図 2-24　皮膚の構造

層，淡明層，顆粒層，有棘層，基底層の5層からなる．皮膚最外層の角層は水の蒸散や外部からの物質侵入に対する強固なバリアとなっており，そのため角層を介する透過速度がほとんどの薬物の経皮吸収において律速過程となっている．角層は20～40 μm の厚さで，主としてケラチンと脂質から構成されている．角質にはリン脂質はほとんどなく，セラミドやステロール類がほとんどを占める．またそれらの脂質は長鎖の飽和脂肪酸からなることが多い（図2-25）．
　皮膚表面には真皮から毛穴，汗腺がきており，透過ルートとしては，これらの付属器官と経皮吸収とが考えられる．これらの付属器官からの薬物移行は速いものの，皮膚全体に占める面積が小さい（約0.1％）ため，経皮吸収の寄与の方がはるかに大きい．
　薬物の経皮吸収は受動拡散によって起こり，適用した製剤中と皮膚内部の薬物の濃度勾配が透過の駆動力である．また，薬物の透過経路としては，特殊な場合を除いて，角層実質部が主要経路である．一般に，脂溶性の高い薬物ほど皮膚に分配しやすく，また，分子量が小さい程皮膚中の拡散速度が大きいため，低分子の脂溶性薬物の透過速度は大きい．

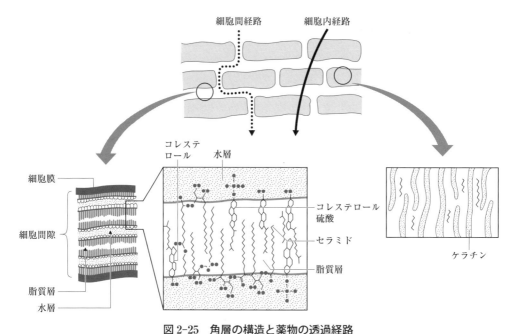

図 2-25　角層の構造と薬物の透過経路
(Barry B. W., et al. (1987) J. Control. Release., 6, p.85 より改変して引用)

以下に薬物の経皮吸収における特徴をまとめた．
- 経口投与の困難な患者にも投与することができる．
- 注射等に比べ患者の苦痛，負担が少なく，投与が簡単である．
- 経口投与に比べ吸収に影響する因子が少なく制御しやすい．
- 肝臓での初回通過効果を回避できる．
- 吸収速度を製剤側で調節することができる．
- 血中薬物濃度を長時間必要レベルに維持しやすい．
- 投与の中断が容易である．
- 投薬の確認が容易である．

2-5-6　注射部位からの吸収

　注射剤の投与は静脈内 (intravenous injection；i.v.)，動脈内 (intraarterial injection；i.a.)，筋肉内 (intramuscular injection；i.m.)，皮下 (subcutaneous injection；i.sc.)，皮内 (intracutaneous injection；i.c.) などがある（図 2-26）．皮内投与はツベルクリン反応のような検査のために用いられる．筋肉内または皮下投与した薬物は，投与後，血管内への移行過程が存在する．すなわち，薬物は注入部位にできた液だまりから結合組織内を拡散し，毛細血管や毛細リンパ管に移行する．投与部位近傍には毛細血管や毛細リンパ管が多数分布しているため，薬物の吸収速度は速く，吸収量もほぼ100％に近い．薬物の分子サイズが大きくなると吸収は遅くなり，分子量

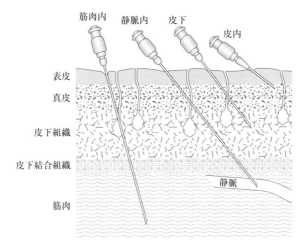

図 2-26 注射剤の投与部位
(Hess H (1985) Pharmaceutical Dosage Forms and Their Use, p.62, Ciba-Geigy Ltd. より改変して引用)

が5,000よりも大きくなるとその吸収経路は毛細血管からリンパ管になる（表2-4）.

　注射投与の場合は，薬物が速やかに作用点に到達し，初回通過効果による薬物の損失も少ないという利点があるが，他方，一般に薬物の消失は速く，このため作用持続時間の延長を目的とした放出制御型注射剤が多数開発されている．従来より開発されてきた剤形としては，インスリン注射液に代表されるような難溶性塩，プロゲステロン，テストステロン，エストラジオール等の水性あるいは油性懸濁液であるが，これらに加えて，近年，薬物の標的部位への到達性と滞留性の向上や，より精密な薬物放出制御を可能とする様々な担体が開発されている．

表 2-4 筋注および皮下注による吸収経路と分子量との関係

物　　質	分子量	投与法	吸収経路
^{24}NaCl	58	筋注	血管
^{59}FeCl$_3$	270	皮下注	血管
ストリキニーネ	>334	皮下注	血管
ヘビ毒（Indian cobra）	2,500〜4,000	皮下注	血管
ヘビ毒（Black tiger）	>2万	皮下注	リンパ管
ヘビ毒（Russell viper）	〜3万	皮下注	リンパ管
ジフテリア毒素	〜7万	皮下注	リンパ管
鉄・多糖類複合体	1万〜2万	筋注	リンパ管

(Ballard B.E., (1968) *J. Pharm. Sci.*, 57, p.357 より改変して引用)

2-6　プロドラッグ

　プロドラッグとは，薬物の化学構造に修飾を加えて誘導体とし，生体に投与されたあとはもとの薬物に戻って効果を現すように工夫されたものをいう．それ自体は薬理活性を示さず，体内で親薬物に変換して治療効果を高める化合物であり，次のように定義されている．

- ・　プロドラッグ自体は生理活性を示さないか，示しても親薬物に比べて無視できるほど弱い．
- ・　生体内に投与されると，酵素的または非酵素的に分解し親化合物になる．
- ・　親化合物と比較して，物性や体内動態が改善され，有効性が向上し副作用が軽減される．

　実用化されたプロドラッグには，親化合物の物性（安定性，溶解性など），体内動態や生体内反応性を改善する目的のものが多い．プロドラッグの代表的な例を表2-5に示した．

表2-5　代表的なプロドラッグ

プロドラッグ修飾の目的	プロドラッグ	親薬物
溶解性の改善	クロラムフェニコールコハク酸エステルナトリウム	クロラムフェニコール
	ヒドロコルチゾンコハク酸エステルナトリウム	ヒドロコルチゾン
苦味の改善	クロラムフェニコールパルミチン酸エステル	クロラムフェニコール
安定性の改善	エリスロマイシンエチルコハク酸エステル	エリスロマイシン
消化管粘膜傷害の改善	インドメタシンファルネシル，アセメタシン	インドメタシン
消化管吸収性の改善	バカンピシリン塩酸塩，タランピシリン塩酸塩，レナンピシリン塩酸塩	アンピシリン
	フルスルチアミン	チアミン
	エナラプリルマレイン酸塩	エナラプリラト
	カリンダシリンナトリウム，カルフェシリンナトリウム	カルベニシリンナトリウム
経皮吸収性の改善	ベタメタゾン吉草酸エステル	ベタメタゾン
持続性の改善	テガフール，カルモフール	5-FU
	アラセプリル	カプトプリル
	エノシタビン	シタラビン
	テストステロンエナント酸エステル，テストステロンプロピオン酸エステル	テストステロン
脳移行性の改善	レボドパ（L-dopa）	ドパミン
ターゲティング	サラゾスルファピリジン	5-アミノサリチル酸
	アシクロビル	アシクロビル三リン酸
	ドキシフルリジン，カペシタビン，フルシトシン	5-FU

第 2 章 吸収 **49**

プロドラッグ化の具体例を以下に示す.

(1) プロドラッグ化により吸収改善した例

　シンバスタチンは高脂血症に用いられる薬物である. 投与後, コレステロール合成の主要臓器である肝臓に分布し, 加水分解を受け活性体（ラクトン開環体）へと変化するが, これがHMG-CoA 還元酵素を阻害作用を有しコレステロール合成を抑える. ラクトン開環体は脂溶性が低く消化管からの吸収が悪いため, ラクトン体として投与することで吸収性が改善されている. また, 肝臓でのみ薬理作用を発揮するというターゲティングの効果もある.

シンバスタチン
（プロドラッグ）

加水分解

（活性体）

(2) プロドラッグ化により選択的作用発現させた例

　サラゾスルファピリジンは潰瘍性大腸炎に用いられる薬物. 腸内細菌によりジアゾ基が還元され, スルファピリジンと 5-アミノサリチル酸に分解される. 5-アミノサリチル酸が活性成分であり, 抗炎症作用を示す. すなわち, 患部である大腸のみで働くターゲティングの効果を示すプロドラッグである.

サラゾスルファピリジン
（プロドラッグ）

腸内細菌に
よる還元

5-アミノサリチル酸
（活性体）

(3) プロドラッグ化により選択的作用発現させた例

　アシクロビルはヘルペスウイルスによる感染症に用いられる薬物. ウイルス性チミジンキナーゼにより, 活性型のアシクロビル三リン酸になる. これがウイルス DNA ポリメラーゼの阻害物質として働き, 抗ウイルス作用を示す. ウイルスの存在しない正常細胞では, ほとんどリン酸化されないため選択毒性は良好で, 安全性の高い薬である.

アシクロビル
（プロドラッグ）

ウイルス性
チミジンキナーゼ

アシクロビル三リン酸
（活性体）

（4）プロドラッグ化により臓器移行性を改善した例

　パーキンソン病治療薬であるドパミンは BBB を通過することができない．そのため，ドパミンのプロドラッグとしてレボドパ（L-dopa）が使用されている．レボドパはアミノ酸輸送体により BBB を通って脳内に入ると，脱炭酸酵素によってドパミンとなり，脳内のドパミン量が増加する．一方，脱炭酸酵素は末梢にも存在するため，投与したレボドパの多くが脳に到達する前にドパミンへと変換されてしまう．そのため，末梢だけに作用する脱炭酸酵素阻害薬カルビドパを併用する．なお，カルビドパ自身は血液脳関門を通過しない．

レボドパ
（プロドラッグ）

代謝
（脳内）

ドパミン

（5）プロドラッグ化により作用時間を持続化させた例

　テガフールはシトクロム P450 によって徐々に活性体である 5-フルオロウラシル（5-fluoroura-cil；5-FU）に変換されて効果を発揮する（作用時間の延長）．5-FU はチミジル酸合成酵素を不可逆的に阻害し，ピリミジン合成，さらに DNA 合成を阻害させることで抗腫瘍活性を示す．テガフール自体にはその酵素阻害作用はない．

テガフール
（プロドラッグ）

シトクロム P450
による代謝

5-FU
（活性体）

第2章　吸収　*51*

┌─ 確認問題 ─┐

以下の文章の正誤を答えなさい.

① 表皮の最も外側は角層と呼ばれ薬物の皮膚透過過程の律速部位となる.

② 経皮投与によって, 薬物の肝初回通過効果を回避できる.

③ 皮膚組織には代謝酵素が存在しないため, 経皮吸収改善を目的としたプロドラッグ化は有効ではない.

④ 薬物を口腔粘膜から吸収させることにより, 肝初回通過効果を回避できる.

⑤ 薬物を皮下投与すると, 静脈内投与と同じく瞬時に循環系に移行する.

⑥ 直腸では局所作用を目的とした投与のみが行われる.

⑦ 肛門坐剤には, 全身作用を目的とする製剤と局所作用を目的とする製剤がある.

⑧ 薬物の皮膚適用は, 皮膚表面や皮膚近傍局所での作用を目的とするもののみである.

⑨ 肺は薬物の吸収性が低く, 投与経路としては適さない.

⑩ 鼻粘膜における薬物の吸収は比較的良好である.

⑪ 舌下錠は, 口腔粘膜から吸収される剤形である.

⑫ 膣からの吸収は, 水溶性の高い薬物や高分子薬物の投与部位として期待できる.

⑬ ニトログリセリンの舌下錠は, 口腔粘膜から徐々に吸収させることを目的とした錠剤である.

⑭ 禁煙補助剤のニコチンガムは, 全身作用を目的として口腔粘膜からニコチンを吸収させるための製剤である.

⑮ プロプラノロールは吸収されやすいので, 経口投与でも口腔粘膜投与でもバイオアベイラビリティは同じである.

⑯ 肺胞の上皮細胞層は薄く, 他の投与経路に比べて高分子薬物が吸収されやすい.

⑰ 薬物粒子を肺胞に効率よく沈着させて吸収させるためには, 粒子径を $0.5\,\mu\mathrm{m}$ 以下にする必要がある.

⑱ デスモプレシン酢酸塩水和物は, 全身作用を目的に経皮吸収型製剤として用いられる.

⑲ 直腸下部の粘膜から吸収された薬物は, 肝初回通過効果を受けない.

第 *3* 章

分　布

　投与部位から吸収されて循環血液中に到達した薬物は，血流に乗って作用部位を含む各組織へ運ばれる．体内において薬物がある部位から他の部位へ可逆的に移行することを**分布** distribution という．標的組織においては，作用部位での薬物濃度は薬効を規定する重要な要因となるが，その他の組織においては副作用を発現する要因となるので，薬物体内分布は薬効・毒性を支配する非常に重要な過程である．

　一方，体内に吸収された薬物の分布は，薬物の物理化学的な特性，生体の生理学的・生化学的要因に従って分布し，必ずしも期待するような挙動をとるとは限らない．薬物の分布は多様であるため，分布現象を理解し，分布特性を把握することは，薬物の作用，体内の蓄積性，副作用発現の可能性を予測し，薬物を安全かつ有効に使用する上で極めて重要である．

　この章では，薬物の体内分布を決定する種々の因子や，薬物分布に影響を及ぼす因子について学ぼう．

3-1　薬物の分布に影響を及ぼす要因

　図3-1に組織分布の過程を示した．薬物の組織への分布は，薬物の物理化学的性質（分子量，pKa，脂溶性など），組織の生理学的構造（血流速度，毛細血管透過性，細胞膜透過性）および血液中で血球や血漿タンパク質等の血液成分との相互作用（タンパク結合）など，多くの因子によって決まる．

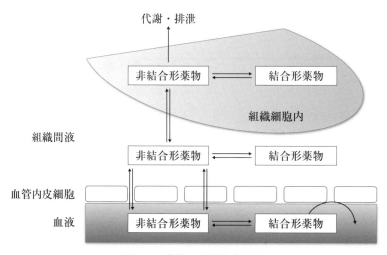

図 3-1　薬物の組織分布過程

3-1-1　毛細血管の透過性

　体内に吸収された薬物は血流に乗って身体全体に運ばれる．末梢に到達した薬物は，毛細血管壁を透過して各組織，さらには細胞内へと移行する．この毛細血管壁の構造は臓器によって異なり，**連続内皮**，**有窓内皮**および**不連続内皮**の3つに大きく分類される（図3-2）．

(1) **連続内皮**：筋肉，皮膚，肺，皮下組織あるいは粘膜組織の毛細血管壁は，内皮細胞同士が密着結合 tight junction した連続的な構造である．これらの組織では，薬物は主に細胞膜を透過して分布するため，薬物の分子量とともにその脂溶性が分布を決定する重要な要因となる．例えば，分子量約66,000，平均半径36 Åの血漿アルブミンは細孔を透過できないため，通常では血漿アルブミンに結合した薬物は血管内から組織液へ分布できない．

(2) **有窓内皮**：腎臓や消化管などにみられる．内皮細胞同士は比較的密に接しているが，所々に

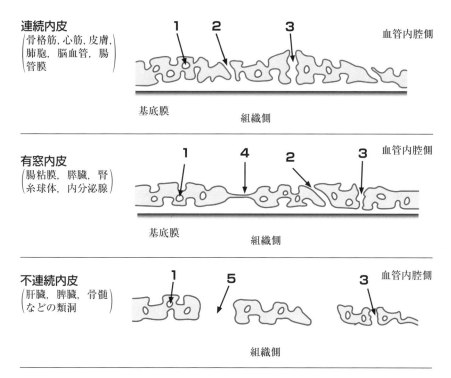

図 3-2 臓器間における毛細血管壁の構造の違い
1. ピノサイトーシス小胞, 2. 細胞間隙, 3. 細胞を貫く通路, 4. フェネストラ, 5. 不連続内皮の開口部
(Taylor, A. & Granger, D., (1983) *Fed. Proc.* 42, p.2440-2445 より改変して引用)

窓（そう）構造（フェネストラ fenestra）と呼ばれる極めて薄い膜が存在する．この薄膜中には小孔が存在し，低分子物質が透過することができる．したがって，薬物の分子量によって透過性が影響される．

(3) 不連続内皮：肝臓（類洞 sinusoid），脾臓，骨髄など，いわゆる細網内皮系 reticuloendothelial system（RES）を形成する毛細血管にみられる．この血管内皮細胞は基底膜を欠いており，血管壁には大きな開口部があるので，低分子物質のみならず高分子物質も自由に移動することができる．タンパク結合した薬物もこの毛細血管を透過できる．肝臓の場合，内皮細胞と肝臓実質細胞との間にディッセ腔 Disse's space と呼ばれる隙間があり，肝細胞は血漿成分と直接接触している．したがって，薬物の肝臓や脾臓への移行過程には，毛細血管の透過性はほとんど関与しないと考えられる．

3-1-2　組織の循環血流量と薬物分布

体内に吸収された薬物が血流によって全身に運ばれるとき，薬物の組織移行性を決める重要な要因の1つが血流量（血流速度）である．表3-1に示すように，組織血流量の大きさは組織間で

大きく異なるが，薬物の組織移行性を決める要因として重要なのは単位組織重量あたりの血流量である．腎臓，肝臓，肺などの組織は血流に富む臓器であり，薬物の分布は極めて速やかであると考えられる．一方，筋肉，皮膚，脂肪などのように血流速度の低い組織では，血液からの薬物移行が遅いことが理解できる．

表 3-1　ヒトの組織重量，血流量，単位重量あたりの血流量

組　織	重　量 (kg)	血流量 (mL/min)	単位重量あたりの血流量 (mL/min・kg)
肺	1.0	5,000	5,000
腎　臓	1.0	1,170	1,170
肝　臓	1.5	1,450	970
脳	1.4	800	570
筋　肉	33.0	700	20
皮　膚	3.0	60	20
脂　肪	12.2	250	20

3-1-3　血漿タンパク結合

　血液は，赤血球，白血球，血小板などの血球成分（全容量の45％）と血漿とから構成されている．血漿中には表3-2に示すような各種のタンパク質が存在する．血中に入った薬物は，一定

表 3-2　血漿タンパク質の組成

成　　分	分子量	等電点	含有量 (g/dL)
アルブミン	66,000	4.9	4.0〜5.5
α1-酸性糖タンパク質	44,000	2.7	0.05〜0.1
グロブリン			
α	20万〜 30万	5.1	0.46
β	9万〜130万	5.6	0.86
γ	15万〜 75万	6.0	0.7〜1.6
フィブリノーゲン	40万	5.5	0.37

の割合でこれらタンパク質と結合したり，血球中に移行することが知られている．図3-3に示すように，血漿タンパク結合した薬物，あるいは血球中に移行した薬物は，毛細血管壁を透過することが困難で，非結合形薬物のみが組織へ分布できる．血漿タンパク結合率が薬物の血管外への分布に及ぼす影響を図3-4に示した．

　細胞表面にある受容体と結合して薬効を発揮するのは非結合形薬物分子のみであり，また，非結合形薬物のみが代謝や排泄を受ける．しかしながら，タンパク結合は可逆的な平衡反応である

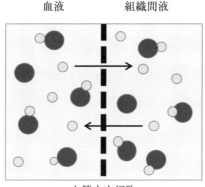

図 3-3 薬物のタンパク結合と組織分布

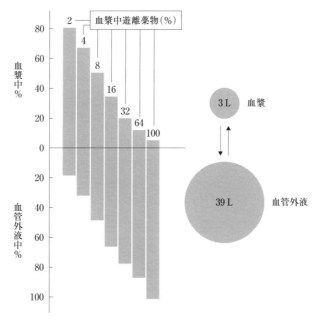

図 3-4 血管外組織への分布に及ぼす血漿タンパク結合率の影響
(A. Hasselblatt (1972) Proceedings of the European Society for the Study of Drug Toxicity, Vol. XIII, Toxicological Problems of Drug Combinations, p.93 より改変)

ため，薬物の分布や消失を妨げるのではなく，その速度を抑えることになる．タンパク結合により尿中への排泄が遅くなり，薬効は持続性をもつことにもなる．このように，タンパク結合性の大きさ，高投与量によるタンパク結合の飽和，併用薬物による競合的阻害などが，薬物の分布，消失，さらに薬効にも影響を与える．

血漿タンパク質は血液1dL中に7〜8g含有されており，その中で表3-2に示すようにアルブミンの占める割合が最も多い．アルブミンは酸性タンパク質で，血漿タンパク質の50〜60%を占めている．生体内物質ならびに酸性，塩基性両薬物は非特異的にアルブミンに結合するが，特に酸性薬物が結合する．その結合能は大きく，薬物の体内動態に対する影響が大きい．

　ヒト血漿アルブミンには，現在のところ大きく3つに分類される結合部位が知られており，それぞれ代表的薬物名を用いて，ワルファリンサイト（Site I），ジアゼパムサイト（Site II），ジギトキシンサイト（Site III）と呼ばれている（図3-5）．

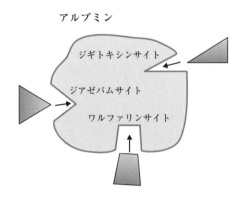

ワルファリンサイト Site I	ジアゼパムサイト Site II	ジギトキシンサイト Site III
ワルファリン フロセミド フェニルブタゾン オキシフェンブタゾン インドメタシン ジクマロール フェニトイン トルブタミド クロルプロパミド	ジアゼパム エタクリン酸 フルルビプロフェン イブプロフェン フルフェナム酸 クロロフェニルイソ酪酸 クロキサシリン ジクロキサシリン	ジギトキシン ジゴキシン アセチルジギトキシン

図3-5　ヒト血漿アルブミンの結合サイト

　塩基性薬物の結合タンパク質としてα1-酸性糖タンパク質（α1-acid glycoprotein）がある．これはグロブリン分画に含まれる酸性タンパク質であり，血漿中には0.2%しか存在しないが，リドカイン，プロプラノロール，イミプラミン等の塩基性薬物と強く結合し，その体内動態に影響する．

〔薬物の血漿タンパク結合の性質と特徴〕
・　主に血漿アルブミンと結合する．
・　結合には，水素結合，疎水的相互作用，静電的相互作用，ファンデルワールス力などが関与している．

- 通常，薬物の脂溶性の増大とともに結合率が増大する．
- 結合は可逆的な平衡反応である．
- 結合部位は数が限られているため，薬物の結合量には限界がある．
- 同じ結合部位に異なる薬物が結合するとき競合的置換が起こり，異なる結合部位に結合するとき非競合的置換が起こることがある．

3-1-4 組織内でのタンパク結合

タンパク質と薬物との結合は，血液中でのみ起こる現象ではなく，組織中に移行した薬物も組織内に存在する酸性リン脂質（特にホスファチジルセリン），DNA，タンパク質，チューブリンなどと結合する．このような組織内での結合も薬物の分布に影響を及ぼす要因である（図3-6）．

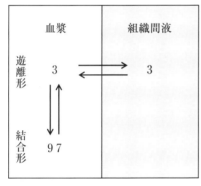
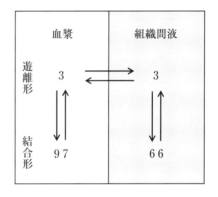

図3-6　組織内でのタンパク結合と組織分布の考え方

イミプラミン，キニジン，プロプラノロールなどの塩基性薬物は，各組織中に非常に広く分布するが，これは細胞膜成分中のホスファチジルセリンと静電的に結合するためである．また，抗がん薬であるドキソルビシンやアドリアマイシンはDNAと可逆的に結合している．そのため，組織のDNA含量が薬物分布を決定する事例が報告されている．

3-2　タンパク結合率の解析

タンパク結合能は，平衡透析法 equilibrium dialysis（図3-7），限外ろ過法 ultrafiltration，ゲ

ルろ過法 gel filtration, 電気泳動法 electrophoresis などの方法で測定される. 薬物とタンパク結合は可逆的な平衡反応であり, **質量作用の法則** law of mass action が成立する. 3-2節ではタンパク結合率を解析する方法を学ぶ.

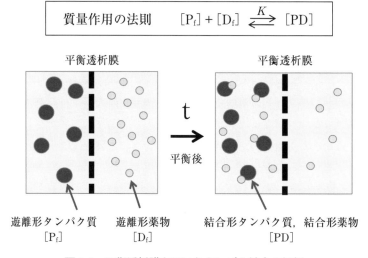

図3-7 平衡透析膜を用いたタンパク結合の解析

まず1個のタンパク分子上に1種類の結合を生じるとした場合, その結合点が複数あっても, それぞれが特定の分子に対して同じ親和性を持つと仮定する. また, ある結合点が占拠されたあとも他の結合点に対する薬物分子の親和性には影響しないものとする.

タンパク分子1個に薬物分子1個が結合すると仮定すると,

$$[P_f] + [D_f] \xrightleftharpoons{K} [PD] \tag{3-1}$$

$[P_f]$:遊離形タンパク質濃度, $[D_f]$:非結合形薬物濃度,
$[PD]$:結合形薬物濃度(結合形タンパク質濃度でもある), K:結合定数 binding constant

$$K = \frac{[PD]}{[P_f] \cdot [D_f]} \tag{3-2}$$

全タンパク質濃度を[P]とすると式3-3が成り立つ.

$$[P] = [P_f] + [PD], \quad [P_f] = [P] - [PD] \tag{3-3}$$

ここで式(3-3)を式(3-2)に代入すると, 式(3-4)が得られる.

$$[PD] = \frac{K \cdot [D_f] \cdot [P]}{1 + K \cdot [D_f]} \quad (3\text{-}4)$$

全タンパク質あたりの結合形薬物濃度［PD］の割合，またはタンパク質1モルあたりに結合している薬物のモル数をrとすると，式（3-5）が定義される．

$$r = \frac{[PD]}{[P]} = \frac{K \cdot [D_f]}{1 + K \cdot [D_f]} \quad (3\text{-}5)$$

ここで1個のタンパク分子上に，同様のn個の結合部位があるとすると，式（3-5）をn倍とすれば式（3-6）が得られる．

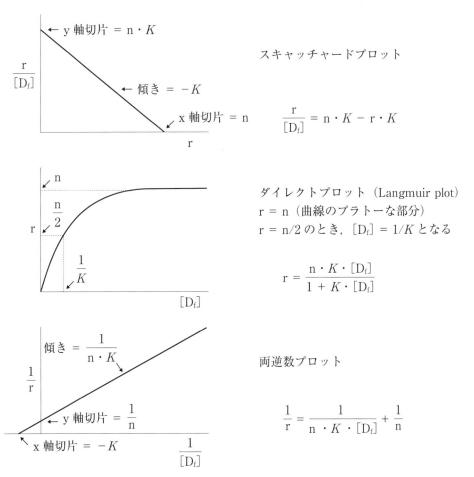

図3-8　結合部位数 n と結合定数 K を決定するための3つの作図法（いずれも結合部位が1種類の場合）
　　　　r：タンパク質1モルあたりに結合している薬物のモル数
　　　　［D_f］：非結合形薬物濃度

$$r = \frac{[PD]}{[P]} = \frac{n \cdot K \cdot [D_f]}{1 + K \cdot [D_f]} \tag{3-6}$$

式（3-6）はタンパク結合に関する基本的な式で，ラングミュア式 Langmuir equation と呼ばれる．

タンパク結合のパラメータである n と K を求めるには，種々の薬物濃度 $[D_f]$ において，そのタンパク質 1 モルあたりの結合モル数を測定して r を求め，横軸を $[D_f]$，縦軸を r としてプロットすると r に飽和のある曲線が得られる（図3-8）．これは直接プロット direct plot またはラングミュアプロット Langmuir plot と呼ばれ，式（3-6）によって解析される．

血中濃度の低い範囲，すなわち $[D_f]$ が小さい（$1 \gg K[D_f]$）ときには式（3-6）は $r \simeq n \cdot K \cdot [D_f]$ となり傾きは $n \cdot K$ となる．すなわち，タンパク質 1 モルに結合している薬物のモル数は $[D_f]$ に比例している．血中濃度が高くなると（$K[D_f] \gg 1$），式（3-6）は $r \simeq n$ となり r は n に近づき薬物のタンパク結合は飽和状態になる．薬物のタンパク結合が強いときは，最初の傾きが急になり，大きい K 値を示す．

式（3-6）の両辺の逆数をとると，

$$\frac{1}{r} = \frac{1}{n \cdot K} \cdot \frac{1}{[D_f]} + \frac{1}{n} \tag{3-7}$$

が得られる．$1/r$ を $1/[D_f]$ に対してプロットしたものを両逆数プロット double reciprocal plot という．この場合は，直線関係が得られ，切片と傾きから n と K を求めることができる．
また，式（3-6）を変形すると次の式（3-8）が得られる．

$$\frac{r}{[D_f]} = n \cdot K - r \cdot K \tag{3-8}$$

$r/[D_f]$ を r に対してプロットしたものをスキャッチャードプロット scatchard plot と呼び，傾きと x 軸切片から K と n をそれぞれ求めることができる．

3-3 タンパク結合を変動させる要因

3-3-1 タンパク結合の競合的および非競合的阻害

アルブミンは薬物との結合特異性が低く，多くの薬物がアルブミン分子上の共通の部位と結合する．そのため，同じ部位に結合する薬物が共存する場合，親和性の高い薬物が優先的に結合し，親和性の低い薬物のタンパク結合率が低下する．一方，親和性の低い薬物であっても，それが高濃度であれば，親和性の高い薬物を結合部位より追い出すことになる．併用薬物との競合により，血漿中での非結合形薬物濃度が増加すると，分布や消失の速度が速くなり，薬物の体内動態が変化する．

図3-9の左側に示すグラフは，アルブミンとワルファリンとの結合に対するインドメタシンの競合的阻害 competitive inhibition をスキャッチャードプロットならびに両逆数プロットで示し

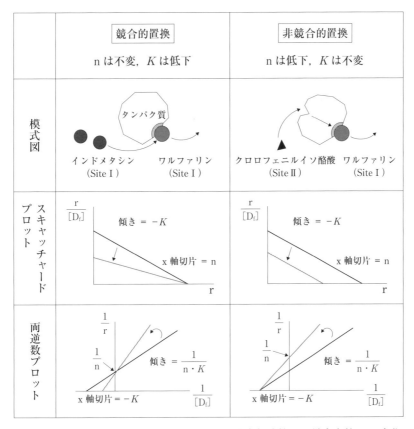

図3-9 競合的置換と非競合的置換における結合部位数 n と結合定数 K の変化

たものである．ワルファリンとインドメタシンは，アルブミン分子上の同一の結合部位に結合し競合する．この場合の両逆数プロットは，直線の傾きが大きくなり，結合定数 K のみが低下して，切片の結合点の数 n は変わらない．一方，図 3-9 の右側は非競合的阻害 non-competitive inhibition の例を示している．ワルファリンとクロロフェニルイソ酪酸との相互作用の例で，この場合は，y 軸の切片が大きくなり，n の数が減少する．クロロフェニルイソ酪酸は，ワルファリンとは異なる部位に結合するが，アルブミンの微少なコンフォメーション変化を引き起こし，その影響でワルファリンの結合に対する親和性が低下する．

　ワルファリンやトルブタミドのように，タンパク結合率が高く，また薬理作用の強い薬物は他の薬物との併用によるタンパク結合率の低下が思わぬ副作用を引き起こす場合がある（表 3-3）．

表 3-3　血漿タンパク結合の置換による薬物間相互作用

置換される薬物	併用薬物
ワルファリン（99％）	アスピリン インドメタシン クロフィブラート ケトプロフェン スルファメトキサゾール フェニルブタゾン
トルブタミド（96％）	サリチル酸 スルフイソキサゾール フェニルブタゾン
フェニトイン（89％）	バルプロ酸 トルブタミド フェニルブタゾン

（　）内の数値は血漿タンパク結合率を示す．

3-3-2　病態時におけるタンパク結合の変動と体内動態

　表 3-4 に示すように，病態時には，これら血漿タンパク質濃度が変動することが知られており，その結果，薬物の血漿タンパク結合が変動し，体内動態が変動することがある（図 3-10）．肝臓や腎臓などの病態時に血漿アルブミン濃度は減少し，一方，手術や心筋梗塞などでは α1-酸性糖タンパク質濃度が一過性に上昇することが知られている．

　一般に，弱塩基性薬物はアルブミンよりも α1-酸性糖タンパク質に対する親和性が高い．プロプラノロールは弱塩基性薬物で，肝硬変患者では血漿中 α1-酸性糖タンパク質の低下により非結合形薬物濃度が増加し，その結果，分布容積が増大することが知られている．テオフィリンのように血漿タンパク結合性が低い（血液中の非結合形分率（f_b）＝ 40％）薬物の場合には，タンパク結合に多少の変化が起きてもクリアランスに及ぼす影響は比較的少ない．

　腎疾患では，血漿アルブミン濃度は減少する．ネフローゼ症候群におけるフロセミドの体内動態では，血漿アルブミン濃度の減少に伴い分布容積が増加する．ネフローゼ患者ではフェニトイ

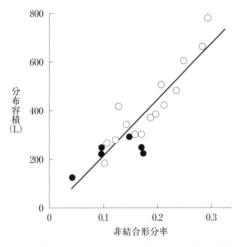

図3-10 プロプラノロールの非結合形分率と分布容積との関係
●：健常人（コントロール）
○：慢性肝疾患患者
(Branch R. A., et al. (1976) Br. J. Clin. Pharmacol., 3, p.243 より改変して引用)

表3-4 血漿タンパク質濃度の変動

血漿タンパク質	要因	血漿タンパク質濃度の変動
アルブミン	肝硬変 熱傷 ネフローゼ症候群 腎不全末期 妊娠	↓ ↓ ↓↓ ↓↓ ↓
α1-酸性糖タンパク質	心筋梗塞 手術 クローン病 外傷 熱傷 炎症性疾患（リウマチ性関節炎など） 悪性腫瘍 腎不全 ネフローゼ症候群 肝硬変	↑ ↑ ↑ ↑↑ ↑↑ ↑ ↑ ↑ ↓ ↓

ンの f_b が約2倍に増加しクリアランスと分布容積を増加させる．腎疾患に伴い，血漿中α1-酸性糖タンパク質が増加し，プロプラノロールの f_b が減少することが知られている．

─ 確認問題 ─

以下の文章の正誤を答えなさい.

① 一般に脂溶性の高い薬物の組織移行性は低く，分布容積は小さい.

② アンチピリンは細胞膜の透過性が高く，細胞内を含めて全体液中に均等に分布し，その分布容積は全体液量にほぼ等しい.

③ チオペンタールは血漿タンパク質との結合が強く，ほとんど血漿中に分布し，その分布容積は血漿容量にほぼ等しい.

④ 循環血液中のジアゼパムは，血漿タンパク結合率が高いので，乳汁中への移行性は低い.

⑤ プロプラノロールは，血漿タンパク非結合率が増加すると分布容積も増加する.

⑥ アレニウスプロットは，結合定数やタンパク質1分子あたりの薬物結合部位数を求める際に用いられる.

⑦ α1-酸性糖タンパク質は，主に酸性薬物と強く結合する.

⑧ 薬物の血漿タンパク結合の測定に用いられる平衡透析法は，血漿タンパク質に結合していない非結合形薬物のみが半透膜を透過できることを利用した測定方法である.

⑨ 薬物の組織結合が大きいほど，分布容積は小さくなる.

⑩ 結合定数が大きい薬物では，薬物濃度がある限度以上になると，血漿中の非結合形分率が急激に増大する.

⑪ 一般に，血漿タンパク質と薬物の結合反応は，極めて速い非可逆反応である.

⑫ グロブリンは血漿タンパク結合に関与し，その重量濃度は血漿中に含まれる全タンパク質の中で最も大きい.

⑬ 血漿タンパク結合率が高い薬物の分布容積は大きい.

⑭ 分布容積の変動要因として，薬物の血漿タンパク結合，組織結合，組織容積および血漿容積がある.

⑮ 薬物Aの血漿タンパク結合が薬物Bによって競合的に阻害される場合，薬物Aの結合定数は薬物Bが存在しない場合に比べて小さくなる.

⑯ 血漿タンパク結合における競合的阻害現象がある場合，血漿タンパク質の結合部位の数には変化はない.

⑰ フェニルブタゾンは，ワルファリンの血漿タンパク結合を非競合的に阻害する.

⑱ 血漿タンパク結合の結合定数が大きい薬物は，ある用量を超えると急激に血漿中の遊離形薬物の割合が大きくなる.

⑲ フェニトインの抗痙攣作用は，投与量や血漿中総薬物濃度よりも血漿中の結合形薬物濃度に依存する.

第 3 章　分布　**67**

┌─ 演習問題 ─┐

1)　薬物 A の血漿タンパク非結合率 f_b は 0.02 で，定速静脈内投与によって定常状態に達したときの血中全薬物濃度は 2 μg/mL であった．この状態で薬物 B を併用し，両薬物ともに定常状態になったとき，薬物 A の f_b は 0.06 に上昇し，その血中全薬物濃度は 0.67 μg/mL となった．

　　薬物 A の薬理効果は，血中非結合形薬物濃度に比例し，薬物 A と薬物 B との間には薬理学的相互作用はない．薬物 B を併用することによって，薬物 A の薬理効果はどのように変化すると予想されるか．

ⅰ）　1/5 に減少する

ⅱ）　1/3 に減少する

ⅲ）　ほとんど変化しない

ⅳ）　1/5 だけ増加する

ⅴ）　1/3 だけ増加する

2)　以下の問題に答えなさい．

　　平衡透析実験において，透析膜の内液中におけるタンパク質濃度を 0.6 mmol/L，外液中の薬物初濃度を 0.5 mmol/L とし，平衡状態に達したときの外液中の薬物濃度を測定したところ，0.2 mmol/L であった．薬物の結合定数 K（L/mmol）を算出せよ．ただし，タンパク質 1 分子あたりの薬物の結合部位数を 1 とする．また，内液および外液の容積は 10 mL で，薬物もタンパク質も容器や膜には吸着しないものとする．

3-4　分布容積

3-4-1　分布容積の考え方

　成人では，体重の約 6 割が体液である．体液は細胞の内外に存在し，それぞれ**細胞内液** intracellular fluid，**細胞外液** extracellular fluid と呼ばれている．細胞外液は脈管内液（血液，リンパ液）と組織間隙に存在する組織間液とに分けられる．これらの体重に対する割合を表 3-5 に示す．循環血液中に入った薬物は，血流によって種々の組織に運ばれて，血液，組織間液，組織実質細胞内液などに分布する．どこにどれだけ分布するかは，薬物の性質により異なる．そこで，薬物が全身にどの程度分布するかを血中濃度を基準として表すパラメータとして，見かけの分布容積（V_d）apparent volume of distribution が定義されている．

$$V_d = \frac{D}{C_p} \tag{3-9}$$

D：体内に存在する薬物量，C_p：血漿中薬物濃度

表 3-5　体液の組成

体液	ヒト（70 kg）の体液量（L）	体重に対する割合
全体液量	42	60%
細胞内液	28	40%
細胞外液		20%
脈管内液（血液，リンパ液）	2.8	
組織間液	11.2	

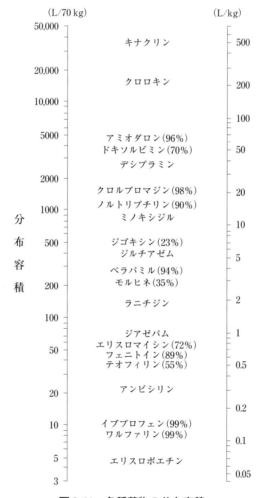

図 3-11　各種薬物の分布容積
　（　）内の数値は血漿タンパク結合率を示す．
(Rowland M, Tozer T. N., Eds. (1995) Clinical Pharmacokinetics 3rd edition, p.22, Lea & Febiger より改変して引用)

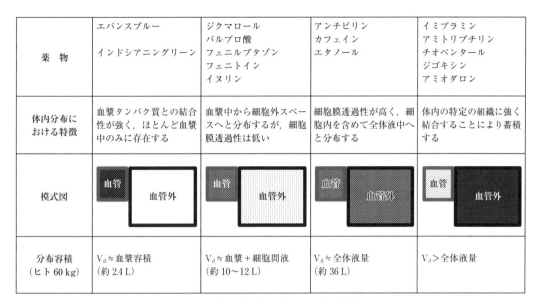

図 3-12 分布容積の大きさに基づく分類

　分布容積は，体内に存在する薬物がすべて血漿中濃度と同じ濃度で存在していると仮定して，薬物が分布している容積を算出したものである（図3-11）．つまり，分布容積は，生体内の総薬物量と血漿中濃度を関係づけるパラメータであり，必ずしも実容積を表すわけではない．薬物が組織中の生体成分と特異的に結合してある組織への分布が高くなる場合，組織に分布すればするほど，C_p は小さくなり，V_d は大きくなる（図3-12）．例えば，色素であるエバンスブルーは血漿中ではほぼ完全にアルブミンと結合するため，血管外に分布しない．したがって，エバンスブルーを投与して求めた分布容積は，血漿体積（60 kgのヒトで2.4 L）に等しくなる．一方，重水（D_2O）を静注して，定常状態で分布容積を求めると，体重の約6割に相当する液量（60 kgのヒトで36 L）として得られる．D_2O は水であるので，細胞内液，血漿，組織間液など全体液量を示すことになる．このような考え方に基づくと，薬物の分布容積は2.4から36 Lの間に得られるように考えられるが，実際には異なる．それは，血漿中や組織タンパク結合，あるいは特定組織への局在化などが起こるからである．

　図3-12に示すように，血漿タンパクとほとんど結合せず体液中に均一に分布するアンチピリンの値は36 L，逆に血漿タンパク質と極めて高い結合性を示すフェニルブタゾンは大部分が血漿中に存在し，分布容積は10〜12 Lと小さな値となる．このように分布容積は，薬物の血管外への移行性の指標となる値であり，その大小関係によって薬物間の分布特性（組織移行性）の違いを評価することのできるパラメータである．

3-4-2　分布容積と組織-血液間分配係数

　血漿中薬物濃度を基準として，薬物の組織移行性を組織ごとに定量的に表した値として，組

織-血液間分配係数 K_p がある．定常状態において K_p 値は組織中薬物濃度 C_t と血液中薬物濃度 C_b の比として式（3-10）によって定義される．

$$K_p = \frac{C_t}{C_b} \tag{3-10}$$

また，組織と血液との間で非結合形薬物濃度が等しくなるという仮定を用いると K_p 値は次式で表すことができる．

$$K_p = \frac{f_b}{f_t} \tag{3-11}$$

ただし，f_b，f_t はそれぞれ血液中，組織中の非結合形分率を表す．

定常状態における分布容積 V_{ss} は，K_p 値と血液容積 V_b および組織容積 V_t を用いて以下のように表すことができる．

$$V_{ss} = V_b + K_p \cdot V_t = V_b + \frac{f_b}{f_t} \cdot V_t \tag{3-12}$$

式（3-12）より，血漿タンパク質との結合性が大きい（f_b が小さい）薬物ほど，分布容積は小さくなり，組織移行性が小さいことがわかる．一方，組織との結合性が大きい（f_t が小さい）薬物ほど，分布容積は大きくなり，組織移行性が大きいことになる．組織移行性の大きい薬物では V_b がほぼ無視できるため，その分布容積は血中非結合形分率に比例する．

図 3-13 は，V_{ss} が f_b と f_t の変化に伴って，どのように変化するかシミュレーションしたもの

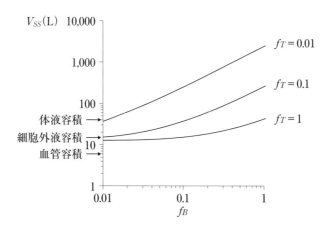

図 3-13　定常状態分布容積と血中非結合形分率（f_B）との関係

血管内，血管外（細胞間隙液）および細胞内の分布容積をそれぞれ V_B，V_E および V_T と表す．$V_{SS} = 7.2 + 7.8 f_P + V_T \cdot f_P / f_T$ とする．70 kg のヒトの値として $V_B = 5.2$ L，$V_E = 13$ L，$V_T = 24$ L，細胞間隙液中と血液中で結合に関与するタンパク質の濃度比 $R_{EI} = 1.4$ を計算に用いた．

（杉山雄一，楠原洋之編（2008）分子薬物動態学，南山堂より引用）

第3章　分布　**71**

である．血漿タンパク質，組織タンパク質に全く結合しない薬物（$f_b=1$，$f_t=1$）や，非結合形薬物分率が等しい（$f_b=f_t$）場合，定常状態の分布容積はほぼ体液量と同程度の値を示している．血漿タンパク質や組織タンパク質に結合するが，血漿タンパク質への結合が強い（$f_b<f_t$）ときには，定常状態分布容積は血管容積と体液量との中間を示す．塩基性薬物など組織成分への結合が強い場合（$f_b>f_t$），定常状態分布容積は体液量よりも大きな値を示すことがわかる．

3-5　その他臓器への分布

3-5-1　リンパ管系移行

　投与された薬物のうち，多くのものは体循環に入った後，標的細胞に到達し薬効を発現するが，循環系には，血液系循環のほかにリンパ液系循環が存在する．一般には薬物の生体内移行では血液系循環の寄与が圧倒的に大きいが，感染症などの疾病のときや，肝初回通過代謝を回避するようなときは，リンパ管系への薬物移行が重要となる．

　リンパ系はリンパ球とリンパ器官からなり，リンパ器官にはリンパ球を生産する一次リンパ器官（胸腺，骨髄）と二次リンパ器官（脾臓，リンパ節，腸パイエル板など）とに分けられる．リンパ液の流れは，末梢組織の毛細リンパ管から始まり，これが次第に集まり，その後大部分のリンパ液は胸管に流入する．リンパ管には弁があるために逆流はなく，組織間隙からリンパ管，ついで静脈へと一方的な流れとなっている．1日のリンパ流の総量はヒトで約1〜2 Lといわれており，血液循環量（約7,000 L/日）と比較するとかなり小さい．

　毛細リンパ管の形は不規則で毛細血管の2〜5倍太い．毛細リンパ管は1層の内皮細胞に囲まれた細管であり，50 nm程度の分子が通過できる小孔があり，内皮細胞間の結合部は密でないために，大きな物質も透過することができる．血液からリンパ液への物質移行は小孔を介する単純拡散と考えられるので，濃度比は一般に1を超えることはない．また，リンパ液中の全タンパク質濃度は血漿中の20〜50%程度なので，リンパ液中薬物濃度は血漿中薬物濃度より低い．

　リンパ管系への物質の移行性は投与方法や物質の大きさによって異なる．静脈注射の場合，投与全量が血液中に入った後，組織間隙に入り，次にリンパ管内へ移行する．筋肉注射，皮下注射，その他組織間隙中に投与された場合には，分子量に応じて血管とリンパ管に振り分けられる．表2-4に示したように薬物分子量が約5,000を境にしてリンパ移行の程度が異なってくる．低分子量の薬物は組織間隙液から毛細血管へ移行するが，大きい分子は組織間隙からリンパ管へ移行する傾向がある．リンパ管を経由した胸管リンパ管から血液循環に移行するので，高分子量の薬物もやがては血流中に移行する．経口や直腸投与された場合では，薬物は吸収上皮細胞を通過したのち，両脈管系に移行する．経口投与後にリンパ移行性を有するものとして，C_{10}以上の

長鎖脂肪酸のトリグリセリド，ビタミン A，コレステロールなどが知られている．これらの物質は門脈系よりも腸間膜リンパ液へ移行する．

3-5-2 脳への分布

中枢神経系の環境は血液から厳密に分けられている．そうすることで，毒物や外来微生物などが血中から脳へ侵入するのを防ぎ，中枢神経系の恒常性を維持している．薬物が血液から脳へ移行する際には，図 3-14 に示すように，血液から脳へ直接移行する経路と血液から脳脊髄液に移行し，間接的に脳へ移行する 2 つの経路がある．それぞれの間には，**血液脳関門**（blood-brain barrier；BBB），**血液脳脊髄液関門**（blood-cerebrospinal fluid barrier；BCSFB）および**脳脊髄液脳関門**（cerebrospinal fluid-brain barrier；CSFBB）があり，これらの関門によって薬物の透過が厳密に制御されている．血液脳関門の表面積は血液脳脊髄液関門の約 5,000 倍あるので，薬物の脳への分布に対する血液脳脊髄液関門の寄与は小さい．

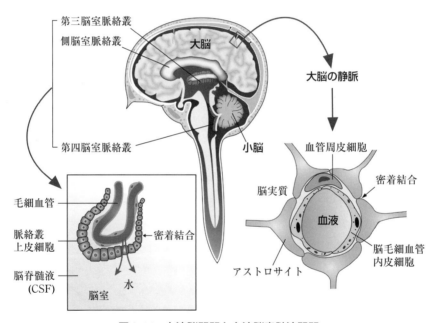

図 3-14 血液脳関門と血液脳脊髄液関門
(Ganong W. F (1987) Review of Medical Physiology 13th ed, p.504-522, Appleton & Lange より改変して引用)

また，血液脳関門と血液脳脊髄液関門とも**密着結合** tight junction で細胞同士が密に結合しているため，薬物は細胞間隙をほとんど透過することはできない．物質の透過はそれぞれの細胞膜を介する受動拡散，担体輸送，受容体介在輸送のいずれかになる．

(1) 血液脳関門

血液脳関門は，図 3-14 に示すように，脳毛細血管内皮細胞がその実体である．末梢組織の毛

細血管とは異なり，内皮細胞同士が密着結合 tight junction で連結しているため，物質は細胞間隙をほとんど透過できない．密着結合タンパク質としては，クローディン-5，クローディン-12，オクルディンやカドヘリンなどが知られている．血管内皮細胞の容積は，脳の容積のわずか 0.1 ％を占めるに過ぎないが，全長 650 km，表面積 12 m^2 にもおよぶ毛細血管が脳内を網目状に巡っている．

血液中の栄養物質や薬物が脳内の神経細胞に到達するためには，まず，血管内皮細胞を経細胞的に透過しなければならない．血液脳関門を構成する毛細血管内皮細胞は，末梢組織における内皮細胞に比べていくつかの異なる特徴をもっている．それは，内皮細胞間の tight junction がよく発達している，細胞飲食作用活性が低い，無窓性である，P-糖タンパク質などの排出系 ABC トランスポーターが多く発現している，などである．一方，生体に必要なグルコース，アミノ酸，モノカルボン酸，アミンなどの栄養物質はトランスポーターを介して循環血液中から選択的に脳内に取り込まれている．

(2) 血液脳脊髄液関門

血液脳脊髄液関門の実体は，第三脳室，第四脳室，側脳室にある脈絡叢 choroid plexus の上皮細胞である．脈絡叢上皮細胞は tight junction によってお互いに強固に結合しており，血液と脳脊髄液間の物質移動を制限している．また，脈絡叢上皮細胞は，血液側と脳脊髄液側の細胞膜に物質輸送に関わる分子が発現し，血液と脳脊髄液間の物質交換を制御している．一方，脈絡叢の毛細血管内皮は有窓性で開口部があり薬物は容易に間質に透過できる．したがって，薬物の脂溶性と分子量が血液脳脊髄液関門の透過性を決める要因となる．脈絡叢からの脳脊髄液の分泌速度はヒトで約 0.35 mL/min であり，約 7 時間程度ですべての脳脊髄液が入れ替わる．

(3) トランスポーターと脳内薬物移行性

図 3-15 に，血液脳関門および血液脳脊髄液関門における薬物の排泄に関与するトランスポーターを示した．脳毛細血管内皮細胞の血管側細胞膜には，P-糖タンパク質が発現しており，シクロスポリン，ビンクリスチン，ドキソルビシン，キニジンなどの脂溶性の高い薬物を脳内から血液中へ能動的に排出している．これらの薬物は大きな分配係数を示すにもかかわらず，P-糖タンパク質の汲み出しにより見かけ上の脳への移行性が低い．また，脳毛細血管には，**多剤耐性関連タンパク質** multidrug resistance-associated protein（MRP）も発現していることが知られており，有機アニオン化合物など多くの異物を血液中に排出していると考えられている．

パーキンソン病は脳内のドパミン欠乏に由来するため，その治療にはドパミンを補給することが必要である．しかし，ドパミンは生理的 pH 領域でイオン形であり，極性が高く BBB を通過しない．そのため，2-6 節で解説したように，ドパミンのプロドラッグ（前駆物質）としてレボドパ（L-dopa）が使用される．レボドパはアミノ酸輸送系により BBB を通って脳内移行する．フェニルアラニン，トリプトファン，ロイシンなどの中性アミノ酸を輸送するペプチドトランスポーターは，レボドパ（L-dopa）や α-メチルドパなどの薬物を効率よく脳内に輸送することが

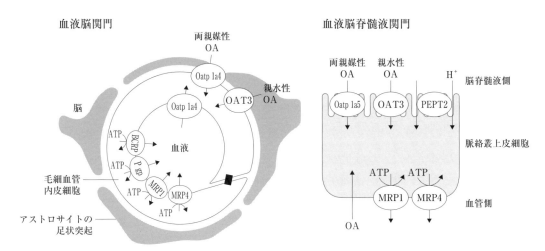

図 3-15　血液脳関門および血液脳脊髄液関門における薬物の排泄に関与するトランスポーター
OA：organic anion
(杉山雄一，金井好克編（2009）最新トランスポーター研究 2009, p.129, メディカルドゥより改変して引用)

知られている．レボドパは脱炭酸酵素によってドパミンとなり，脳内のドパミン量が増加する（投与量の 10％が移行する）．しかしながら，レボドパに対する脱炭酸酵素は脳内だけでなく末梢にも存在するため，投与したレボドパの多くが脳に到達する前にドパミンへと変換されてしまう．そのため末梢だけに作用する脱炭酸酵素阻害薬を併用する（カルビドパ）．

グルコースはヘキソース輸送系によって血液中から効率よく脳内に取り込まれるため，脂溶性から予想されるよりもはるかに早く血液脳関門を透過する．このヘキソーストランスポーターによる輸送は，エネルギーを必要としない促進拡散である．

インスリンやトランスフェリンなどの内因性ホルモンは，分子量が大きく受動拡散ではほとんど脳内へ移行しない．一方，インスリンやトランスフェリンは，脳毛細血管内皮細胞の血管側にあるそれぞれの受容体を介して能動的に脳内に移行する．

3-5-3　胎盤移行

図 3-16 に，ヒト血液胎盤関門の模式図を示した．妊婦に投与された薬物は母体の体循環に入り，胎盤を通して胎児に移行する．母体の循環系と胎児の循環系の間には，血液胎盤関門と呼ばれる関門がある．この関門は，母体と胎児の間での内因性物質や薬物の交換を調節する役目のほか，性腺刺激ホルモン，エストロゲン，プロゲステロンの合成や代謝を行っている．移行した薬物は胎児に対して毒性を現すほか，器官形成期に先天性異常を起こすこともあるので，胎児への移行の問題は重要である．胎盤関門は血液脳関門と類似した性質をもち，薬物の大部分は受動拡散で通過すると考えられ，非イオン形で脂溶性の高い物質の透過は容易である．例えば，脂溶性吸入麻酔薬，ステロイド類，チオペンタール，リドカイン，プロカインなどは速やかに胎盤を通過する．また，一般の生体膜透過と同様にタンパク結合した薬物は胎盤関門を通過しない．

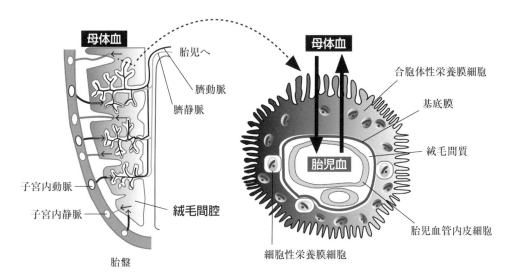

図 3-16 ヒト血液胎盤関門の模式図
(辻彰総編集（2008）トランスポーター科学最前線，p.139，京都廣川書店より改変して引用)

確認問題

以下の文章の正誤を答えなさい．

① 母体の循環血液中のワルファリンやデキサメタゾンは，母体と胎児の間に血液胎盤関門があるため，胎児の循環血液中に移行しない．
② 母体と胎児の間に血液胎盤関門があるため，母体に脂溶性の高い薬物を投与しても胎児に移行することはない．
③ 血漿タンパク質と結合した薬物は胎盤を通過しない．
④ 妊娠中に母体に投与された薬物は，妊娠子宮内で胎盤を通して胎児に移行する．
⑤ 薬物の胎盤通過は，薬物の脂溶性に依存した受動拡散によって行われる．
⑥ 母体血と胎児血は胎盤で合流し，互いに混合しながら物質を輸送する．

第4章

代　謝

　代謝（metabolism）は，もともとは"新陳代謝"の略語である．代謝とは，生体内物質や必須物質の体内での変化を意味し，生体にとっての異物（xenobiotics）を速やかに体外に排除するための防御（解毒）機構ととらえることができる．一方，**薬物代謝**（drug metabolism）は体内に取り込まれた薬物が受ける化学構造の変化を意味する．ここでは，薬物代謝反応の部位，薬物代謝の様式，薬物代謝酵素，代謝酵素の誘導と阻害，薬物代謝に影響を及ぼす因子などについて学ぼう．

4-1 肝臓の機能と構造

　生体に取り込まれた薬物は，一般に脂溶性が高いため，そのままでは尿中には排泄されにくい．そのため，薬物は代謝により水溶性化（極性化）の方向に変換される．代謝により薬物の構造が変わり水溶性が増すと，標的受容体，酵素，チャネルなどとの相互作用が減弱し，薬理作用が失われる．一方，代謝されることにより，むしろ薬理作用や有害な作用が出現することがあり（代謝的活性化 metabolic activation），代謝は必ずしも解毒機構というわけではない．

4-1-1　肝臓の構造

　肝臓は体内で最も大きい臓器であり，その重量は成人男性で約1,000～1,300 g，女性で約900～1,100 gである（図4-1）．肝臓は1～2 mmの六角柱ないし多角柱状の小葉と呼ばれる構造がたくさん集まってできている（小葉構造 lobule）（図4-2）．肝臓ではこの小葉を特に肝小葉といい，約50万個の肝小葉から構成されている．また，1つの肝小葉は50万個の肝細胞から構成されている．肝小葉の中心には中心静脈が縦に存在し，流入血管，流出血管，胆汁排泄経路となる胆管，さらに複数の種類の細胞から構成されており，複雑な構造をしている．肝臓へ流入する

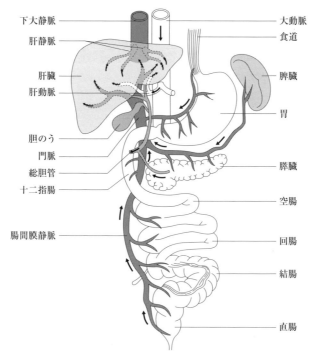

図4-1　消化管の主な血管系

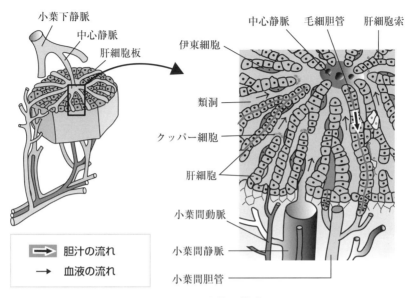

図 4-2 肝小葉の模式図

血流速度は速く，心拍出量の約 30％を占める．肝臓への血流は肝動脈（hepatic artery）と消化管を経た血液が集まる**門脈**（portal vein）が流入するが，両者は**類洞**（sinusoid）と呼ばれる肝臓の毛細血管で合流して中心静脈に集まり，さらにそれが合流して肝静脈として肝臓より流出する．流入血液量は，門脈が 75～80％，肝動脈血液量が 20～25％である．

　肝臓の微細構造を図 4-3 に示した．肝臓は通常肝細胞と呼ばれる実質細胞とクッパー細胞（Kupffer cell）から構成され，前者は全臓器の 60％，後者は 15～33％を占める．類洞内皮細胞と実質細胞の間はディッセ（Disse）腔と呼ばれる空間がある．ディッセ腔は，隣接する肝細胞，毛細胆管の 3 つに面している．類洞は不連続で有窓性の血管内皮細胞からなる．類洞の血管内皮細胞には 50 nm 程度の小孔のほかに，1～3 μm 程度の大きい孔がある．したがって，低分子薬物だけではなく分子量が大きいアルブミンやアルブミンと結合した薬物でも容易に細胞間液

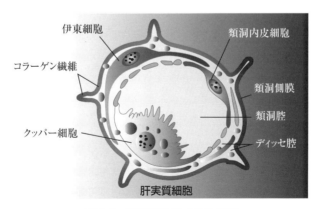

図 4-3 肝細胞を構成する細胞

に入ることが可能である．このように血液成分は血球を除いてディッセ腔と自由に物質交換できる．

一方，肝細胞は相互に密着し，細胞間に毛細胆管を形成している．肝実質細胞は，類洞とつながり血液中と接するディッセ腔側細胞膜，隣り合う細胞と接する面，胆管腔を形成する胆管腔側膜という異なる細胞膜を形成する極性細胞であり，細胞間に形成された tight junction により，ディッセ腔と毛細胆管は厳密に仕切られている．

4-1-2　肝細胞の分画

図 4-4 に遠心分離により得られる細胞の分画と，表 4-1 に酵素の局在性と代謝反応を示した．

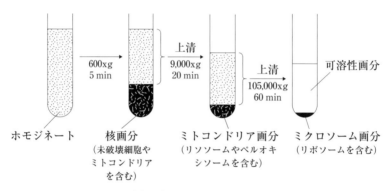

図 4-4　遠心分離により得られる細胞の分画

表 4-1　酵素の局在性と代謝反応

代謝反応	酵素名	局在
酸化	シトクロム P450	ミクロソーム
	アルコール脱水素酵素	可溶性画分
	アルデヒド脱水素酵素	可溶性画分
	モノアミン酸化酵素	ミトコンドリア
	FAD 含有モノオキシゲナーゼ	ミクロソーム
還元	シトクロム P450	ミクロソーム
	NADPH-シトクロム P450 還元酵素	ミクロソーム
加水分解	エステラーゼ	ミクロソーム，可溶性画分
抱合	UDP-グルクロン酸転移酵素	ミクロソーム
	硫酸基転移酵素	可溶性画分
	グルタチオン S-転移酵素	可溶性画分
	N-アセチル基転移酵素	可溶性画分
	メチル基転移酵素	可溶性画分
	N-アシル基転移酵素	ミトコンドリア

薬物代謝反応では細胞内オルガネラとして**小胞体**（endoplasmic reticulum）が最も重要である．小胞体には2種類あり，粗面小胞体はタンパク質合成上重要で，滑面小胞体は薬物代謝活性が高い．小胞体は細胞内で網目構造を取る筒環状，または袋状の膜でそのままでは取り出すことができない．細胞をホモジナイズして遠心分離することにより，粒子状に断片化した**ミクロソーム**（microsome）として得られる（図4-4）．すなわち，ミクロソームとは，小胞体の破砕片を説明するために作られた実験操作上の言葉であり，実際の器官の名称を示すものではない．

4-2　薬物の体内での化学変化

　代謝によって生体異物である薬物が体内で受ける化学的変化は以下の3つの形式に分類される．
・生物学的に不活性な代謝物に変化
・生物活性が増強される，あるいは異なる活性を持つ代謝物に変化
・生物学的に不活性な生体異物が活性な代謝物（親化合物）に変化（プロドラッグなど）
　従来，薬物代謝は解毒反応と考えられてきた．しかし，代謝により不活性体から活性代謝物が生成する薬物，薬理作用が増強あるいは質的に変化する薬物，毒性が発現する薬物が多数知られるようになってきた（図4-5）．表4-2に活性代謝物の代表例を示した．一方，代謝により，反応性に富む不安定な中間体が生成されることもある．この反応性中間体は，タンパク質や核酸などの生体高分子と共有結合し，細胞毒性，薬物アレルギー，発がん性の原因となることがある．一例としてアセトアミノフェンの毒性発症機序を図4-6に示した．

表4-2　活性代謝物の例

薬物	活性代謝物	代謝様式
イミプラミン	デシプラミン	N-脱メチル化
コデイン	モルヒネ	O-脱メチル化
モルヒネ	モルヒネ-6-グルクロニド	グルクロン酸抱合
ジアゼパム	オキサゼパム	N-脱メチル化と水酸化
フェナセチン	アセトアミノフェン	O-脱エチル化
アセトアニリド	アセトアミノフェン	芳香環の酸化
フェニルブタゾン	オキシフェンブタゾン	芳香環の酸化
プリミドン	フェノバルビタール	芳香環の酸化
チオペンタール	ペントバルビタール	脱イオウ化
テルフェナジン	フェキソフェナジン	メチル基の酸化
スルファサラジン	スルファピリジン，5-アミノサリチル酸	アゾ基の還元

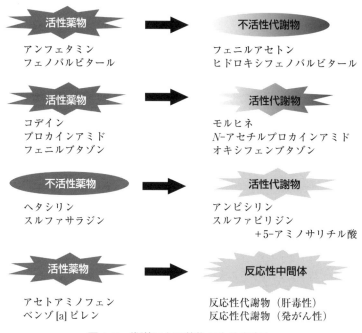

図4-5 代謝による薬物の生体内変化

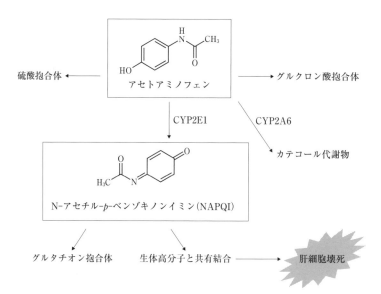

図4-6 アセトアミノフェンの代謝経路と毒性発症機序

　アセトアミノフェンはアニリン系の非ステロイド性消炎鎮痛薬（NSAIDs）で，中毒性肝障害を惹起することが知られている．通常，投与されたアセトアミノフェンの約50％はUGT1A6によりグルクロン酸抱合され，約30％は硫酸抱合される．また，5～10％はCYP2E1により，N-アセチル-p-ベンゾキノンイミン（NAPQI）へと代謝され，さらにグルタチオン抱合されて尿中へと排泄される．残りの4～8％は，CYP2A6によって無害なカテコール代謝物（3-ヒドロキシアセトアミノフェン）へと代謝される．
　NAPQIは反応性が高く，肝細胞の各種酵素やタンパク質と共有結合（一部は非共有結合）して酵素等の活性低下を引き起こし，脂質過酸化促進にも作用する．NAPQIが何らかの原因により肝細胞内で多量に生成され蓄積すると肝障害が惹起されるが，一般に高齢者では硫酸抱合能やグルタチオン合成能が低下しており，肝障害が発症しやすいと考えられる．

第4章　代謝　*83*

4-3　薬物代謝様式とそれに関わる代表的な酵素

　薬物代謝酵素とは，広義には薬物が体内で受けるすべての反応に関与する酵素を指すが，狭義にはNADPHと酸素を必要とし，薬物の酸化を触媒するモノオキシゲナーゼ（一原子酸素添加酵素 monooxygenase）と総括的に呼ばれる一群の薬物代謝酵素を指す．化学的にはNADPHと分子状酸素を必要とする．モノオキシゲナーゼは基質特異性に乏しい．

4-3-1　シトクロム P450

(1) シトクロム P450 の構造

　1958年にKlingenbergとGarfinkelがそれぞれ単独に，ミクロソーム中に，NADHやハイドロサルファイトで還元した後，一酸化炭素を通じると450 nmに極大吸収を示す色素があることを発見した．OmuraとSatoはこれがシトクロム型のヘムタンパク質であることを明らかにし，シトクロム P450（cytochrome P450）と命名した．Pはpigment（色素）を意味する．さらにOmuraらはシトクロム P450が薬物代謝の活性中心であることを明らかにした．

　すべてのシトクロム P450は約500アミノ酸残基からなり，活性部位にヘムを持つ．保存されたシステイン残基と水分子がヘムの鉄原子にリガンドとして配位する．基質が酵素に結合すると，水がはずれ分子状酸素が配位し，ヘム鉄に電子が伝達され分子状酸素が活性化される．ヘム鉄の6つの配位座のうち，1-4配位座にはテトラピロール環の窒素が，第5配位座にはCYPアポタンパクのシステインのS基が配位し，第6配位座に酸素が可逆的に配位する．ヘム鉄の第6配位座に他の物質が配位すると，酵素の活性化ができず酸化反応は阻害される．

　シトクロム P450の組織分布は広く，また細胞分布も広い．臓器では，肝臓に最も多く存在しており，次いで副腎皮質，腎臓，肺である．小腸には全体で肝臓の約1％が存在する．小腸上部に多く発現していることが知られている．細胞内においては最も重要な部位は滑面小胞体である．表4-3にシトクロム P450の性質と反応様式をまとめた．

表 4-3 シトクロム P450 の性質と反応様式

シトクロム P450 の性質
・分子量約 5 万のヘムタンパク質である
・還元型が一酸化炭素と結合して，450 nm に極大吸収をもつ
・肝ミクロソームに局在している
・分子多様性があり，多数の分子種が存在する
・小腸にも分子種 CYP3A4 が発現している
・多種多様な脂溶性物質の代謝に関与している
・基質特異性は低い
・他の物質により酵素誘導，酵素阻害を受ける
・遺伝子多型，遺伝的欠損が存在する

シトクロム P450 の反応様式
一原子酸素添加酵素（monooxygenase）型：
分子状酸素と電子供与体の NADPH 存在下で 2 個の酸素原子のうち 1 個が基質に取り込まれ，他方が水分子に還元される．
$$RH + NADPH + H^+ + O_2 \longrightarrow ROH + NADP^+ + H_2O$$

(2) 薬物酸化機構

シトクロム P450 が関与する酸化・還元サイクルを図 4-7 に示す．酸化型シトクロム P450 と薬物が結合して複合体が生成する→NADPH から NADPH-シトクロム P450 還元酵素を介して 1 個目の電子がシトクロム P450 に与えられ，ヘム鉄原子は Fe^{3+} から Fe^{2+} に還元されて還元型シトクロム P450 となる→生成した還元型シトクロム P450 は，分子状酸素と結合して複合体を形成する→NADPH から NADPH-シトクロム P450 還元酵素，あるいは NADPH や NADH からシトクロム b_5 を経由して 2 個目の電子が供給され，分子状酸素が活性化され，反応性に富む複合体を形成する→活性化された複合体は非常に不安定であるため，分子状酸素 O_2^{2-} が開裂し，2

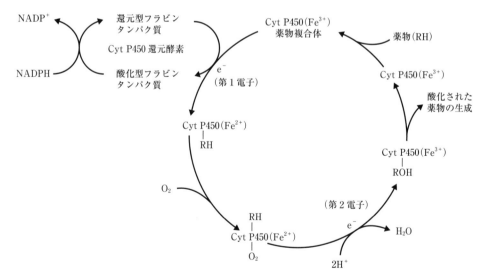

図 4-7 シトクロム P450 が関与する酸化・還元サイクル
Cyt P450：シトクロム P450
第 1 電子は NADPH-Cyt P450 還元酵素より，第 2 電子は NADPH-Cyt P450 還元酵素またはシトクロム b_5 より由来する．

個の酸素原子のうち1個は基質薬物に導入されてROHとなり，もう1個の酸素は還元されてH₂Oとなる．この時点で酸化型シトクロムP450が再生され，反応経路が最初に戻る．肝ミクロソームの電子伝達系を図4-8に示した．図4-7の酸化に必要な電子はこの電子伝達系によって供給される．

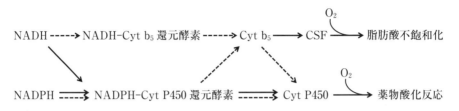

Cyt b₅：シトクロム b₅，CSF：シアン感受性因子，Cyt P450：シトクロム P450，
──→：第1電子，----→：第2電子

図4-8 肝ミクロソームの電子伝達系

(3) シトクロムP450の分子種

シトクロムP450は単一の酵素ではなく，480種以上の分子種の総称である．タンパク質一次構造（アミノ酸配列）の相同性に基づいて細分化されている．薬物代謝に関与するP450分子種では基質特異性がそれぞれ異なる．代表的なシトクロムP450分子種を表4-4に示す．図4-9に，ヒト肝組織中に存在する主なシトクロムP450分子種と，それぞれの分子種により代謝される医薬品数の割合を示す．臨床使用されている医薬品の代謝において重要な分子種はCYP-1A2，CYP2C9，CYP2C19，CYP2D6，CYP3A4の5種類である．特に，CYP3A4は肝臓での存在量が最も高く（約30％），臨床使用されている約50％の医薬品の代謝に関与している．また，CYP2D6は肝臓での存在量はそれほど多くないが，代謝する薬物数はCYP3A4に次いで多い（約25％）のが特徴的である．

表4-4 主なシトクロムP450分子種とその基質

分子種	局在	誘導薬	特徴	基質
CYP1A1	肺	ベンゾ[a]ピレン，3-メチルコラントレン	喫煙者の肺に発現，肝臓にはほとんど発現なし	ベンゾ[a]ピレン，7-エトキシクマリン
CYP1A2	肺，肝臓	喫煙，カルバマゼピン，リトナビル，ベンゾ[a]ピレン，3-メチルコラントレン，セント・ジョーンズ・ワート		イミプラミン，カフェイン，テオフィリン，フェナセチン，プロプラノロール，チザニジン
CYP2A6	肺，肝臓，鼻粘膜		遺伝子多型あり	アセトアミノフェン，クマリン，ニコチン
CYP2B6	肝臓，小腸	フェノバルビタール		7-エトキシクマリン，シクロホスファミド

表 4-4 （つづき）

CYP2C9	肝臓, 小腸	フェノバルビタール, リファンピシン, フェニトイン, カルバマゼピン	タンパク結合性が高い酸性薬物を主に代謝	イブプロフェン, トルブタミド, ジクロフェナク, フェニトイン, メフェナム酸, ワルファリン
CYP2C19	肝臓, 小腸	リファンピシン	遺伝子多型あり日本人の約20%が欠損	イミプラミン, オメプラゾール, ジアゼパム, ヘキソバルビタール, プロプラノロール
CYP2D6	肝臓, 腎臓, 消化管	ピンドロール（？）	遺伝子多型あり日本人にPMは少ない	プロパフェノン, コデイン, スパルテイン, デシプラミン, デブリソキン, ハロペリドール, プロプラノロール, イミプラミン, ペルフェナジン
CYP2E1	肝臓, 肺, 消化管	アルコール, イソニアジド	反応性に富んだ中間代謝物を生成	アセトアミノフェン, エタノール, イソフルラン, クロルゾキサゾン, ニトロソアミン
CYP3A4	肝臓, 肺, 小腸	フェノバルビタール, リファンピシン, フェニトイン, カルバマゼピン, デキサメタゾン, セント・ジョーンズ・ワート	多くの薬物の代謝に関与	アミオダロン, エトポシド, エリスロマイシン, カルバマゼピン, キニジン, ジアゼパム, シクロスポリン, ジルチアゼム, タクロリムス, テストステロン, テルフェナジン, ベラパミル, ミダゾラム, トリアゾラム, リドカイン

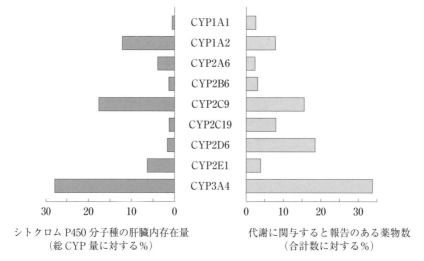

シトクロム P450 分子種の肝臓内存在量
（総CYP量に対する％）

代謝に関与すると報告のある薬物数
（合計数に対する％）

図 4-9 ヒト肝組織中のシトクロム P450 分子種の存在量とそれぞれの分子種により代謝される薬物数との関係

（島田力（2000）薬物動態, 15（1）, p.34 より改変して引用）

4-3-2 フラビン含有モノオキシゲナーゼ

窒素および硫黄原子などのヘテロ化合物の酸化を触媒する酵素として, フラビン含有モノオキシゲナーゼが知られている. この酵素は, シトクロム P450 と同じく小胞体膜結合性のタンパク質（分子量 56,000～64,000）であり, 動物組織中のミクロソーム分画に存在し, NADPH, 分子

状酸素存在下で含硫化合物や第二級，第三級アミンなどのヘテロ原子の酸化を主に触媒する酵素である．一酸化炭素の阻害を受けず，フェノバルビタールや3-メチルコラントレンによって誘導を受けない特徴を持っている．また，基質特異性は広く，補欠分子族としてFAD（フラビンアデニンヌクレオチド）を含んでいる．複数のアイソザイムの存在が知られている．

4-4　薬物代謝の様式

　代謝反応は，大別すると**第Ⅰ相反応**および**第Ⅱ相反応**に分けられる．第Ⅰ相反応は官能基を導入する反応過程であり，主に脂溶性薬物が酸化，還元，加水分解などを受けて，極性基を生成する．第Ⅱ相反応は抱合反応で，親化合物の極性基，あるいは第Ⅰ相反応によって生じた極性基に生体成分（グルクロン酸，硫酸，アミノ酸など）が結合する．第Ⅰ相反応による生成物はそのまま排泄されることがあるが，第Ⅱ相反応で水溶性の高い分子基を抱合することにより，さらに排泄されやすい分子となる．例としてアセトアニリドならびにフェニトインの第Ⅰおよび第Ⅱ相代謝反応を図4-10に示す．

　また最近では，第Ⅲ相反応を加える考え方も出てきている．すなわち，胆汁中に排泄された代

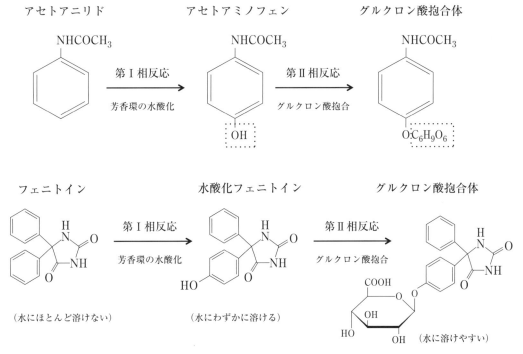

図4-10　第Ⅰ・Ⅱ相薬物代謝反応の例

謝物が腸内細菌によりさらに代謝を受け，腸管から吸収されて肝臓に至る過程を第Ⅲ相反応と呼ぶことがある．

4-4-1　第Ⅰ相反応（官能基導入反応）

第Ⅰ相反応は，酸化，還元，加水分解により，$-OH$ 基，$-NH_2$ 基，$-SH$ 基，$-COOH$ 基などの極性の高い官能基を薬物分子に新たに生成する反応である．

（1）酸化反応（oxidation）

酸化反応の様式と代謝物の化学構造を表 4-5 に示す．酸化反応は代謝反応の大部分を占め，中でもシトクロム P450 が関与する酸化反応は極めて重要で，薬物代謝反応全体の 8 割を占めるといわれている（表4-6）．

シトクロム P450 以外の酵素による反応を表 4-7 に示す．なお，エタノールの酸化には，シトクロム P450 の分子種 CYP2E1 も関与する．

表 4-5　第Ⅰ相代謝反応と基本的化学反応式

代謝反応	反応名	基本的化学反応式
酸化	アルキル側鎖の酸化	$R-CH_2-CH_2-CH_3$ → $R-CH_2-CH_2-CH_2-OH$ （ω 酸化） ／ $R-CH_2-CH-(OH)-CH_3$ （ω-1 酸化）
	芳香環の酸化	$R-\langle\!\bigcirc\!\rangle$ → $R-\langle\!\bigcirc\!\rangle-OH$
	二重結合のエポキシ化	$R-CH=CH-R'$ → $R-CH-CH-R'$（O）
	N,O,S-脱アルキル化	$R-X-CH_2-R'$ → $R-XH + R'-CHO$　（X = N, O, S）
	N-ヒドロキシル化（一級アミン）N-ヒドロキシル化（二級アミン）N-オキシド化（三級アミン）	$R-NH_2$ → $R-NHOH$ ／ $R-NH-R'$ → $R-N(OH)-R'$ ／ $(R'',R',R)-N$ → $(R'',R',R)-N=O$
	S-オキシド化	$R-S-R'$ → $R-SO-R'$ → $R-SO_2-R'$
	脱イオウ化	$\begin{matrix}R\\R'\end{matrix}X=S$ → $\begin{matrix}R\\R'\end{matrix}X=O$　（X = C, P）
	脱ハロゲン化	$-C-X$ → $-C-H$　（X = ハロゲン化合物）
	酸化的脱アミノ化	$R-CH_2-NH_2$ → $R-CHO + NH_3$
	アルコールの酸化	$R-CH_2-OH$ → $R-CHO$
	アルデヒド基の酸化	$R-CHO$ → $R-COOH$
還元	アゾ基の還元	$R-N-N-R'$ → $R-NH_2 + R'-NH_2$
	ニトロ基の還元	$R-NO_2$ → $R-N=O$ → $R-NHOH$ → $R-NH_2$
	アルデヒド基の還元	$R-CHO$ → $R-CH_2OH$
	カルボニル基の還元	$\begin{matrix}R\\R'\end{matrix}C=O$ → $\begin{matrix}R\\R'\end{matrix}CHOH$

還元	キノンの還元	$O = \langle\!\!\rangle = O \longrightarrow HO - \langle\!\!\rangle - OH$
	N-オキシドの還元	$(R'', R', R) - N = O \longrightarrow (R'', R', R) - N$
加水分解	エステルの加水分解	$R - COOR' \longrightarrow R - COOH + R' - OH$
	アミドの加水分解	$R - CONHR' \longrightarrow R - COOH + R' - NH_2$
	エポキシドの加水分解	$R - CH - CH - R' \longrightarrow R - \underset{OH}{CH} - \underset{OH}{CH} - R'$
	グルクロン酸抱合体の加水分解	(構造式)
	ペプチドの加水分解	$R - CONHR' \longrightarrow R - COOH + R' - NH_2$

表 4-6 シトクロム P450 が関与する酸化反応の例

アルキル側鎖の酸化	イブプロフェン → ω-1 酸化体 / ω-2 酸化体
芳香環の酸化	プリミドン → フェノバルビタール → 4′-ヒドロキシフェノバルビタール
二重結合のエポキシ化	カルバマゼピン → カルバマゼピン, 10, 11-エポキシド
N-脱アルキル化	アミノピリン → 4-メチルアミノアンチピリン → 4-アミノアンチピリン / カフェイン → テオブロミン + パラキサンチン + テオフィリン (+ HCHO)

表4-6 （つづき）

反応		
O-脱アルキル化	コデイン → モルヒネ	
S-脱アルキル化	6-メチルメルカプトプリン → 6-メルカプトプリン	
N-ヒドロキシル化	2-ナフチルアミン →	
N-オキシド化	$(CH_3)_3N$ → $(CH_3)_3N=O$ トリメチルアミン → トリメチルアミンオキシド	
S-オキシド化	クロルプロマジン → クロルプロマジンスルホキシド	
脱イオウ化	チオペンタール → ペントバルビタール	

脱ハロゲン化	$CF_3-CH-Br$ → CF_3CH_2OH
	      $\vert$
	    Cl
	 ハロタン → トリフルオロエタノール	

表4-7 シトクロム P450 が関与しない酸化反応の例

反応			
酸化的脱アミノ化	ドパミン → [ ] → 3,4-ジヒドロキシフェニル酢酸		
アルコール・アルデヒド基の酸化	C_2H_5OH → CH_3CHO → CH_3COOH エタノール → アセトアルデヒド → 酢酸		

(2) 還元反応 (reduction)

　還元反応の様式と代謝物の化学構造を表4-8に示す．多くの還元反応は小胞体で行われ，NADPHを必要とする．通常，酸素により阻害される．還元に関する酵素は多種類あり，基質によって異なった酵素が作用する．ニトロ基，カルボニル基，アゾ基などが還元される．シトクロム P450 が関与する還元反応もある．還元反応は肝臓のみではなく，腸内細菌によるものも重要である．

表4-8　還元反応の例

アゾ基	スルファサラジン → スルファピリジン ＋ 5-アミノサリチル酸
ニトロ基	ニトラゼパム → 7-アミノ体
カルボニル基	アセトヘキサミド → ヒドロキシヘキサミド

(3) 加水分解反応 (hydrolysis)

　加水分解反応の様式の例を表4-9に示す．エステル結合やアミド結合をもつ薬物が加水分解反応を受けやすい．アミドの加水分解は，一般にエステルより遅い．また，第Ⅱ相反応でのグルクロン酸抱合などの抱合代謝もこの反応の基質となる．加水分解反応を利用して親化合物に復元されるプロドラッグも多い．例えば，パルミチン酸クロラムフェニコールは腸内で加水分解され，クロラムフェニコールを遊離する．

表 4-9　加水分解反応の例

エステル化合物	プロカイン → アミノ安息香酸 ＋ ジエチルアミノエタノール
アミド化合物	プロカインアミド → アミノ安息香酸 ＋ ジエチルアミノエチルアミン イソニアジド → ＋ NH₂NH₂
エポキシド	カルバマゼピン, 10, 11-エポキシド → ジヒドロジオール体
ペプチド結合	イミペネム →

4-4-2　第Ⅱ相反応（抱合反応）

第Ⅱ相反応は，ステロイドホルモン，生理活性アミンや胆汁酸などの生体内物質の代謝において重要である．抱合反応により，分子量は増加し極性化されるため，生体膜透過性の低下や尿中，胆汁中への排泄促進が起こる．

抱合反応では，生体成分または抱合される物質がまずヌクレオチド化されて高エネルギー中間体となり，さらに転移酵素（transferase）によって極性が高く水溶性の大きな抱合体（conjugate）に変換される．第Ⅱ相反応代謝の種類および抱合反応の例を，表 4-10 および表 4-11 にそれぞれ示す．

（1）グルクロン酸抱合

グルクロン酸抱合は，一般に，化合物を水溶性の代謝物に変換し，胆汁または尿に排泄しやすくする．胆汁中から腸内に排泄されたグルクロン酸抱合体は，小腸に多少に存在するβグルクロニダーゼにより脱抱合され，もとの化合物に戻り再吸収される（腸管循環）．

UDP-グルクロン酸転移酵素（UGT）は肝臓に最も多く，腎，小腸，肺，皮膚，副腎，脾臓に

第4章　代謝　**93**

表4-10　第Ⅱ相薬物抱合代謝反応の種類

抱合の種類	酵　　素	補酵素など	局　　在	基質薬物
グルクロン酸抱合	UDP-グルクロン酸転移酵素（UGT）	ウリジン-5′-ジリン酸-α-D-グルクロン酸（UDP-GA）	ミクロソーム	アセトアミノフェン，オキサゼパム，クロラムフェニコール，スルホンアミド，デシプラミン，フェニルブタゾン，モルヒネ
硫酸抱合	硫酸基転移酵素	3′-ホスホアデノシン-5′-ホスホ硫酸（PAPS）	可溶性画分ミクロソーム	アセトアミノフェン，エストラジオール，エピネフリン，フェノール，スルフイソキサゾール，メチルドパ
アセチル抱合	N-アセチル基転移酵素（NAT）	アセチル-CoA	可溶性画分	イソニアジド，スルファニルアミド，ヒドララジン，プロカインアミド
グルタチオン抱合	グルタチオン S-転移酵素	グルタチオン	可溶性画分	アザチオプリン，ベンゾ［a］アントラセン，エポキシド，メルファラン，キノン類
メチル抱合	メチル基転移酵素	S-アデノシルメチオニン	可溶性画分	カテコールアミン類，チオウラシル，ニコチン酸アミド
アミノ酸抱合	N-アシル基転移酵素	アミノ酸（グリシンなど）ATP，CoA	ミトコンドリア	安息香酸，サリチル酸

も認められる．UGT の触媒により，UDP-グルクロン酸として活性化されたグルクロン酸が，-OH 基，-COOH 基，-SH 基，-NH₂ 基などの官能基に結合する．-OH 基に転移が起こればエーテル型グルクロニドが，-COOH 基に転移が起こればエステル型グルクロニドが生成する．通常はグルクロン酸抱合により薬理活性は消失するが，例外として，モルヒネ-6-グルクロニドはグルクロン酸抱合体となっても鎮痛作用を保持する．

(2) 硫酸抱合

　硫酸抱合体は，細胞質内で硫酸基転移酵素により，ATP と SO_4^{2-} より合成される活性硫酸 PAPS を補酵素として硫酸基が転移されて生成する．硫酸抱合は，フェノール性水酸基に対して起こりやすいが，-OH 基や-NH₂ 基などに対しても起こる．

　グルクロン酸抱合を受ける薬物や内因性物質の多くは硫酸抱合も受けるので，1つの基質に対して競合する可能性がある．一般的には，硫酸基転移酵素に対する K_m 値の方が，UDP-グルクロン酸転移酵素に対するそれより低いので，低用量では硫酸抱合が優先する．投与量が高くなると硫酸抱合に飽和が見られ，グルクロニド形成の割合が多くなる．さらに高用量では PAPS が枯渇するため，この傾向がより強くみられる．

(3) アセチル抱合

　アセチル抱合は肝臓においては実質細胞ではなく，クッパー細胞内で行われる．その他，脾臓，肺，消化管の細網内皮細胞（reticuloendothelial cell）で行われる．アセチル抱合の主な基

表 4-11 第Ⅱ相代謝反応と基本的化学反応式

代謝反応	基本的化学反応式	薬物代謝反応の例
グルクロン酸抱合	Ar-OH→Ar-O-Glu [-OH -COOH -NH$_2$ >NH -SH]	モルヒネ → モルヒネ-3-グルクロニド + モルヒネ-6-グルクロニド クロラムフェニコール → グルクロン酸抱合体
メチル抱合	Ar-OH→Ar-O-CH$_3$ [-OH -NH$_2$ >NH ≧N -SH]	イソプロテレノール $\xrightarrow{COMT}$
アセチル抱合	R-NH$_2$→R-NHCOCH$_3$	イソニアジド → スルファニルアミド → N_4-アセチル体 / N_1-アセチル体 / N_1, N_4-ジアセチル体
硫酸抱合	Ar-OH→Ar-O-SO$_3$H [-OH Ar-NH$_2$]	スルフイソキサゾール →
アミノ酸抱合	Ar-COOH→ Ar-CO-NHCH$_2$COOH	安息香酸 $\xrightarrow{グリシン}$ 馬尿酸 コール酸 $\xrightarrow{タウリン}$ タウロコール酸
グルタチオン抱合	R-Cl→R-SG [-OH Ar-NH$_2$]	ナフタレン $\xrightarrow{P450}$ $\xrightarrow{GSH}$

質は，芳香族アミン，スルホンアミド，ヒドラジンなどの-NH$_2$基である．補酵素として，アセチル-CoA を必要とする．抱合反応は，可溶性画分に存在する N-アセチル転移酵素（NAT）により触媒される．

　N-アセチル基転移酵素には 2 つの分子種 NAT1 や NAT2 があり，結核治療薬であるイソニアジドのアセチル化には NAT2 が関わっている．NAT2 には遺伝子多型があり，アセチル化能の低い slow acetylator が日本人で 10%，白人で 50% 以上存在していることが報告されている（4-8-3 参照）．

(4) グルタチオン抱合（メルカプツール酸抱合）

　グルタチオンは，グリシン，システイン，グルタミン酸からなるトリペプチドである．グルタチオン抱合は，反応性の高い求核性のニトロ化合物，ハロゲン化合物，エポキシド，α,β-不飽和カルボニル化合物などに，グルタチオンが結合する反応で，グルタチオン S-転移酵素により触媒される．グルタチオン抱合体は，さらにアミド結合の加水分解と N-アセチル化反応を受け，最終的に N-アセチルシステイン抱合体（メルカプツール酸）となって主に尿中に排泄される．

(5) メチル抱合

　メチル抱合は，カテコール化合物，6-メルカプトプリン，チオール基，ニコチンアミドなどが，S-アデノシルメチオニンを補酵素として，種々のメチル転移酵素によりメチル化される反応である．他の抱合反応とは異なり，メチル抱合により生成した代謝物は極性が下がるので，未変化体よりも薬効が増加することがある．

(6) アミノ酸抱合

　アミノ酸抱合は，-COOH 基をもつ化合物に対し，ミトコンドリア画分に局在するアシル CoA 合成酵素と N-アシル基転移酵素により，グリシンやグルタミンなどのアミノ酸を結合させてアミド結合を形成する反応である．生体の極性成分が活性化されるグルクロン酸抱合や硫酸抱合とは異なり，アミノ酸抱合では，薬物が CoA-チオエステルとして活性化される．また，ヒトにおいては，アミノ酸としてグリシンが用いられるので，グリシン抱合とも呼ばれる．

| 確認問題 |

以下の文章の正誤を答えなさい.

① 芳香族アミノ基の重要な代謝としては，アセチル化が知られている.

② 肝臓内薬物代謝酵素の細胞内分布を超遠心分離法で調べるとき，比重の大きい方から，ミクロソーム，核，ミトコンドリア，細胞質上清の順に分画される.

③ 薬物代謝の反応型は，酸化，還元，抱合の3つである.

④ 腸内細菌の働きが薬物の腸管循環に影響を与えることがある.

⑤ 腸内細菌による主な代謝反応は，グルクロン酸抱合である.

⑥ ヒトの腸内細菌による薬物代謝反応は主として酸化反応である.

⑦ 硫酸抱合されやすい官能基にはフェノール性水酸基がある.

⑧ ヒドロキシ基やカルボキシ基が，グルクロン酸抱合を受ける.

⑨ 芳香族カルボン酸は，グリシン，グルタミン，タウリンなどとアミド結合を介して抱合体を生成する.

⑩ プリミドンは，肝臓で代謝を受け，一部フェノバルビタールを生成する.

⑪ コデインは，代謝されてモルヒネに変換され，鎮痛作用が増強される.

⑫ サラゾスルファピリジンは，腸内細菌によるアゾ還元を受けて5-アミノサリチル酸とスルファピリジンとなる.

⑬ 腸内細菌による代謝は，加水分解反応が主である.

⑭ 薬物は代謝によってすべて不活性化する.

⑮ インドメタシンファルネシルは，主に加水分解されてインドメタシンを生成する.

⑯ 薬物が体内でグルタチオン抱合を受ける場合は，通常さらに代謝され，メルカプツール酸となって尿中に排泄される.

⑰ 抱合反応が起こる際には，転移酵素が必要である.

⑱ 硫酸抱合を受けやすい薬物は，グルクロン酸抱合も受ける.

⑲ グルタチオン抱合反応により薬物の極性は低下する.

⑳ 抱合反応は，転移酵素の働きにより薬物の極性基に導入される反応である.

㉑ アゾ基の還元により第一級アミンとカルボン酸が生成する.

㉒ グルクロン酸抱合体は腸内細菌のエステラーゼにより加水分解される.

㉓ 硫酸抱合は，補酵素として活性硫酸（PAPS）を必要とする.

㉔ アセチル抱合は補酵素として酢酸を必要とする.

㉕ アミノ酸抱合では，薬物がCoAチオエステルとして活性化される.

㉖ シトクロムP450は，主に加水分解反応を触媒する.

㉗ シメチジンは，シトクロムP450のヘム鉄と複合体を形成し，シトクロムP450の代謝活性を増強する.

㉘ シトクロム P450 には多数の分子種が存在し，基質特異性が高い．

㉙ シトクロム P450 のうち，ヒトにおける肝臓内存在量が最も多いのは CYP3A4 である．

㉚ シトクロム P450 による薬物酸化反応は，一原子酸素添加反応である．

㉛ CYP による薬物酸化反応には，まずヘム鉄が 3 価状態（Fe^{3+}）の CYP に薬物が結合する．

㉜ モルヒネは，代謝を受けてコデインに変換され，鎮痛作用が増強される．

㉝ テガフールは酸化されてフルオロウラシルになる．

㉞ フェナセチンは CYP1A2 により活性代謝物のアセトアミノフェンになる．

㉟ アセトアミノフェンの代謝により生じた N-水酸化体は肝障害の原因となる．

㊱ エタノールは CYP2E1 により代謝される．

㊲ アミノ酸抱合は，アミノ酸 N-アシル基転移酵素の触媒作用を受ける．

㊳ コール酸はタウリンとアミド結合をし，抱合体のタウロコール酸を生成する．

㊴ イソニアジドは，NAT2 によりアセチル化される．

㊵ イソニアジドは，硫酸抱合を受けて尿中に排泄される．

㊶ プロカインは血清エステラーゼにより加水分解されパラアミノ安息香酸を生成する．

㊷ プロカインアミドは，プロカインに比べて加水分解されやすい．

㊸ モルヒネ-6-グルクロニドはモルヒネの活性代謝物である．

4-5 初回通過効果

薬物が消化管から吸収された後，酵素活性の高い消化管上皮細胞や肝臓で代謝され，全身循環系に入る薬物量が減少することを**初回通過効果**（first pass effect）と呼ぶ．小腸上皮細胞および肝臓で主に初回通過効果を受ける薬物を表 4-12 に示す．

表 4-12　小腸上皮細胞および肝臓における初回通過効果の大きい薬物

小腸上皮細胞で主に初回通過効果を受ける薬物	イソプロテレノール，クロルプロマジン，サリチルアミド，レボドパ
肝臓で主に初回通過効果を受ける薬物	アロプリノール，イミプラミン，エストラジオール，テストステロン，ニトログリセリン，プロプラノロール，ペンタゾシン，リドカイン

肝臓における初回通過効果は従来よりよく知られているが，近年，小腸上皮細胞での初回通過効果（初回通過代謝）が注目されている．小腸にも多くのシトクロム P450 の分子種が発現しており，CYP1A1，1B1，2C，2D6，2E1，3A4，3A5 などの mRNA が検出されている．CYP3A4

が全体の82%で，最も多く発現しているが，小腸全体での存在量は肝臓の1%程度である．小腸上部に多く発現しており，CYP3A4基質に対するK_m値は肝臓と小腸とでほぼ同じである．肝臓と小腸から得られたミクロソームのCYP3A4基質に対する固有クリアランスや最大代謝速度の間によい相関が認められるため，肝臓のCYP3A4でよく代謝される薬物は，小腸のCYP3A4でもよく代謝されると考えられる．

　小腸で初回通過代謝を受ける薬物は薬物間相互作用を受ける可能性が高い．また，薬物間相互作用により相手の薬物が阻害作用を示すとき，小腸では阻害剤が高濃度で存在することになるため，小腸での阻害は肝臓での阻害よりも低用量で起こりやすい．初回通過代謝をあまり受けない薬物では，阻害されてもC_{max}の上昇はわずかであるが，強く受ける薬物の場合では，C_{max}は著しい上昇を示す．例えば，ケトコナゾールとの相互作用の場合，小腸および肝臓での初回通過代謝がほとんどない薬物の場合では，C_{max}がほとんど変化しないのに対し，小腸代謝が知られているロスバスタチンやシンバスタチンではC_{max}は10倍以上の増加を示すことが報告されている．また，CYP3A4基質との相互作用で知られているグレープフルーツジュースとの相互作用においても同様の現象が知られている．グレープフルーツジュースを飲用して，CYP3A4基質であるミダゾラムを静脈内投与した場合，薬物相互作用はほとんどないものの，経口投与では顕著な血中薬物濃度の上昇が認められることがある（図2-17）．

確認問題

以下の文章の正誤を答えなさい．

① 舌下錠として口腔内投与された薬物はすべて肝臓を通り循環血に入る．

② 静脈内に投与された薬物は，肝初回通過効果を受けない．

③ 小腸上皮細胞のCYP3A4による代謝は，初回通過効果の原因になる．

④ 初回通過効果の大きい薬物は，徐放性製剤にするのが適している．

⑤ 初回通過効果が大きいとバイオアベイラビリティも大きい．

⑥ プロプラノロールは初回通過効果を著しく受ける．

⑦ プロプラノロールは，徐放性製剤とすることにより肝初回通過効果を減少させることができる．

第 4 章 代謝 **99**

4-6 肝クリアランスと肝固有クリアランス

　全身クリアランスは組織クリアランスの和である．生体内の主要な薬物消失臓器は肝臓と腎臓であることから，大部分の薬物の全身クリアランスは肝クリアランスと腎クリアランスとの和で説明することができる．このうち，肝クリアランスは，経口投与後の肝初回通過効果を決定づける重要なパラメータである．各種クリアランスの定義と特徴を表 4-13 に示した．

表 4-13　各種クリアランスの定義と特徴

	定　義	最大値	算出方法
全身クリアランス	$\dfrac{\text{全身からの排泄速度}}{\text{動脈血中濃度}}$	クリアランス臓器の血流速度の和	静脈内瞬時投与 $CL_{\text{tot}} = \text{D}/\text{AUC}_{\text{iv}}$ 静脈内定速投与 $CL_{\text{tot}} = \text{k}_0/C_{\text{a,ss}}$
臓器クリアランス	$\dfrac{\text{臓器からの排泄速度}}{\text{動脈血中濃度}}$	クリアランス臓器の血流速度	静脈内瞬時投与 $CL_{\text{org}} = \text{A}_{\text{org}}/\text{AUC}_{\text{iv}}$ 静脈内定速投与 $CL_{\text{org}} = \dfrac{Q \cdot (C_{\text{a}} - C_{\text{out}})}{C_{\text{a}}}$
固有クリアランス	$\dfrac{\text{反応速度}}{\substack{\text{反応が生じている場所の}\\\text{濃度（非結合形濃度）}}}$	なし	定常状態 $CL_{\text{Uint}} = \dfrac{Q \cdot (C_{\text{a}} - C_{\text{out}})}{\text{f}_{\text{T}}C_{\text{T}} \text{ or } \text{f}_{\text{B}}C_{\text{out}}}$

D：投与量，Q：血流速度，C_{a}：動脈血中濃度，C_{out}：臓器の出口側濃度，C_{T}：組織中濃度，$C_{\text{a, ss}}$：定常状態動脈血中濃度，AUC_{iv}：動脈血中濃度の AUC，k_0：静注速度，A_{org}：臓器で代謝・排泄された量，f_{T}：組織中非結合形薬物分率，f_{B}：血液中非結合形薬物分率

4-6-1　肝クリアランス

　肝血流量を Q_{h}（mL/min），肝臓への流入血中濃度を C_{in}（µg/mL），流出血中濃度を C_{out}（µg/mL）として，まず肝臓における**薬物の消失速度**を考えてみよう．

　薬物の流入速度は $Q_{\text{h}} \cdot C_{\text{in}}$（µg/min），流出速度は $Q_{\text{h}} \cdot C_{\text{out}}$（µg/min）で表され，その差が薬物消失速度になる．

$$\text{薬物消失速度} = Q_{\text{h}} \cdot C_{\text{in}} - Q_{\text{h}} \cdot C_{\text{out}} \,(\text{µg/min}) \tag{4-1}$$

クリアランスは薬物消失速度を血中濃度で除して求められるので，肝クリアランス CL_{h} は，

$$CL_h = \frac{Q_h \cdot (C_{in} - C_{out})}{C_{in}} \tag{4-2}$$

として表せる．肝クリアランスとは，肝臓に流入する薬物が入った血液を，単位時間あたりにどれだけ浄化させたか，を表す肝臓の薬物処理能力を表すパラメータである．薬物濃度として，組織全体への薬物流入濃度を用いる場合は，組織クリアランス organ clearance（CL_{org}）を表す．式（4-2）からわかるように，肝クリアランスは肝血流量に依存する．

ここで$\frac{C_{in} - C_{out}}{C_{in}}$は肝臓を1回通過するときに代謝・排泄などで消失する薬物の割合で，肝抽出比 hepatic ectraction ratio（E_h）と呼ばれる．

$$E_h = \frac{C_{in} - C_{out}}{C_{in}} \tag{4-3}$$

E_hは経口投与された薬物が肝臓を1回通過するときに除去される肝初回通過効果のことであり，式（4-2）の肝クリアランスは，

$$CL_h = Q_h \cdot E_h \tag{4-4}$$

で表される．肝臓に流入する薬物分子のうち肝臓で除去されずに流出する割合を肝アベイラビリティ（F_h）といい，

$$F_h = 1 - E_h = 1 - \frac{CL_h}{Q_h} \tag{4-5}$$

と表される．

抽出比の考え方を物質収支で示したのが図4-11である．臓器への薬物の流入速度と流出速度の差が抽出速度（臓器での消失速度）$Q \cdot (C_{in} - C_{out})$である．今，薬物の流入速度を規格化して臓器から抽出された物質量を表すと，図4-11の2）のようになる．これを流入血液濃度で規格化すればクリアランスとなる．

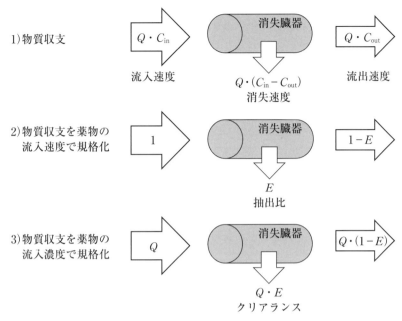

図4-11 消失臓器における物質収支に基づいた薬物消失の考え方
Qは血流速度，C_{in}およびC_{out}はそれぞれ臓器への流入濃度および流出濃度を表す．

肝クリアランスについて図4-12にまとめた．

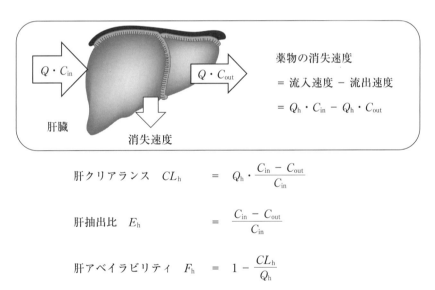

図4-12 肝クリアランス，肝抽出比，肝アベイラビリティ
Q_hは肝血流速度，C_{in}およびC_{out}はそれぞれ臓器への流入濃度および流出濃度を表す．

4-6-2 肝固有クリアランス

実際に組織内で代謝や排泄を受けるのは，組織中の非結合形薬物である．組織クリアランスは

あくまでも見かけのものであり，組織が本来有する真の薬物除去能力は，組織中の非結合形薬物濃度を用いて表されることになり，固有クリアランス（intrinsic clearance：CL_{int}）と呼ばれる．

組織の薬物除去速度は組織中の非結合形薬物濃度に比例し，その比例定数が CL_{int} となる．肝固有クリアランスは，流入薬物濃度の代わりに肝臓組織内の非結合形薬物濃度で薬物除去速度を除したものである．肝固有クリアランスは，肝臓の代謝・排泄の固有の能力を表し，血流やタンパク結合性などの因子に影響されない本質的なパラメータである．

現在，薬物の組織分布にはいくつかのモデルが考えられているが，ここでは最も代表的な well-stirred model で考えることにする．well-stirred model では，肝臓に流入した薬物は瞬時に撹拌され肝臓内に均一に分布すると仮定する．そうすると毛細血管内血液，細胞間隙液，細胞内液中の結合形および非結合形薬物濃度は速やかに平衡に達し，肝細胞内の非結合形薬物濃度と肝静脈内血中非結合形薬物濃度は等しいとみなされるので，肝臓における薬物消失速度は，

$$薬物消失速度 = f_b \cdot CL_{int, h} \cdot C_{out} \tag{4-6}$$

となる．ここで，f_b は血液中のタンパク非結合形分率である．

4-6-3　肝クリアランスと肝固有クリアランスとの関係

肝臓における薬物消失速度を，肝クリアランスと肝固有クリアランスで表すと，

$$薬物消失速度 = CL_h \cdot C_{in} = f_b \cdot CL_{int, h} \cdot C_{out} \tag{4-7}$$

となる．式（4-3），式（4-4）および式（4-5）から，

$$CL_h = \frac{Q_h \cdot f_b \cdot CL_{int, h}}{Q_h + f_b \cdot CL_{int, h}} \tag{4-8}$$

と表せる．このように，肝クリアランスは肝固有クリアランス，肝血流量，血漿タンパク非結合形分率を用いて表される．式（4-8）を式（4-4）に代入すると，

$$E_h = \frac{f_b \cdot CL_{int, h}}{Q_h + f_b \cdot CL_{int, h}} \tag{4-9}$$

となる．式（4-9）を式（4-5）に代入すると，

$$F_h = \frac{Q_h}{Q_h + f_b \cdot CL_{int, h}} \tag{4-10}$$

となる．肝血流量に比べ肝固有クリアランスが充分に大きいとき（$Q_h \ll CL_{int, h} \cdot f_b$）式（4-8）は，

$$CL_h = Q_h \tag{4-11}$$

となり，肝クリアランスは血流律速となる．また，このときの肝抽出率は1となる．すなわち，肝固有クリアランスが大きい薬物の肝抽出率は大きく，肝血流量に影響される．

逆の場合（$Q_h \gg f_b \cdot CL_{int,h}$），式（4-8）は，

$$CL_h = f_b \cdot CL_{int,h} \tag{4-12}$$

となり，肝クリアランスは肝固有クリアランス律速（肝代謝律速）になる．

式（4-12）はさらに血漿タンパク結合率の大きさで分類される．

血漿タンパク結合率の大きい（＞80％）薬物の肝クリアランスは式（4-12）で表される．しかし，血漿タンパク結合率の小さい（＜60％）薬物の非結合形分率は，タンパク結合率の変動を受けにくいので，肝クリアランスは，

$$CL_h = CL_{int,h} \tag{4-13}$$

となる．

　肝クリアランスと肝固有クリアランスとの関係について図4-13にまとめた．

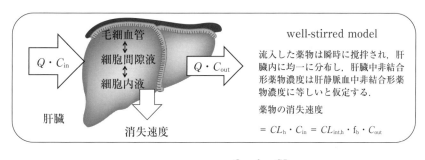

図4-13　肝クリアランスと肝固有クリアランスとの関係
Q_hは肝血流速度，C_{in}およびC_{out}はそれぞれ臓器への流入濃度および流出濃度を表す．

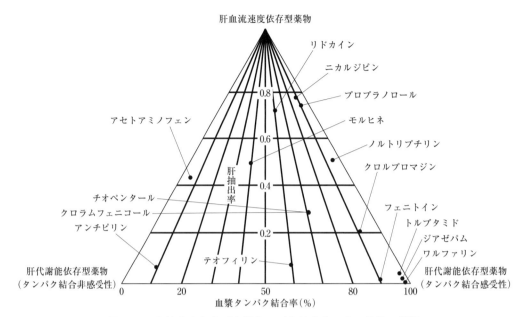

図 4-14　肝抽出率および血漿タンパク結合率による薬物の分類

　図 4-14 に，肝抽出率およびタンパク結合率により薬物を分類するダイアグラムを示した．また，表 4-14 に代表的な薬物の肝抽出率およびタンパク結合率を示した．通常，E_h が 0.7 以上の薬物を肝初回通過効果の大きい肝血流律速型薬物（プロプラノロール，リドカインなど）という．一方，E_h が 0.3 以下の肝初回通過効果の小さい薬物は，タンパク結合の影響を受ける肝代謝能律速型タンパク結合感受性薬物（フェニトイン，トルブタミド，ワルファリンなど）と，タンパク結合の影響を受けない肝代謝能律速型タンパク結合非感受性薬物（アンチピリン，テオフィリン）に分類される．

第 4 章　代謝　*105*

表 4-14　代表的な薬物の肝抽出率と血漿タンパク結合率

薬物	肝抽出率	血漿タンパク結合率
肝血流律速型		
リドカイン	0.83	45〜80[a]
プロプラノロール	0.6〜0.8	93
ペチジン	0.6〜0.95	60
ペンタゾシン	0.8	−
プロポキシフェン	0.95	−
ノルトリプチリン	0.5	95
モルヒネ	0.5〜0.75	35
肝代謝能律速型（タンパク結合感受性）		
フェニトイン	0.03	90
ジアゼパム	0.03	98
トルブタミド	0.02	98
ワルファリン	0.003	99
クロルプロマジン	0.22	91〜99
クリンダマイシン	0.23	94
キニジン	0.27	82
ジギトキシン	0.005	97
肝代謝能律速型（タンパク結合非感受性）		
テオフィリン	0.09	59
ヘキソバルビタール	0.16	−
アモバルビタール	0.03	61
アンチピリン	0.07	10
クロラムフェニコール	0.28	60〜80
チオペンタール	0.28	7
アセトアミノフェン	0.43	5[a]

[a] 血漿タンパク結合率は濃度依存性

4-7　酵素誘導と酵素阻害

　シトクロム P450 を中心とする代謝は，臨床で用いられている多くの薬物の主たる消失経路であることから，代謝酵素の能力の変動は，薬物の体内動態を変化させることにつながる．代謝過程における薬物間相互作用により，被相互作用薬の血中濃度が変動し，薬理作用が減弱，消失したり，あるいは逆に作用の増強や持続時間の延長が起こることが知られている．代謝酵素の量や活性を増加させることを**酵素誘導**（enzyme induction）といい，逆に酵素量や活性を減少させ，代謝を遅延または阻害することを**酵素阻害**（enzyme inhibition）という．代謝過程における薬物間相互作用の約 95％にシトクロム P450 が関与し，そのうち 70％が酵素阻害によるといわれている．また，同一の薬物が酵素誘導と酵素阻害作用の両面をもつ場合がある．例えば，エタノールはフェノバルビタール，トルブタミド，フェニトインなどの代謝を促進し，メタノール，ワルファリン，クロルプロパミドなどの代謝を阻害する．

4-7-1 酵素誘導

ある種の化合物を投与することにより，薬物代謝酵素，特に酸化に関与する酵素活性が増強され，薬物代謝が促進されることがあり，これを酵素誘導という．生体に対して毒性を示す化合物を多量に摂取した場合の対抗措置として生体が進化の過程で獲得したものと考えられる．多くの場合，誘導により薬理効果は減弱するが，プロドラッグの場合は代謝活性化を受けるので薬理効果は増強される．

代表的な酵素誘導剤を表 4-15 に示した．誘導を受けて，代謝酵素の量が増えれば基質の血中濃度が下がる．これが薬物間相互作用で非常に大きな問題となる．典型的な例として，トリアゾラムとリファンピシンの相互作用が知られている．リファンピシンはトリアゾラムの代謝酵素である CYP3A4 を誘導するため，トリアゾラムの AUC が 1/10 程度にも低下することが報告されている．一方，併用している誘導薬の服用をやめたときには代謝酵素の濃度がもとに戻り，薬物の血中濃度が高くなり副作用を生じることもあるので，注意が必要である．

表 4-15 酵素誘導剤

酵素誘導剤	併用により代謝が促進される薬物
フェノバルビタール	アンチピリン，アセトアミノフェン，テオフィリン，カルバマゼピン，フェニトイン，ワルファリン，トルブタミド，ジゴキシン，シクロスポリン
フェニトイン	アセトアミノフェン，ジゴキシン，エタノール，デキサメタゾン，シクロスポリン，テトラサイクリン，テオフィリン，バルプロ酸，ワルファリン
フェニルブタゾン	アンチピリン，アミノピリン，ジギトキシン
カルバマゼピン	イミプラミン，フェニトイン，カルバマゼピン，アンチピリン，クロナゼパム，イソニアジド
クロルプロマジン	クロルプロマジン，アンチピリン
リファンピシン	リファンピシン，トリアゾラム，ワルファリン，フェノバルビタール，エチニルエストラジオール，クロフィブラート，ジゴキシン，ハロペリドール，ベラパミル
エタノール	アセトアミノフェン，アンチピリン，フェノバルビタール，ジアゼパム，イミプラミン
喫煙	ノルトリプチリン，クロルプロマジン，リドカイン，テオフィリン

CYP3A4 の誘導機序の一例を図 4-15 に示した．CYP3A4 の誘導では，核内レセプターの pregnane X receptor（PXR：NR1I2）が薬効によって活性化し，転写活性化が起こることが知られている．CYP3A4 の代表的な誘導剤であるリファンピシンは，細胞内に取り込まれた後，核内に移行し PXR に結合する．その結果，PXR が活性化され遺伝子の転写活性化が起こり，mRNA の発現が増大され CYP3A4 が誘導される．

さらに，リファンピシンやカルバマゼピンは自己の代謝を促進するという**自己誘導**（autoinduction）を起こすことが知られている．

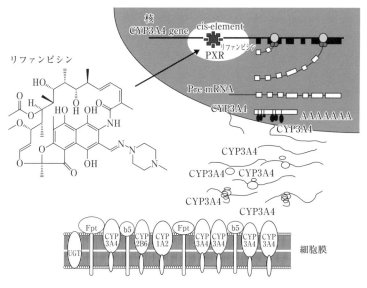

図 4-15　CYP3A4 誘導のモデル図
PXR：pregnane X receptor（核内受容体）
（永田清（2006）創薬動態，p.26〜55）

4-7-2　酵素阻害

　2種類以上の薬物を併用した場合に，一方の薬物の代謝が他方の薬物により阻害される場合がある．その結果，阻害された薬物の血中濃度の上昇や，半減期の延長が起こり，薬効の増強や副作用の発現が増大する．代謝阻害の機構には，可逆的で阻害薬がなくなると阻害効果が消失する可逆的阻害と，不可逆的で併用薬の中止後も阻害が持続するメカニズム依存性阻害（mechanism based inhibition（MBI））がある．主要な酵素阻害機構を表 4-16 に示した．第Ⅱ相反応における阻害の一般的な機構は補酵素の枯渇である場合が多い．

　臨床上，最も多くみられる代謝阻害反応は，併用薬物が代謝酵素の基質薬物の結合部位を競合阻害することによる阻害である．一般的に代謝酵素は，基質認識性が広いため，複数の基質が同じ代謝酵素の結合部位に結合しうる．この場合，どの薬物の代謝がどの程度阻害されるかは，各薬物の酵素への親和性と酵素近傍の濃度によって決まる．このような競合阻害は，可逆的阻害の例である．また，薬物がCYPのヘム鉄に結合して可逆的阻害を起こす場合もある．シメチジンやケトコナゾールなどのように，構造式中にイミダゾール環やトリアゾール環など窒素原子を含む複素環を有する化合物の場合は，すべてのCYPの活性中心に存在するヘム鉄と配位することで代謝阻害を起こすことから，複数のCYPに対して阻害作用を示す場合がある．ケトコナゾール，イトラコナゾールなどのアゾール系の抗真菌薬は，結合サイトのポケットと分子自身の大きさなどの関係から，主にCYP3A4を強力に阻害することが知られている．

　MBIは，阻害剤が酵素によって代謝され，その代謝物が酵素に非共有結合することによっ

表4-16 酵素阻害機構

酵素阻害剤のタイプ	阻害の機構	例
可逆的阻害		
単一のCYPによる競合阻害	共通の分子種の基質となる薬物が併用された際に生じる臨床的に最も頻度の高い相互作用で，CYPに対して親和性の低い方の薬物の血中濃度が上昇する．	トルブタミドとワルファリンオメプラゾールとジアゼパムジルチアゼムとシクロスポリン
CYPのヘム鉄に配位することによる非特異的な阻害	CYP分子種の活性中心のヘム鉄に配位する性質を持つ併用薬がここに配位することによりCYPの活性が阻害される．	ケトコナゾールおよびイトラコナゾールによるトリアゾラム，テルフェナジンあるいはニフェジピンの阻害，シメチジンによる多くの薬物の阻害
メカニズム依存性阻害（mechanism-based inhibition）		
代謝物がCYPと複合体を生成することによる不可逆的阻害	第三級アミンがCYP3A4でN-脱メチル化され，N-水酸化を経てニトロソアルカン代謝物となり，還元型CYPのヘム鉄（Fe^{2+}）に共有結合して安定な複合体を形成する．	マクロライド系抗生物質であるオレアンドマイシン，エリスロマイシン，トリアセチルオレアンドマイシンなどにより，アンチピリンやテオフィリンなどのクリアランスが低下
反応性代謝物によりCYPが不活性化されることによる不可逆的阻害	反応性の高い代謝中間体がCYPのヘムあるいはアポタンパク質部分に共有結合することにより不活性化される．これらの薬物を自殺基質と呼ぶ．	エチニルエストラジオールの代謝物によるヘムのポルフィリン環のアルキル化，およびクロラムフェニコールやプロプラノロールの代謝物によるCYPのアポタンパク質部分の修飾

て，酵素が活性を失ったり不安定になって分解する．その結果，基質が代謝されなくなる．これを引き起こす薬物は**自殺基質** suicide substrate と呼ばれることがある．このタイプの阻害作用の特徴は，不可逆的に酵素を失活させることから，新たに代謝酵素が発現するまで阻害効果が持続することである．MBIで有名な例として，5-フルオロウラシル（5-FU）系の抗がん剤に対する抗ウイルス薬ソリブジンの阻害およびセリバスタチン（国内では現在未販売）の主要代謝酵素であるCYP2C8に対するゲムフィブロジル（国内では現在未販売）の阻害例がある．いずれも血中濃度の上昇により重篤な副作用を生じた例である．抗がん剤のテガフール（プロドラッグ）とソリブジンとの薬物間相互作用のメカニズムを図4-16に示した．テガフールの活性代謝物である5-FUはジヒドロチミジン脱水素酵素により不活化される．ソリブジンは腸内細菌によって代謝されその生成物がブロモビニルウラシルであるが，この生成物がジヒドロチミジン脱水素酵素と不可逆的に結合しその酵素活性が消失し，その結果5-FUの血中濃度が著明に増加し，重篤な血液障害が引き起こされたと考えられている（図4-17）．

　臨床上注意すべき代謝酵素CYP3A4について，その主な阻害薬と誘導薬を表4-17に示した．

5-FU（フルオロウラシル）の代謝

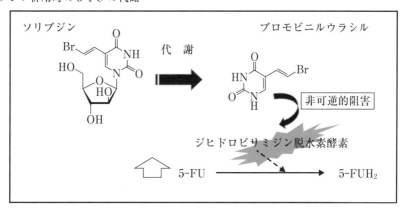

ソリブジン併用時の 5-FU の代謝

図 4-16　ソリブジンとフルオロウラシル系抗がん剤との相互作用

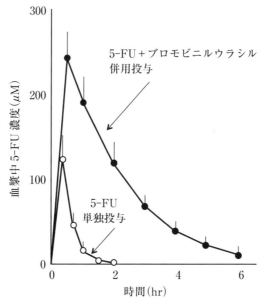

図 4-17　5-FU の血漿中濃度に及ぼすブロモビニルウラシルの影響
5-FU 200 μmol/kg をラットに腹腔内投与．
（Desgranges C., et al. (1986) Cancer Res., 46, p.1094 より改変して引用）

4-7-3　酵素反応の阻害様式の速度論

酵素反応における反応速度と基質濃度との関係を図4-18に示した．

酵素反応速度と基質濃度との関係は
Michaelis-Menten 式で表される

$$V = \frac{V_{\max} \cdot S}{K_m + S}$$

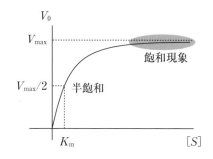

$S \ll K_m$ の場合

基質濃度が充分に低いときは酵素反応速度は基質濃度に比例する

$$\frac{dP}{dt} = \frac{V_{\max}}{K_m} \cdot S$$

$S \gg K_m$ の場合

基質濃度が充分に高いときは酵素反応速度は $V_{\max}$ に近づく

$$\frac{dP}{dt} = V_{\max}$$

図4-18　酵素反応における反応速度と基質濃度との関係

酵素反応の阻害様式は，主に次に示す3種類に分類することができる．

(1) 競合阻害

阻害薬が酵素の基質結合部位に直接結合することによって，競合的に代謝反応を阻害する場合，反応速度は次式のように表される．

$$V = \frac{V_{\max} \cdot C_u}{C_u + K_m \left(1 + \dfrac{I_u}{K_i}\right)} \tag{4-14}$$

ここで，I_u は，阻害薬のタンパク非結合形濃度，K_i は，阻害薬の阻害定数，C_u は，基質のタンパク非結合形濃度，K_m および $V_{\max}$ は，基質の代謝反応におけるミカエリス定数および最大代謝速度を表している．K_i 値は，阻害薬と酵素の親和性を表すパラメータであり，阻害薬と酵素の組合せにより決定され，値が小さいほど阻害効果は強い．

(2) 非競合阻害

阻害薬と基質薬物は同じ酵素に結合するものの，結合部位は異なると考えられ，阻害薬が結合することによって代謝反応が阻害されると考えられる場合，反応速度は次式のように表される．

$$V = \frac{V_{\max} \cdot C_u}{(C_u + K_m)\left(1 + \dfrac{I_u}{K_i}\right)} \tag{4-15}$$

(3) 不競合阻害

阻害薬が酵素に直接結合するのではなく，酵素–基質複合体に結合して代謝を阻害する場合の反応速度は次式のように表される．

$$V = \frac{V_{\max} \cdot C_u}{K_m + C_u \cdot \left(1 + \dfrac{I_u}{K_i}\right)} \tag{4-16}$$

確認問題

以下の文章の正誤を答えなさい．

① カルバマゼピンは，連用により代謝酵素の誘導を起こし，同じ投与量を繰り返し投与した場合，血中濃度は上昇する．

② イソニアジドの代謝には，薬物代謝酵素の遺伝子多型と関係した人種差があり，多くの日本人のアセチル化能は高い．

③ アンチピリンは，大部分が肝シトクロム P450 によって代謝されるため，健常人に比べて肝硬変の患者では血中消失半減期が延長する．

④ ジゴキシンは主として代謝により体内から消失する．

⑤ 新生児ではグルクロン酸抱合能が低く，これが核黄疸や薬物によるグレイ症候群の発症に関係する．

⑥ 1つの薬物が，シトクロム P450 に対して誘導作用と阻害作用の両方を示す場合がある．

⑦ フェノバルビタールは，グルクロン酸転移酵素を含む複数の薬物代謝酵素を誘導する．

⑧ リファンピシンは，肝細胞内の核内レセプターに結合してシトクロム P450 の分子種 CYP3A4 を誘導する．

⑨ 2つの薬物を同時に投与したとき，同一のシトクロム P450 分子種で代謝される場合には，薬物間相互作用の原因となることがある．

⑩ 肝硬変で代謝酵素活性は低下する．

⑪ 新生児の代謝酵素活性は低い．

⑫ フェニトインによって，薬物の代謝酵素活性が誘導される．

⑬ セント・ジョーンズ・ワートにより薬物の代謝酵素が誘導される．

⑭ DNA 上の1個の塩基が他の塩基に置き換わって起こる遺伝子多型を一塩基多型という．

4-8　薬物代謝に影響を及ぼす因子

　薬物の代謝は，年齢差，性差，疾病の有無，栄養状態，種差，遺伝的要因など内的要因の他に，外来異物の侵入や薬の服用，飲酒，喫煙，食事，環境的因子などの外的要因に大きく影響される．

4-8-1　年　齢

　新生児，未熟児では身体の諸機能が未発達であり，中でも薬物代謝酵素活性が低いことが薬物に対する感受性が高い一因となっている．胎児期の初期段階では薬物代謝酵素活性がほとんどないが，新生児期から酸化活性は速やかに増加する．乳児，小児期になると代謝能力は成人を上回ることが多く，シトクロム P450 で代謝される薬物の代謝活性は成人の数倍になる．思春期頃までに代謝速度は成人レベルに達する．図 4-19 にテオフィリンのクリアランスと年齢との関係，図 4-20 にジアゼパムの半減期と年齢との関係を示した．

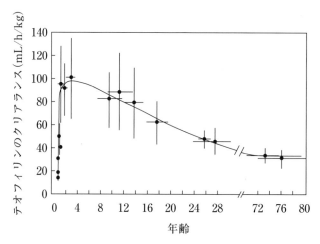

図 4-19　テオフィリンのクリアランスと年齢の関係
（千葉寛（1991）日本小児科学会雑誌，95, p.1938 より改変して引用）

　成人以降の加齢に伴う諸生理機能の変化を図 4-21 に示した．老人では，肝酵素活性，肝重量および肝血流量の減少に基づく代謝能の低下に腎機能の低下が加わり，薬物に対して再び感受性が増していく．特に，加齢によりクリアランスが大きく低下する薬物には主に CYP2C19 により代謝される薬物が多いことから，CYP2C19 活性は加齢による影響を受けやすいことが示唆される．

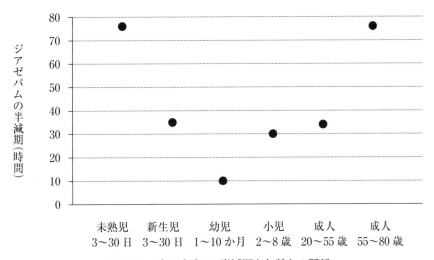

図 4-20 ジアゼパムの半減期と年齢との関係

(Morselli P. L (1977) Drug Disposition During Development, p.311-360, p.456 SP Books Division of Spectrum Publications, Klotz U., et al. (1975) *J. Clin. Invest.*, 55, p.347-359 より改変して引用)

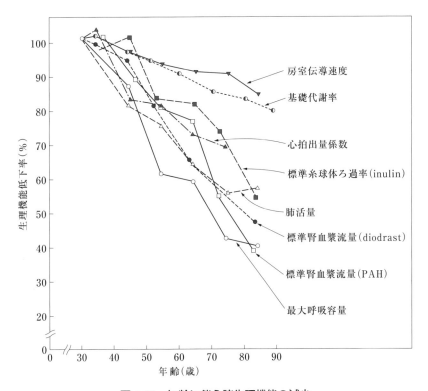

図 4-21 加齢に伴う諸生理機能の減少

30歳の諸生理機能を100％として加齢に伴う低下率を示す．腎機能の加齢に伴う減少は腎から未変化体のまま排泄される割合の高い薬物の蓄積を高齢者に生ずる可能性がある．心拍出量の減少は肝および腎血流量を減少させることから，薬物排泄は加齢に伴って減少する．

(石崎高志 (1992) 日本老年医学会雑誌, 29, p.11 より改変して引用)

一方，グルクロン酸抱合能は乳児，小児期で成人より低い．一般に，シトクロム P450 以外の薬物代謝酵素は加齢により大きな変化を示さないことが多い．例えば，グルクロン酸抱合やアセチル化が主な代謝経路である薬物のクリアランスは加齢による顕著な低下は認められない．

4-8-2　疾　病

病態下においては代謝過程は特に疾病により変動を受けやすく，その結果，体内動態に著しい変化が生じることが知られている．肝疾患，心疾患，腎疾患などの病態において，薬物代謝が影響を受けやすい．

(1) 肝疾患

薬物の肝代謝クリアランスに影響を与える因子としては，1) 薬物代謝酵素の質的・量的変化，2) 肝血流量，3) 血漿タンパク性，4) 胆汁量などである．肝疾患の場合，急性で症状が進行していない場合，代謝活性はあまり変化がないが，慢性で重症になるに従い代謝活性が低下する傾向がある．肝疾患患者では肝実質細胞は減少している．つまり，薬物の V_{max} は減少する．また，アルブミンは肝臓で作られるため，血漿アルブミン濃度も減少する．脂肪肝，慢性肝炎，肝硬変患者において，アンチピリンの半減期の延長は，シトクロム P450 の減少と相関を示し，アンチピリンの代謝の低下をよく反映している（図 4-22）．

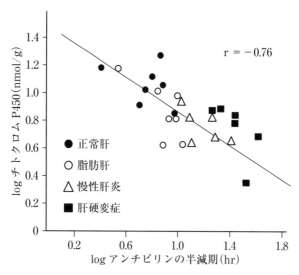

図 4-22　肝疾患患者のシトクロム P450 含量とアンチピリンの半減期との相関
(Sotaniemi E. A., et al. (1977) Eur. J. Clin. Pharmacol., 12, p.429 より改変して引用)

肝抽出率の低い薬物では代謝活性の，また肝抽出率の高い薬物では肝血流量の影響を受けやすい（図 4-23）．肝硬変では肝実質細胞の減少とともに，アルブミン濃度の低下や肝血流量も減少

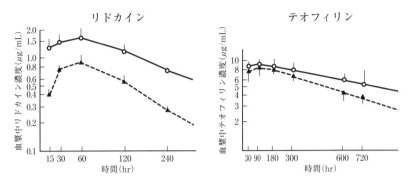

図 4-23 肝硬変患者におけるリドカインおよびテオフィリンの体内動態の変化
実線は肝硬変患者，点線は健常人を示す．
(Colli A., et al. (1988) Clin. Pharmacol. Ther., 44, p.642 より改変して引用)

し，多くの薬物のクリアランスは減少するが，抱合反応が主な薬物のクリアランスの低下は顕著ではない．表 4-17 に肝硬変患者と健常人との薬物動態値の比較を示した．

表 4-17 肝硬変患者と健常人との薬物動態値の比較

薬物名	肝硬変患者 半減期(時間)	分布容積(L/kg)	クリアランス(mL/min/kg)	健常人 半減期(時間)	分布容積(L/kg)	クリアランス(mL/min/kg)
肝クリアランスが肝血流量に依存している薬物						
リドカイン	5.2	2.2	5.2	1.8	1.7	9.2
メトプロロール	7.2	4.0	8.7	4.2	3.2	11.4
モルヒネ	2.2	2.3	16.4	2.5	2.9	17.6
ペンタゾシン	6.6	5.1	9.6	3.8	5.9	17.8
プロプラノロール	11.2	5.4	8.3	4.0	4.1	12.3
ベラパミル	13.6	6.8	7.8	2.8	4.2	22.4
肝クリアランスが肝代謝酵素活性に依存している薬物						
アンピシリン	1.9	0.8	4.0	1.3	0.3	4.6
カフェイン	6.1	0.5	0.9	5.2	0.5	1.4
クロラムフェニコール	10.5	0.7	0.8	4.6	0.9	2.4
シメチジン	2.9	1.4	6.6	2.3	1.1	7.3
ジアゼパム	105.6	1.7	0.2	46.6	1.1	0.4
オキサゼパム [a]	5.8	0.9	2.2	5.6	0.9	1.9
フロセミド	2.2	0.17	1.7	1.2	0.13	2.0
ラニチジン	2.8	1.6	6.8	2.1	1.5	7.8
テオフィリン	28.8	0.56	0.3	6.0	0.48	0.7

[a] ベンゾジアゼピン系薬物の中でも，ジアゼパムは肝代謝が酸化に依存しているが，オキサゼパムなどはグルクロン酸抱合で代謝される．グルクロン酸抱合の過程は，肝硬変においては比較的障害されにくいとされている．

(2) 心疾患

うっ血性心不全など，心臓に疾患がある場合，心拍出量が低下する．これにより，肝臓や腎臓

への血流量も低下する．その結果として，肝クリアランスの低下や腎クリアランスの低下が起こる（図4-24）．また，浮腫が起こるため細胞外液貯留が起こる．浮腫があるために，一見，体内の水分貯留により分布容積は増加していると考えられるが，この水分貯留は組織間液であるため，循環有効血漿量はむしろ減少している．そのため，心不全時は，相対的に血中濃度は高くなりやすい．リドカイン，キニジンなどの血中濃度が上昇する例が知られている（図4-25）．

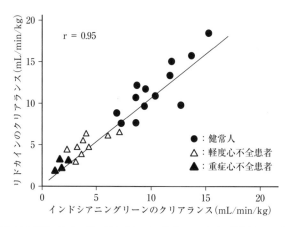

図4-24　リドカインのクリアランスとインドシアニングリーンのクリアランスとの心不全患者における相関性
(Zito R. A. and Reid P. R., (1978) *N. Engl. J. Med.*, 298, p.1160 より改変して引用)

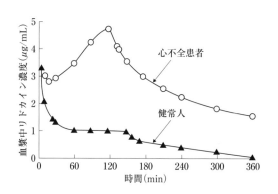

図4-25　心不全患者におけるリドカイン点滴時の血中濃度推移
心不全患者：50 mg　1回静注＋1 mg/min で点滴（120分間）
健常人：110 mg　1回静注＋0.75 mg/min で点滴（140分間）
(Thomson P. D., *et al.* (1971) *Am. Heart. J.*, 82, p.417 より改変して引用)

(3) 腎疾患

腎疾患を起こした場合，腎排泄機能が低下する．血漿アルブミン濃度の低下も起こる．これにより，薬物の排泄が遅れることによる薬物の体内蓄積や遊離形薬物濃度の上昇が起こる．

4-8-3　遺伝的因子

薬物代謝酵素活性が遺伝子変異により正常群に比べ著しく低いか，あるいはほとんど欠損している個体群が存在する．このことを**遺伝子多型**といい，酵素活性が著しく低い個体群をPM（poor metabolizer），酵素活性が正常な群をEM（extensive metabolizer）と呼ぶ．遺伝子多型

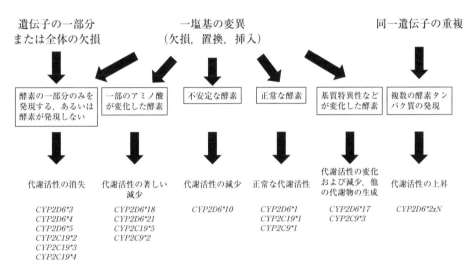

図4-26　CYP2C9，CYP2C19およびCYP2D6の代謝活性に影響を及ぼす代表的な遺伝子変異

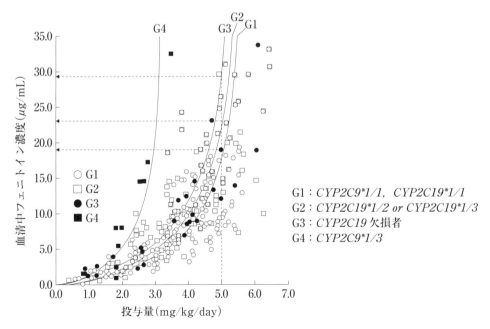

図4-27　血清中フェニトイン濃度と投与量の関係における遺伝子多型の影響
（Mamiya K., et al. (1998) Epilepsia., 39, p.1317 より改変して引用）

は一塩基変異によって生じることが多く，これを特に**一塩基多型**SNPs（single nucleotide polymorphisms）と称する．薬物代謝酵素の一塩基多型は，特にCYPについてよく知られており，薬物体内動態の個体差の原因となっている（図4-26，図4-27）．また，多型の頻度が人種により異なり，薬物代謝酵素活性の人種差の原因となる．PM群では薬物の血漿中濃度が正常群に比べ異常に高くなり，副作用を発現する頻度が高くなるのが臨床で問題となっている．

(1) シトクロムP450の遺伝子多型

遺伝子多型を示す主なCYPとして，CYP2C19，CYP2C9，CYP2D6がよく知られている．

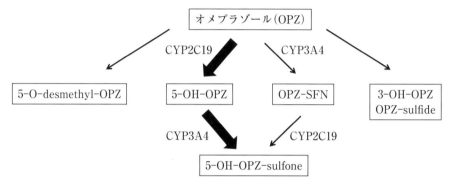

図4-28 オメプラゾールの代謝過程

日本人におけるCYP2C19の遺伝子多型は，exon5とexon4に存在するSNPの*CYP2C19*2*（*2）と*CYP2C19*3*（*3）の2つの組み合わせでほぼ100％説明することができる．
*2と*3の組み合わせによりrapid metabolizer（RM：*1/*1）とintermediate metabolizer（IM：*1/*2あるいは*1/*3），poor metabolizer（PM：*2/*2，*2/*3，*3/*3）に分けられる．日本人の頻度はRMが35％，IMが49％（*1/*2：33％，*1/*3：16％），PMが16％（*2/*2：9％，*2/*3：4.3％，*3/*3：2.3％）と報告されている．

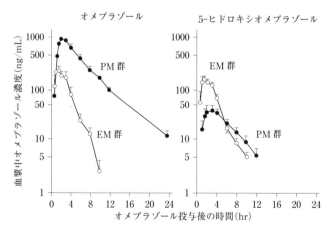

図4-29 血漿中オメプラゾール濃度に及ぼす遺伝子多型の影響
オメプラゾール20 mg経口投与後のPM群（poor metabolizer）およびEM群（extensive metabolizer）におけるオメプラゾールとその代謝物の血漿中濃度推移．
（Sohn D. R., *et al.*（1992）*J. Pharmacol. Exp. Ther.*, 262, p.1195 より改変して引用）

例えば，CYP2D6 の基質としてデブリソキン，スパルテイン，メトプロロール，デシプラミン，CYP2C19 の基質としてメフェニトイン，オメプラゾールが遺伝子多型の存在する代表的な薬物である．CYP2D6 および CYP2C19 の欠損者の出現頻度は，人種により異なるが，それぞれ 1～8％ および 3～23％ である．CYP2D6 の日本人での PMs の頻度は 1％ 未満であるが，白人では 7～10％ と高い．

CYP2C19 の基質であるオメプラゾールの代謝過程を図 4-28 に示した．また，図 4-29 に示すように，PM 群では，薬物の血中濃度が上昇し，代謝物濃度も PM 群と EM 群で著しく異なる．このため，胃酸分泌抑制効果は PMs で強く，胃内 pH はよりアルカリ性に傾く（図 4-30）．

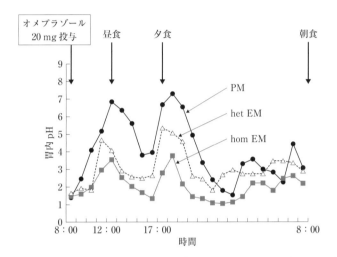

図 4-30　CYP2C19 遺伝子変異とオメプラゾール服用後の胃内 pH の変化
hom EM：homozygous extensive metabolizer, het EM：heterozygous extensive metabolizer, PM：poor metabolizer を示す．
(Shirai, N., et al. (2001) *Pharmacol. Ther.*, 15, p.1929 より改変して引用)

(2) シトクロム P450 以外の遺伝子多型

シトクロム P450 以外の遺伝子多型としては，アセチル転移酵素，UDP-グルクロン酸転移酵素，メチル転移酵素などが知られている．例えば，白人においてイソニアジドのアセチル化速度が異なる分布を示すことが知られている．N-アセチル基転移酵素に遺伝子多型があるために，イソニアジドのアセチル化速度が速い群（rapid acetylator）と遅い群（slow acetylator）が存在する（図 4-31）．

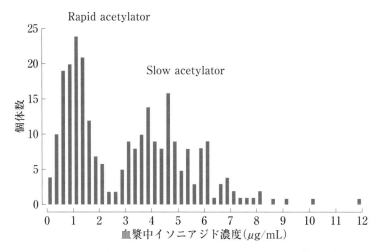

図 4-31　イソニアジド経口投与 6 時間後の血漿中イソニアジド濃度の分布
白人 53 家系 267 人にイソニアジド（9.8 mg/kg）経口投与 6 時間後の血漿中イソニアジド濃度．
(Evans D. A., et al. (1960) Br. Med. J., 2. p.486 より改変して引用)

4-8-4　食事や嗜好品の影響

　食事の内容も薬物代謝に大きな影響を与える．炭火焼きステーキやカリフラワーが，薬物代謝酵素の誘導効果を示すことが報告されている．また，西洋オトギリ草（St. John's wort セント・ジョーンズ・ワート）のような薬草中の成分で，CYP3A4 の誘導が起こることが知られている．一方，グレープフルーツジュースの中には CYP3A4 を阻害する物質が含まれている．
　アルコールの急性投与は種々の薬物代謝を阻害し，慢性投与は薬物代謝酵素を誘導する．タバコの煙の中には 3,000 種以上の物質が含まれ，喫煙は薬物代謝酵素の誘導作用を示す．

第5章

排　泄

　体内に投与された薬物は，未変化体あるいは代謝物として最終的には体外に排泄される．このときの主要な排泄経路は，腎臓を経由する**尿中排泄**あるいは肝臓を経由する**胆汁中排泄**である．その他に，呼気中，唾液中，乳汁中，涙液中や汗中などにも排泄される．併用薬物間でみられる薬物間相互作用は排泄過程でも起こり，また，病態や加齢などとともに変動しやすいため，それぞれの排泄機構を十分に理解しよう．

5-1　腎排泄

腎臓を介する尿中排泄は，主に以下の3つの機構からなる．
- 血液のろ過により尿中に排泄される**糸球体ろ過**
- 血液中から尿中へ排泄される**尿細管分泌**
- 尿細管からの**能動的**および**受動的再吸収**

　このうち，糸球体ろ過は，非選択的で低分子物質に共通した腎排泄機構である．尿細管分泌と再吸収は単純拡散によっても生じるが，特異的トランスポーターによる能動輸送も一部関与する．すなわち，生体に重要な栄養物質は再吸収によって選択的に体内に取り込まれるが，生体異物や不要代謝物は尿細管分泌によって選択的に尿中に排泄される．これらを図5-1にまとめた．

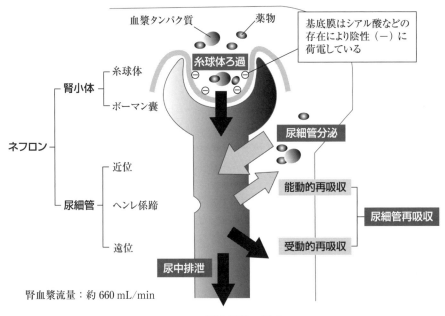

図5-1　腎排泄機構の模式図

5-1-1　腎臓の構造

　腎臓には，心拍出量の20〜25％の腎血流量が流れ，血漿成分のろ過が行われている．腎臓は後腹腔に左右一対あり，成人男子では，1個あたり約150gのそら豆状の臓器である．腎臓の構造を図5-2に示す．腎臓は皮質部と髄質部からなり，腎臓の構造および機能上の最小単位はネフロンとされ，腎臓1個あたり約100万個存在している（図5-3）．ネフロンは，透過性の高い毛

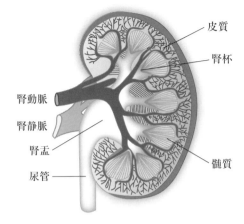

図 5-2　腎臓の構造

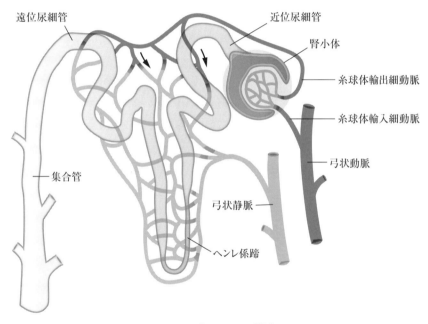

図 5-3　ネフロンの構造

細血管が糸玉状に密集した構造である**糸球体** glomerulus を，薄い袋状の上皮からできた袋すなわち**ボーマン囊** Bowman's capsule で包んだ直径約 100 ミクロンの**腎小体** renal corpuscle（マルピギー小体）（図 5-4）と，それに続く長さ 20～44 mm の**尿細管**からなる．尿細管は，近位尿細管，ヘンレ係蹄，遠位尿細管に分けられる．近位尿細管はボーマン囊からつづき，腎の中心部に向かって下降する．ヘンレ係蹄において尿細管は反転し，皮質に近い部分が遠位尿細管になる．
尿細管の表面は 1 層の細胞で覆われ，種々の能動輸送機構をもつ．近位尿細管の細胞表面には微絨毛が存在する．遠位尿細管に達した原尿は，集合管に集まり膀胱へと流れる．

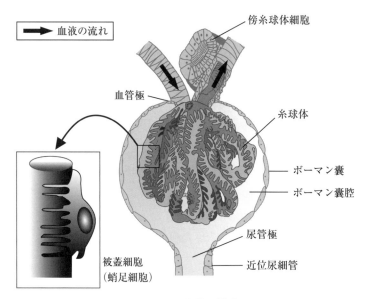

図 5-4 腎小体の構造

　腎臓に入った血液は，一度すべて糸球体を通過してから尿細管周囲の毛細血管に入り，糸球体で血漿の加圧ろ過が行われる．糸球体では血漿流量の約 20％が尿としてろ過されるが，ろ過された尿の 99％は尿細管から血液中へと回収される．

5-1-2　腎臓の機能

　腎臓は薬物の排泄に寄与するのみではなく，体液の組成，体液量，浸透圧，pH を一定に保ち，尿素，尿酸，クレアチニンなどの老廃物の除去機能を持つなど，生体のホメオスタシスを維持するのに重要な器官である．さらに，レニン-アンジオテンシン系やエリスロポエチン，キニン，活性型ビタミン D_3 の産生や分泌にも関与し，生体の維持に重要な働きをしている．

(1) 糸球体ろ過 glomerular filtration

　糸球体は，細静脈が糸まりのように絡み合った毛細血管網であり，毛細血管壁には 50～100 Å の無数の小孔が存在しているため透過性が高く，血圧により血漿成分がろ過される（図5-5）．糸球体を覆うボーマン囊は近位尿細管に連結している．糸球体は，分子量約数万の分子を透過させないサイズ選択的障壁と，陰性電荷を帯びた分子を通しにくい荷電選択的障壁をもっており，これにより，ろ過する物質を選別している（図5-6）．医薬品のような低分子化合物や分子量 5,500 程度のイヌリンまではほぼ 100％ろ過されるが，分子量が 1 万を超えるとろ過されにくくなり，分子量が 5 万，分子サイズが 4 nm を超えるとほとんど糸球体ろ過されなくなる（図5-7）．つまり，アルブミンのような高分子はほとんど糸球体ろ過を受けないため，アルブミンに結合した薬物は糸球体ろ過を免れる．また，同じ分子量の場合，陽イオンの方が陰イオンよりも

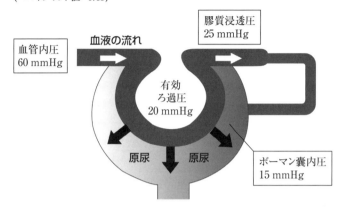

図 5-5　糸球体ろ過機構

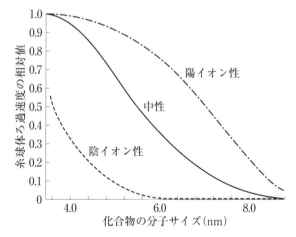

図 5-6　糸球体ろ過クリアランスと粒子径および電荷の関係
（Brenner BM., et al. (1987) Hosp. Pract., 13, p.35-39 より引用）

糸球体ろ過されやすい．この荷電選択的障壁は，基底膜および上皮膜を構成するシアル酸に富んだ糖タンパクの陰性電荷によるもので，毛細血管表面が負に帯電しているため，陰イオンが反発を受け，陽イオンが引きつけられるためである．

　成人の腎臓には，全血流（約 5,400 mL/min）の約 25％の血液（1,200 mL/min）が供給されている．ヘマトクリット値を 0.45 とすると腎血漿流量は 660 mL/min となり，この速度で血漿が糸球体に流入する．糸球体ではまず血漿のろ過により原尿が生成される．一方，血漿中のタンパク質はろ過されないため，糸球体中の血漿とろ液の間に**膠質浸透圧**が生じる．糸球体ろ過に寄与するのは血圧からこの膠質（コロイド）浸透圧とボーマン嚢内圧を引いた圧力である（図

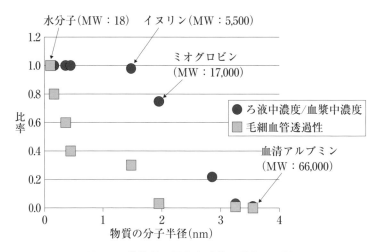

図 5-7　薬物分子量と糸球体ろ過との関係

5-5）．つまり，糸球体ろ過の駆動力となるのは，糸球体細動脈における血圧（60 mmHg）から血漿中の膠質浸透圧（25 mmHg）とボーマン嚢内圧（15 mmHg）を引いた有効糸球体ろ過圧（20 mmHg）からなる限外ろ過である．

この有効糸球体ろ過圧は，糸球体の入り口（輸入細動脈側）で最大となり，ろ過が進むにつれ血漿中タンパク質濃度が上昇することで膠質浸透圧が上昇し，有効ろ過圧がゼロになった時点でろ過は停止する．血液が腎を1回通過すると約20％（平均125 mL/min）がろ過される．このときの割合をろ過率，速度を**糸球体ろ過速度** glomerular filtration rate（GFR）という．これにより1日にろ過される原尿は約170 Lに達するが，この99％以上が糸球体に続く尿細管と集合管で再吸収されるため，実際に尿として排泄されるのは1～1.5 Lである．

〔糸球体ろ過の特徴〕
1）血圧による加圧ろ過であり，低分子であれば栄養物質でもろ過される．
2）血漿流量の約20％がろ過される（糸球体ろ過速度＝125 mL/min）．
3）タンパク質およびタンパク結合した薬物はろ過されない．
4）陽イオンの方が陰イオンよりもろ過されやすい．

（2）尿細管分泌

近位尿細管上皮細胞は，細胞間に tight junction を形成しており，血管側と尿細管管腔側で異なる膜環境を作っている．特に，管腔側は微絨毛を形成しており刷子縁膜と呼ばれる．

糸球体の血漿ろ過率は約20％であるため，糸球体ろ過だけでは，腎臓での異物除去には限界がある．そのため血管側から尿細管腔側に能動的に排泄をする機構，すなわち尿細管分泌があり，これにより生体は異物の迅速な対外排泄が可能となっている．この尿細管分泌により，タンパク結合率が大きく糸球体ろ過されにくい薬物でも，尿中排泄されることができる．

尿細管分泌は近位尿細管上皮細胞を介した輸送過程である．血液中の薬物を上皮細胞に取り込む過程と，細胞内の薬物を尿細管管腔側に汲み出す過程の2つに分けられる．薬物の細胞内への移行は，それぞれの上皮細胞の側底膜と刷子縁膜に存在する様々なトランスポーターを介して行われる．

近位尿細管上皮細胞の基底膜側で医薬品の取り込みに働くトランスポーターとして，有機アニオントランスポーター OAT1 (organic anion transporter 1) と OAT3 (organic anion transporter 3)，有機カチオントランスポーター OCT2 (organic cation transporter 2) が発現している．OAT1 と OAT3，OCT2 は同じ遺伝子ファミリー（SLC22）に属するトランスポーターであるが，基質とする化合物の電荷が異なる（図5-8）．尿細管で能動的に分泌されることが知られている薬物を表5-1に示した．

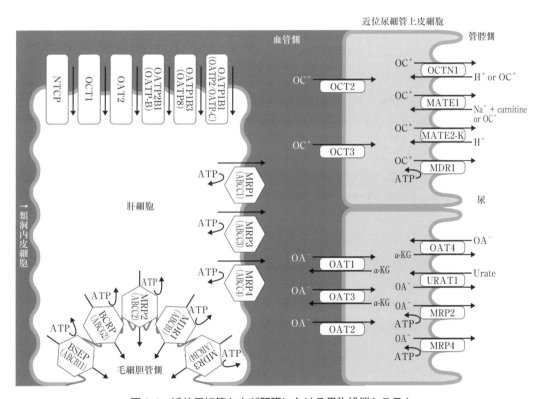

図5-8 近位尿細管および肝臓における異物排泄システム

表 5-1　尿細管で能動的に分泌される物質

有機アニオンとして分泌される物質
アセタゾラミド
p-アミノ馬尿酸
アンピシリン，その他のペニシリン類
セファレキシン，その他のセファロスポリン類
クロルチアジド，その他のチアジド系利尿薬
フェノールスルホンフタレイン
インドメタシン
プロベネシド
メトトレキサート
胆汁酸類（内因性物質）
尿酸（内因性物質）
有機カチオンとして分泌される物質
アトロピン
シメチジン
ヘキサメトニウム
テトラエチルアンモニウム
チアミン
キニン
アセチルコリン（内因性物質）
コリン（内因性物質）
ヒスタミン（内因性物質）

・有機アニオン輸送系

　血液中の有機アニオンは，基底膜において細胞内の内因性ジカルボン酸との交換輸送により細胞内に取り込まれる（有機アニオン／ジカルボン酸交換輸送体（OAT1））．OAT1は，極性が高く低分子量の有機アニオンを基質とする．OAT3は基質選択性が広く，p-アミノ馬尿酸（PAH）などのOAT1基質も一部基質とするほか，OATP1B1やOATP1B3の基質となるような両親媒性有機アニオンおよびシメチジン，ラニチジン，ファモチジンなどOCT2の基質となる医薬品も基質とする．細胞内に取り込まれた有機アニオンは，刷子縁膜において，膜電位依存性有機アニオン輸送体によって管腔中へと排出される．有機アニオン輸送系の競合阻害薬として，PAHやフェノールスルホンフタレイン（PSP）が知られている．

　これらのトランスポーターは基質特異性が比較的低く，同じ輸送系で運ばれる複数の薬物を同時に投与すると分泌の競合的阻害が起こる．例えば，プロベネシドとβ-ラクタム系抗生物質はともに有機アニオン輸送系トランスポーターで分泌されるので，プロベネシドの併用によりβ-ラクタム系抗生物質の腎排泄が抑制され，血漿中薬物濃度が長時間維持される．

・有機カチオン輸送系

　血液中の有機カチオンの細胞取り込みには，ヒト腎臓ではOCT2のみが関与している．細胞内の負の膜電位差（$-70\,\mathrm{mV}$）を駆動力として，基底膜上に存在するOCT2を介して細胞内に取り込まれる．OCT2と共役して有機カチオンの分泌に働くトランスポーターとしては，OCTN1，OCTN2，MATE1，MATE2などが刷子縁膜上の排出タンパクとして考えられている．これらの輸送体は，管腔側のH^+との逆輸送により，細胞内に取り込まれた有機カチオンを

管腔中へと排出する．有機カチオン輸送系の競合阻害薬として，シメチジン，トラゾリン，テトラエチルアンモニウムなどが知られている．

・P-糖タンパク質

近位尿細管の刷子縁膜にはP-糖タンパク質も発現している．P-糖タンパク質は，比較的脂溶性の中性もしくは塩基性の薬物を基質として認識する．キニジン，シクロスポリン，ジゴキシン，ベラパミルなどは，P-糖タンパク質により尿細管管腔側へ分泌される．

〔薬物の尿細管分泌の特徴〕

1) 能動輸送であり，トランスポーターと生体エネルギーを利用する．
2) 同一トランスポーターの基質となる薬物間で分泌の競合阻害が起こる．
3) 低濃度（血液）側から高濃度（原尿）側に能動的に薬物の分泌が起こる．
4) 血漿中薬物濃度が上昇すると分泌の飽和現象が観察される．

(3) 尿細管再吸収

薬物や内因性物質の再吸収は単純拡散あるいは能動輸送によって生じる．

・近位尿細管における再吸収

1日あたりに糸球体ろ過される血漿のうち99％以上は尿細管から再吸収され，尿量は1.5 L程度である．水はナトリウムイオンの再吸収に伴いその約2/3は近位尿細管において，残りはそれ以降で再吸収される．糸球体ろ過のみで排泄されるイヌリンの尿中濃度は，血漿中濃度に比べ水の再吸収に従い125倍に，また糸球体ろ過と尿細管分泌されるp-アミノ馬尿酸では約585倍に濃縮される．

再吸収されるのは水だけでなく，ナトリウム，カリウム，塩素，リン酸などの無機イオンや，糖，アミノ酸，ビタミンなどの生体に必要な栄養物質や一部の薬物は，近位尿細管で能動的に**再吸収**される．また，ジペプチドやトリペプチドを再吸収するPEPT1（peptide transporter 1）やPEPT2（peptide transporter 2）により，セファレキシンやセフラジンなどのβ-ラクタム系抗生物質などが能動的に再吸収されることがある．

・遠位尿細管における再吸収

糸球体ろ過直後の原尿中の薬物濃度は血漿中非結合形薬物濃度とほぼ等しいが，水の再吸収や尿細管分泌により尿細管の薬物が濃縮され，遠位尿細管中の薬物濃度は血漿中非結合形濃度に比べ高くなる．したがって，膜透過性の高い薬物は，遠位尿細管で濃度勾配に従い高濃度（原尿）側から低濃度（血漿）側に尿細管再吸収される．この場合の再吸収は受動拡散で起こるのでpH分配仮説が成り立つ（図5-9）．

腎臓はNaHCO$_3$，H$^+$，アンモニアなどの尿中排泄量を調節することで血液のpHを一定に保っている．また，尿のpHはおよそpH 6.0であり酸性であるが，pH 4.5〜8.2という幅をもって変動する．尿のpHは，動物性食品を摂取したときは酸性に，植物性食品を摂取したときには塩基性に傾くなど，食物の影響を受ける．また，病態時や，服用した薬物によっても変動する．

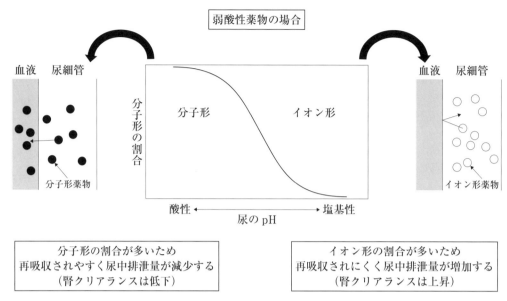

図5-9 遠位尿細管の再吸収機構

　一般に，酸性薬物では原尿のpHが低いほど，塩基性薬物ではpHが高いほど非解離形薬物濃度が増加し，尿中排泄量および速度は低下する．投与された薬物の中毒作用が表れた場合，炭酸水素ナトリウムや塩化アンモニウムなどを投与して原尿のpHを塩基性側もしくは酸性側に傾けることで尿中排泄を促進することができる．例えば，塩基性薬物のメタンフェタミン（pKa＝10）の場合，塩化アンモニウムを投与して尿pHを酸性化（pH＝5付近）すれば，再吸収率が低下し尿中排泄率は増大する．一方，弱酸性薬物のフェノバルビタールの場合では，尿pHを塩基性側に傾けて（pH＝8付近）尿細管での再吸収を抑制し，尿中排泄を促進させる．一般に尿の流速が速いほど薬物の再吸収率は低下するため，薬物中毒時には利尿薬を用いて排泄をさらに促進させる．

〔遠位尿細管における再吸収の特徴〕
1) 受動拡散であり，pH分配仮説が成り立つ．
2) 高濃度（原尿）側から低濃度（血漿）側に薬物が再吸収される．
3) 尿のpHが一定であれば，薬物濃度によらず再吸収率はほぼ一定である．

5-2 腎クリアランス

5-2-1 腎クリアランスの概念

　血液が腎臓を1回通過する際に，単位時間あたりに薬物が除去される血漿体積を腎クリアランス renal clearance（CL_r）という．腎クリアランスは，1）糸球体ろ過速度，2）尿細管分泌，3）再吸収の3つの過程により決定される．

　能動輸送における尿細管分泌と再吸収は近位尿細管で行われ，受動輸送における再吸収は近位尿細管と遠位尿細管で行われる．薬物の腎排泄のパターンは図5-10に示すように4種類に分類される．

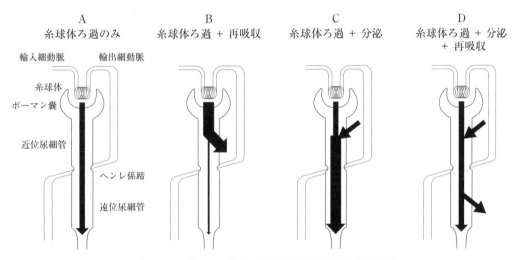

図5-10　ネフロンにおける物質の排泄挙動の模式図
矢印の太さは物質移行量の程度を示す．

A：糸球体ろ過のみ受ける（イヌリン，マンニトール，クレアチニン）
B：糸球体ろ過されるが能動的に再吸収される（グルコース，アミノ酸，ジペプチド，トリペプチド）
C：糸球体ろ過と尿細管分泌を受ける（p-アミノ馬尿酸，p-アミノサリチル酸，ジゴキシン，フェノールスルホンフタレイン）
D：糸球体ろ過，尿細管分泌および再吸収を受ける（サリチル酸，スルフイソキサゾール，セファレキシンなど多くの薬物）

　図5-11は，薬物の血漿中濃度と腎クリアランスとの関係を示したものである．Aタイプのイヌリンは糸球体ろ過のみで排泄されるので，血漿中濃度が高くなっても腎クリアランス（糸球体

ろ過速度）は一定値をとる．Bタイプのグルコースは，低濃度ではほぼ100％再吸収されて腎クリアランス値はゼロとなる．しかし，高濃度になると最大輸送量を超えて次第に糸球体ろ過速度に近づく．Cタイプの p-アミノ馬尿酸は，低濃度では効率よく分泌されるためにほぼ腎血漿流量に近い高い腎クリアランス値を示すが，血漿中濃度が高濃度になり，10 mg/dL を超えると尿細管分泌が飽和するため，糸球体ろ過が主な排泄経路となりAタイプのイヌリンの腎クリアランス値に近づく．

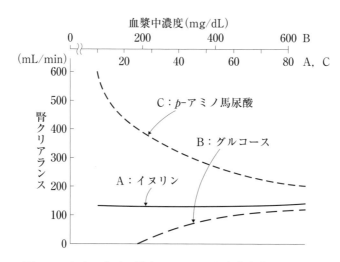

図5-11　ヒトにおける腎クリアランスと血漿中濃度との関係

5-2-2　腎クリアランスの解析方法

　薬物の腎排泄が尿細管での再吸収や，能動的分泌が関与しない場合の腎クリアランスは，尿中薬物濃度を U (mg/mL)，尿生成速度を V (mL/min)，尿を採取した時間の中間時間での血漿中薬物濃度 C_p を用いて以下のように求められる．

$$CL_r = \frac{U \cdot V}{C_p} \text{(mL/min)} \tag{5-1}$$

　イヌリンや内因性のクレアチニンは糸球体ろ過のみによって腎排泄されることから，それらのクリアランスから糸球体ろ過速度が求められるため，後述するように腎機能の診断に用いられている．

　薬物の尿中への排泄速度 $U \cdot V$ (V_r) (mg/min) は，糸球体ろ過速度（GFR）と尿細管分泌速度（S）および尿細管再吸収速度（A）の3つの移行過程の収支として表され，式5-2で表すことができる．

$$\text{尿中排泄速度 } V_r(\text{mg/min}) = \text{GFR} \cdot C_p \cdot f_b + S - A \tag{5-2}$$

腎クリアランスは，尿中への排泄速度と血漿中薬物濃度から，タンパク非結合率を f_b として，

$$CL_r = \frac{V_r}{C_p}(\text{mL/min}) = \frac{\text{GFR} \cdot C_p \cdot f_b + S - A}{C_p} \tag{5-3}$$

で求められる.

また，尿細管分泌クリアランス CL_s，尿細管再吸収クリアランス CL_R を用いて表すと，

$$CL_r = \text{GFR} \cdot f_b + CL_s - CL_R \tag{5-4}$$

となる. ここで，$\text{GFR} \cdot f_b$ は，非結合形薬物のみが糸球体ろ過されることを意味する. 尿の pH が一定であれば，薬物濃度によらず再吸収率 R はほぼ一定になることから，

$$CL_r = (\text{GFR} \cdot f_b + CL_s) \times (1 - R) \tag{5-5}$$

と表すことができる.

通常，GFR が変化すると CL_r も変化する. そこで式 (5-6) に示すような CL_r を GFR で補正したクリアランス比 clearance ratio（CR）が用いられる. CR をさらに糸球体ろ過の対象となる血漿中非結合形薬物の分率 f_b で補正したタンパク結合補正クリアランス比 CR_{fb} は式 (5-7) で表される.

$$\text{CR} = \frac{CL_r}{\text{GFR}} \tag{5-6}$$

$$\text{CR}_{fb} = \frac{CL_r}{\text{GFR} \cdot f_b} \tag{5-7}$$

このクリアランス比から，腎排泄機構を推定することができる.

$$\text{CR}_{fb} = \frac{CL_r}{\text{GFR} \cdot f_b} = \frac{\text{GFR} \cdot f_b \cdot C_p + S - A}{\text{GFR} \cdot f_b \cdot C_p} = 1 + \frac{S - A}{\text{GFR} \cdot f_b \cdot C_p} \tag{5-8}$$

$\text{CR}_{fb} > 1$ のときは，排泄に尿細管分泌が存在し，再吸収があっても分泌速度の方が大きいことがわかる. $\text{CR}_{fb} = 1$ のときは，糸球体ろ過のみか，分泌および再吸収があってもその速度が等しいことを示す. $\text{CR}_{fb} < 1$ のときは，再吸収が存在し，分泌があっても再吸収速度の方が大きいことを意味する. これらの関係を図 5-12 および図 5-13 に示す.

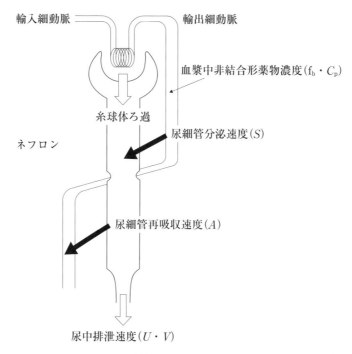

図5-12 尿中排泄における薬物の移行過程

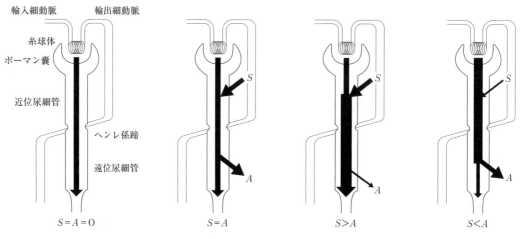

図5-13 ネフロンにおける薬物動態特性
S：尿細管分泌速度　A：尿細管再吸収速度
矢印の太さは物質移行量の程度を示す．

　腎クリアランスを実験的に求めるには，① 定速静注を行い，定常状態で未変化体の尿中排泄速度と血液中濃度を測定する，あるいは ② 静脈内瞬時投与（経口投与）後の尿中排泄量（Xu）を測定し，血液中濃度の AUC_{iv}（AUC_{po}）で除することで腎クリアランスを算出することができ

第5章　排泄　**135**

る．

　また，尿細管分泌クリアランス CL_s は well-stirred model に従うと，腎血流量（Q_R）と分泌固有クリアランス（$CL_{s,\ Uint}$）を用いて，式（5-9）のように記述できる．

$$CL_s = \frac{Q_R \cdot f_b \cdot CL_{s,\ Uint}}{Q_R + f_b \cdot CL_{s,\ Uint}} \tag{5-9}$$

　腎クリアランスを構成する素過程のうち，糸球体ろ過速度については，GFR と血中非結合形薬物分率（f_b）から，推定可能である．しかし，現状では尿細管管腔側からの再吸収を定量的に評価できないため，分泌クリアランスを実験的に測定することは難しい．

5-2-3　腎機能検査薬

(1) 糸球体ろ過速度

　水溶性食物繊維であるイヌリンはほとんどタンパク結合せず，糸球体ろ過のみで排泄されるのでイヌリンの腎クリアランス値は糸球体ろ過のクリアランス，すなわち糸球体ろ過速度 GFR を意味する．このイヌリンクリアランスは国際的に標準とされている GFR 測定法である．しかしながらイヌリンクリアランスを測定するには時間がかかり，日常の診療で用いるには簡便な方法ではない．

　一方，内因性物質であるクレアチニンは，腎糸球体でろ過されたあとほとんど再吸収されずに尿中へ排泄され，ほぼイヌリンと同じ動態を取るので，クレアチニンクリアランス（CL_{cr}）はGFR を近似できる（式（5-10））．また，臨床現場ではより簡便な方法として，血清クレアチニン濃度と年齢，体重から CL_{cr} を算出し，**Cockcroft-Gault の式**（5-11）から GFR 値を推定することが多い．クレアチニンは筋肉のクレアチニンリン酸の分解産物なので，静注する必要がないので利用しやすい．健常人の血清クレアチニン濃度は約 10 mg/L である．ただし，クレアチニンは一部尿細管分泌されるので，測定値には誤差を含む．

$$CL_{cr}(\text{mg/dL}) = \frac{U_{cr} \cdot V}{S_{cr}} \tag{5-10}$$

U_{cr}：尿中クレアチニン濃度（mg/dL），V：尿生成速度（mL/min），S_{cr}：血清中クレアチニン濃度

$$CL_{cr}(\text{mL/min}) = \frac{(140 - \text{年齢}) \cdot \text{体重 kg} \cdot \text{F}}{72 \cdot S_{cr}} \tag{5-11}$$

男性 F = 1，女性 F = 0.85

(2) 腎血漿流量

　p-アミノ馬尿酸はタンパク結合率が低く，イヌリン同様に糸球体ろ過され，さらに尿細管分泌

でほとんど全量が尿中に移行する．したがって，PAHのクリアランス値は腎血漿流量（RPF）の指標として用いられている．また，フェノールスルホンフタレイン（PSP）は糸球体ろ過されないが，尿細管分泌でほとんど100％排泄されるので，腎機能検査薬として使われている．

一方，これらの試薬を用いる際には，血漿中濃度を高くすると能動的分泌が飽和し，クリアランス値が低く見積もられる危険性があることに注意する．

5-3　胆汁中排泄

生体内での主要な薬物消失臓器は肝臓と腎臓である．このうち，肝臓は薬物代謝が進行する臓器であるが，物質の代謝および貯蔵器官であるばかりではなく，**胆汁**（bile）の生成と分泌の役割も担っている．生体は胆汁を通じて，薬物を含む様々な生体代謝産物の生体外への排泄を行っている．これを**胆汁中排泄**（biliary excretion）という．薬物の胆汁中への排泄は尿中排泄に比べ高度に濃縮された排泄を示すこと，また，胆汁は十二指腸に分泌され，小腸で再吸収され，再び門脈から肝臓に戻る**腸肝循環**（enterohepatic circulation）をする特徴がある．肝臓における代謝と胆汁中排泄は，尿中排泄と並んで薬物のクリアランスを決める因子であり，胆汁中排泄の理解は薬物の体内動態を考える際に重要である．

5-3-1　胆汁酸と胆汁

肝細胞から毛細胆管に分泌された胆汁は胆のうを経て，総胆管から十二指腸へと分泌される．胆汁は肝臓で1日500〜1,000 mL程度生成され，胆のうでは浸透圧によって胆汁の水分吸収が生じるため，胆汁は濃縮される．薬物の胆汁排泄はこの流れに沿って生じ，血液中から小腸管腔へと排泄されることになる．

胆汁の主成分を表5-2に示した．胆汁のpHは6.2〜8.5である．胆汁酸が最も重要な胆汁成分であり，肝臓においてコレステロールから一次胆汁酸のコール酸やデオキシコール酸などが生合成され，これらは胆汁中ではタウリンやグリシン抱合体として存在する．胆汁酸は界面活性作用を持っているため，消化管で脂肪酸とミセルを形成しその吸収を助けている．また，胆汁酸自身は腸肝循環によって再び門脈中に移行し，肝臓で再利用されている．

第5章 排泄 **137**

表5-2 ヒト胆汁の成分

成　分	濃　度
ナトリウムイオン	$132\sim165$ mM
カリウムイオン	$4.2\sim5.6$ mM
カルシウムイオン	$1.2\sim4.8$ mM
塩素イオン	$96\sim126$ mM
重炭酸イオン	$17\sim55$ mM
胆汁酸	$3\sim45$ mM
コレステロール	$1.6\sim8.3$ mM
リン脂質	$0.3\sim11.0$ mM
胆汁色素（ビリルビン）	$0.8\sim3.2$ mM

5-3-2　薬物の胆汁中排泄

　ディッセ腔に入った薬物は単純拡散もしくは能動輸送で肝実質細胞に移行する．この過程では肝実質細胞の**血管側細胞膜**と**胆管腔側細胞膜**の両方の細胞膜透過過程を含んでいる．

　血管側（類洞側）に有機アニオントランスポーター，NTCP（Na$^+$/taurocholate cotransporting polypeptide），OATP1B1，OATP1B3や有機カチオントランスポーターOCT1（organic cation transporter 1）など取り込み過程に働くトランスポーターおよびMRP3やMRP4のように細胞内からの排出に働くトランスポーターが発現している．胆管側にはP-糖タンパク質，BCRP，MRP2，BSEPなど細胞内から胆汁中への排泄に働くトランスポーターが発現している（図5-8）．

（1）血管側（類洞側）膜透過

　肝機能検査薬であるインドシアニングリーン（ICG），ブロモスルホフタレイン（BSP）は，静注後，血漿中でそれぞれ主にリポタンパク質とアルブミンに結合し，Na$^+$非依存性の有機アニオン輸送系によって肝実質細胞内に取り込まれる．その後，ICGは未変化体で，BSPはグルタチオン抱合体として胆汁中に排泄される．その他，プラバスタチンや抱合型ステロイドなどもNa$^+$非依存性の有機アニオン輸送系によって取り込まれる．

　テトラエチルアンモニウムやシメチジン，メトホルミンなどの有機カチオン性薬物の肝細胞取り込みには，OCT1の関与が示唆されている．

　NTCPは，胆汁酸トランスポーターであり，タウロコール酸をはじめとする胆汁酸の血液中から肝実質細胞内への取り込みに働くが，ナトリウムイオン濃度勾配を利用した二次性能動輸送により機能するトランスポーターである．

（2）胆管側膜透過

　薬物は肝細胞内で，第Ⅰ相反応に引き続き，第Ⅱ相反応を受ける．水溶性官能基の導入とともに分子量が増大し，単純拡散による細胞膜透過が難しくなった代謝物は，能動輸送によって胆汁

中に排泄される．この胆汁排泄過程は，広義の代謝ととらえ，第Ⅱ相反応に引き続き行われることから，第Ⅲ相反応とも呼ばれる．

胆汁中への排泄過程は，MRP2，BCRP，P-糖タンパク質，BSEPなどのABCトランスポーターにより行われる．MRP2は，異物排泄の他，グルタチオン酸抱合体，グルクロン酸抱合体，BCRPは硫酸抱合体，グルクロン酸抱合体の胆汁排泄にも関与している．MRP2の機能の欠損により，ビリルビンのグルクロン酸抱合体の蓄積による黄疸（Dubin-Johnson症候群）を発症することが知られている．

5-3-3 腸肝循環

胆汁中の主要成分である胆汁酸は，腸肝内で脂質や脂溶性薬物を可溶化して十分な吸収性を確保する上で重要な役割を果たしている．胆汁酸は消化管内で内因性の可溶化剤としての役割を果たした後，その大部分は回腸に局在する能動輸送担体によって再吸収されて，再び肝臓での取り込みと排泄を経て胆汁中へと循環し，効率よく利用されている．これを**腸肝循環**（enterohepatic circulation）という（図5-14）．

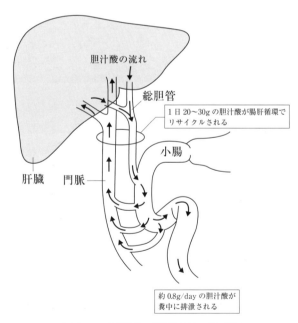

図5-14 胆汁酸の腸肝循環の模式図

胆汁酸と同様に，腸肝循環する薬物や生体内物質が知られており，それを表5-3にまとめた．胆汁により小腸内に排泄された脂溶性の薬物は，そのまま再度小腸より吸収される．一方，水溶性の高いグルクロン酸抱合代謝を受けた薬物は，小腸下部において腸内細菌由来のβグルクロニダーゼにより加水分解を受けて脱抱合されたのち，再吸収され腸肝循環を繰り返す（図

表 5-3 腸肝循環を受けやすい薬物と生体成分

薬物
ジゴキシン
ジギトキシン
プラバスタチン
インドメタシン
モルヒネ
クロラムフェニコール
ジクロフェナク
ワルファリン
バルプロ酸

生体成分
胆汁酸
葉酸
ビタミン D_3
ビタミン B_6
ビタミン B_{12}

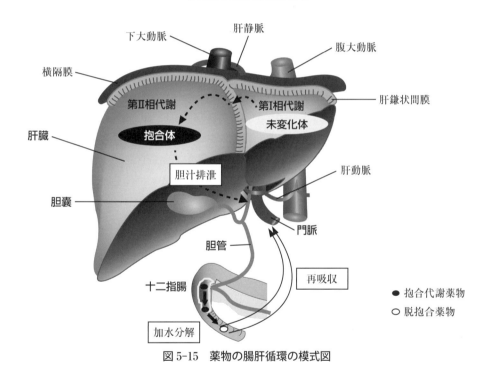

図 5-15 薬物の腸肝循環の模式図

5-15).このような腸肝循環を受ける薬物においては,経口投与後の血中濃度推移に特徴的な2峰性が認められることがあり,長時間にわたって血中濃度が持続することがあるため,薬物投与の際には十分な配慮が必要である.一方,HMG-CoA 還元酵素阻害薬であるプラバスタチンのように肝臓が標的である薬物には,薬効の持続,あるいは全身的な副作用の軽減の点で都合がよい.プラバスタチンの腸肝循環では,消化管吸収,肝臓取り込み,胆汁排泄のいずれの過程にも,トランスポーターが関与していることが知られている(図5-16).一方,経口避妊薬として

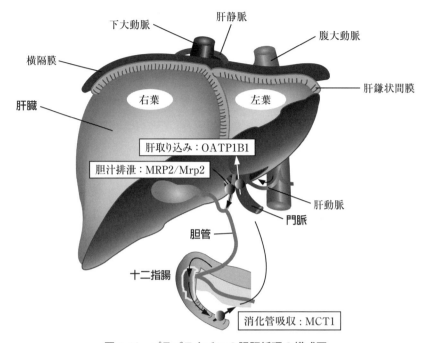

図5-16 プラバスタチンの腸肝循環の模式図
消化管吸収，肝取り込み，胆汁排泄のいずれの過程にも能動輸送担体が関与している．

使用されているエチニルエストラジオールは，抱合代謝物が脱抱合を受け再吸収されるが，テトラサイクリン系やペニシリン系抗生物質を併用すると，これらが腸内細菌を減少させるため，抱合代謝物の脱抱合が抑制されることで再吸収率が低下し，薬効が減弱することがある．

5-4　その他の排泄

投与された薬物の多くは腎臓（尿中）もしくは肝臓（胆汁中）に排泄されるが，それ以外にも様々な組織から体外に排泄される．腎臓や肝臓に比べて，他の経路は寄与は少ないが，ここに挙げたものは比較的重要な排泄経路である．

5-4-1　唾液中排泄

唾液は，耳下腺，舌下腺，ならびに顎下腺の3種類からなる唾液腺から分泌される弱酸性の粘稠な液体である．ヒトでは1日に1L以上が分泌される．唾液の生理作用としては，口腔内での食物の分解，食物の軟化，口腔内の湿潤ならびに清浄作用，さらに体内の不要物の排泄作用も行

う．唾液中のタンパク質濃度は血漿中の1/25〜1/40と低く，薬物はほとんどが非結合形として存在し，単純拡散によって上皮細胞を透過すると考えられる．カルバマゼピン，フェニトイン，プリミドン，テオフィリン，リチウム，ジゴキシンなどは，血液中濃度と唾液中濃度がよく対応することが知られているため，唾液が薬物治療モニタリングに用いられることがある．

5-4-2　乳汁中分泌

　乳房組織における分泌は，分泌上皮細胞を介するが，分泌上皮細胞は乳汁が分泌される管腔側と毛細血管が張り巡らされた血管側とに分極している．したがって，母体の血液中から乳汁中への化合物の分泌は，他の組織における上皮細胞層を介した輸送と同様に，細胞膜を透過する場合と，細胞間隙経路を介する場合がある．一般に，血漿中から乳汁中への移行の機構は単純拡散であり，タンパク結合を考慮にいれたpH分配仮説に従う．乳汁のpHは6.6と弱酸性であるため，血液中と乳汁とのpH差によって塩基性物質は酸性物質よりも乳汁/血漿中濃度が高くなるような分泌が生じる．メトプロロール（$pKa = 9.7$），アミオダロン（$pKa = 9.0$），ラニチジン（$pKa = 8.4$）などがその例である．

5-4-3　呼気中排泄

　呼気中への排泄は肺を介しており，吸入麻酔薬（亜酸化窒素，エチルエーテル，ハロタン）や揮発性のアルコール，クマリンなどが呼気中に排泄される．近年，呼気を使った検査法として注目されているものに，ヘリコバクター・ピロリの汗腺の有無を調べるための^{13}C-尿素試験がある．これは投与された^{13}C-尿素がピロリ菌によって代謝されて^{13}C-炭酸ガスとなり，血液中に吸収された後，肺より排泄されることを利用したものである．呼気中濃度を測定することにより簡単に実施できるので，除菌判定にも利用されている．

5-4-4　汗中排泄

　発汗は体温調節の1つとしての生理作用である．汗腺は管腔を形成し，管腔側と血液側に分極した上皮細胞とそれを囲む筋上皮細胞から構成されている．汗のpHは6.5と弱酸性である．p-アミノ馬尿酸，スルファニルアミドなどが汗中に分泌されることが知られているが，いずれも汗/血漿中濃度比は0.02〜0.8程度である．

＿＿｜ 確認問題 ｜＿＿

以下の文章の正誤を答えなさい.

① 糸球体ろ過は加圧ろ過過程である.

② 糸球体ろ過速度はイヌリンの腎クリアランスに等しい.

③ 糸球体の基底膜は陽性に荷電しているため, カチオン性の薬物はアニオン性薬物に比べてろ過されにくい.

④ 薬物の糸球体からのろ過速度は, 血漿タンパク結合率の変化の影響を受けない.

⑤ 糸球体ろ過速度よりも腎クリアランスの値が大きい場合, 尿細管分泌があると判断できる.

⑥ サリチル酸の腎クリアランスは尿の pH が高くなるほど大きくなる.

⑦ イヌリンの血漿中濃度が増加すれば, 腎クリアランスは増大する.

⑧ 薬物の尿細管分泌とは, 薬物が血管側から尿細管腔側へと能動的に輸送される現象である.

⑨ 尿細管の有機アニオン輸送系によって分泌される薬物間では競合阻害を生じない.

⑩ 尿がアルカリ性になるとサリチル酸の尿細管からの再吸収は抑制される.

⑪ 尿細管における再吸収は pH 分配仮説に従うので, 水は再吸収されない.

⑫ 胆汁中排泄されたグルクロン酸抱合体は, 小腸で脱抱合し, 再吸収されることがある.

⑬ 胆汁分泌を受けた薬物は, 主に尿中に排泄される.

⑭ 薬物の肝クリアランスは, 肝臓での代謝クリアランスと未変化体の胆汁中への排泄クリアランスの和で表される.

⑮ 胆汁中の薬物濃度が血漿中濃度に比べ高い場合には能動輸送が関与している.

⑯ 循環血液中のジアゼパムは, 血漿タンパク結合率が高いので, 乳汁中への移行性は低い.

⑰ 脂溶性の高い薬物は, 母乳中へよく移行する.

⑱ インドメタシンは, 母乳中へ移行することが報告されている.

第 5 章　排泄　*143*

┤ 演習問題 ├

　薬物 A を患者（体重 60 kg）に静脈内定速静注し（90 ng/min/kg），定常状態における血中濃度，胆汁排泄速度，尿中排泄速度，肝臓中濃度を測定した結果，以下の結果を得た．薬物 A の排泄臓器は肝臓と腎臓であり，肝臓では代謝を受ける．薬物 A の全身クリアランス，肝クリアランス，胆汁排泄クリアランス，腎クリアランスを求めなさい．

　ただし，糸球体ろ過速度は 120 mL/min，肝血流速度は 60 mL/min/kg，肝重量は 40 g/kg を用いなさい．また，well-stirred model に従うと考えてよい．

血中濃度	10 ng/mL
胆汁排泄速度	60 ng/min/kg
尿中排泄速度	20 ng/min/kg
肝臓中濃度	40 ng/min/kg
非結合形薬物分率 f_b	0.04
肝臓中非結合形分率 f_b	0.5

第 *6* 章

薬物動態の解析

　血中薬物濃度の解析では，以下の３つの理論の理解が重要である.
1. コンパートメント理論
2. 生理学的モデル（クリアランスの概念）
3. モーメント解析

　線形コンパートメント理論は，生体を単純な容器（コンパートメント）と考えて血中濃度を数式で表すものであり，生体を１つの容器と考える1-コンパートメントモデル，および２つの容器からなると考える2-コンパートメントモデルを理解することが必要である. 多くの薬物において，その体内動態には線形性（比例関係）が成立するので，そこから導かれる数式で血中濃度-時間曲線を解析し，また**定常状態**の濃度を予測することができる.

　生理学的モデルは，薬物の体内動態に影響する各臓器での薬物濃度の変化を考えるものであり，クリアランスの概念の理解が必須である. クリアランスは「単位時間にその中に含まれる薬物を除去できる容量」と定義されるが，投与量や定常状態の濃度の解析では非常に有用なものであり，また，病態時に肝臓機能や腎機能が変化したときに，血中動態がどのように変化するのかを理解するのに重要である. この章ではクリアランスの概念の理解を中心とする.

　モーメント解析は，血中濃度グラフの形そのものを比較・評価するものである. 例えば，２種類の製剤を投与後の血中濃度-時間推移を比較するときに，解析モデルが異なった場合，比較するべきパラメータの種類も異なってしまい，評価が難しくなる. しかし，モデルを仮定せず，グラフの形そのものを比較するのであれば，いかなる血中濃度のグラフでも比較が可能となる. モーメント解析は，モデル非依存性の血中濃度解析法であり，実用的な方法であるといえる.

6-1 コンパートメント理論

6-1-1 線形性について

多くの薬物は，投与量と血中濃度が比例関係にある．すなわち，投与量が2倍になれば血中濃度も2倍になり，投与量が3倍になれば血中濃度も3倍になる．このような比例関係があることを**線形性**が成り立つという．線形コンパートメント理論では，「薬物の消失速度は血中濃度に比例する」と考えることが基本となる．ここで消失速度を薬物濃度変化ととらえると，次式が成り立つ．

血中からの薬物消失速度は血中濃度に比例する．

$$\frac{dC}{dt} = -k_{el} \cdot C \longleftarrow 濃度 \tag{6-1}$$

消失速度　　k_{el}：消失速度定数(elimination：消失)

これは反応速度論で学んだ1次反応速度と同じ式であり，k_{el}を**消失速度定数**と呼び，単位はL/min，あるいはL/hである．ここで右辺にマイナスがついているのは，体内投与後の薬物濃度は常に減少するため，すなわち消失速度は負の値をとるのに対し，速度定数は正の値であるからである．

6-1-2 線形1-コンパートメント静脈内投与モデル

コンパートメントモデルでは，生体をいくつかの容器の集合と考える．このとき，生体を1個の容器と考え，生体に薬物が入る（血液中に吸収される）と同時に全組織と分布が平衡状態になると仮定して，血中濃度を解析するのが**1-コンパートメントモデル**である．この場合，生体内臓器などの存在は考慮されず，肝代謝，胆汁排泄，腎排泄などを考慮するのみである．

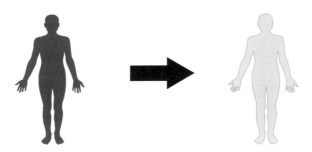

図 6-1　生体中の薬物濃度推移のモデル
生体を均一な1つの容器と考えると，急速静脈内投与した場合，薬物濃度は最初が最も濃く，その後時間の経過とともに濃度が減少する．

　線形1-コンパートメント静脈内投与モデルは次のモデル図で書き表すことができ，これを実験装置に組んだのが図 6-2 である．

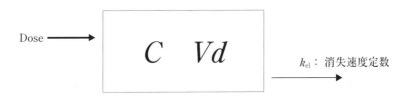

Dose：投与量，k_{el}：消失速度定数

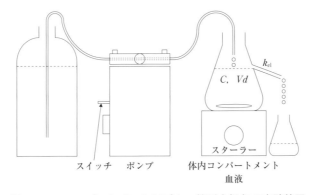

図 6-2　1-コンパートメントモデル・静脈内投与の実験装置
ポンプから一定の流速で生体内コンパートメント（枝付き三角フラスコ）に水が流れている．

　実験装置では，左側のボトルに入った水が，一定速度でポンプに吸い上げられ，生体に相当する枝付き三角フラスコに流入する．枝からはポンプの流速と同じ速度で水が生体外に消失している．生体は枝付き三角フラスコで表され，その中の水は一定量に保たれている（分布容積：Vd）．
　ここで，薬物を急速静脈内投与すると（枝付きフラスコに薬物を投入する），薬物はフラスコ内で瞬時に平衡状態になり，その濃度を C とする．このとき，式（6-1）が成り立つ．式（6-1）の k_{el} は1次速度式の比例定数であり，消失速度定数と呼ばれるが，実験装置と照らし合わせれ

ば，体内コンパートメントの水が入れ替わる割合である．

消失速度定数：k_{el}＝体内コンパートメントの水が入れ替わる割合は，ポンプの流速を Q とすれば，

$$k_{el} = \frac{Q}{Vd} \qquad (6\text{-}2)$$

となる．例えばポンプの流速が，5 mL/h であり，Vd が 100 mL であれば，1 時間に 5/100＝5% の水が入れ替わるので，k_{el} は 0.05（L/h）となる．また，式（6-2）を変形すると，ポンプの流速：$Q = k_{el} \cdot Vd$ となり，この値は後述する全身クリアランスに相当する．

さて，微分方程式を解いて，血中濃度と時間との関係式を導く．この式は微分・積分の知識があれば解けるが，より複雑な微分方程式では，ラプラス変換を用いると，容易に微分方程式を解くことができる．ラプラス変換は次に示す式で表されるが，薬物速度論で必要なラプラス変換式の一部を併せて示す．ラプラス次元での式と元の次元での式は完全に 1：1 で対応するので，微分方程式をラプラス次元で解いた後，元の次元に逆ラプラス変換し，微分方程式を解くことができる．

(1) 微分方程式の解き方 $\qquad \dfrac{\mathrm{d}C}{\mathrm{d}t} = -k_{el} \cdot C$

ラプラス変換：$C = f(t) \longleftrightarrow \widetilde{C} = \widetilde{f(s)} = \displaystyle\int_0^\infty \mathrm{e}^{-st} f(t)\,\mathrm{d}t \qquad C \longleftrightarrow \widetilde{C}$

$C = 1 \longleftrightarrow \widetilde{C} = \dfrac{1}{s} \qquad af_1(t) + bf_2(t) \longleftrightarrow a\widetilde{f_1(s)} + b\widetilde{f_2(s)}$

$C = a \longleftrightarrow \widetilde{C} = \dfrac{a}{s}$

$C = \mathrm{e}^{-at} \longleftrightarrow \widetilde{C} = \dfrac{1}{s + \alpha}$

$C = A\mathrm{e}^{-at} \longleftrightarrow \widetilde{C} = \dfrac{A}{s + \alpha} \qquad C = At\mathrm{e}^{-at} \longleftrightarrow \widetilde{C} = \dfrac{A}{(s + \alpha)^2}$

$f'(t) \longleftrightarrow \widetilde{f'(t)} = s\widetilde{f(s)} - f(0) \qquad \dfrac{\mathrm{d}C}{\mathrm{d}t} \longleftrightarrow s\widetilde{C} - C_0$

1-コンパートメント静脈内投与モデル（急速静注：bolus i.v.）

Dose $\longrightarrow$ $\boxed{C \quad Vd}$ $\xrightarrow{\quad k_{el} \quad}$ $\dfrac{\mathrm{d}C}{\mathrm{d}t} = -k_{el} \cdot C$

通常の解

$$\frac{\mathrm{d}C}{\mathrm{d}t} = -k_{\mathrm{el}} \cdot C$$

$$\frac{1}{C} \cdot \mathrm{d}C = -k_{\mathrm{el}} \cdot \mathrm{d}t$$

積分して,

$$\ln C = -k_{\mathrm{el}} \cdot t + A$$

指数になおして,

$$C = \mathrm{e}^{(-k_{\mathrm{el}} \cdot t + A)} = \mathrm{e}^{A} \cdot \mathrm{e}^{-k_{\mathrm{el}} \cdot t}$$

$t=0$ のとき, $C_0 = \dfrac{D}{Vd}$

したがって

$$C = \frac{D}{Vd}\mathrm{e}^{-k_{\mathrm{el}} \cdot t} = C_0\mathrm{e}^{-k_{\mathrm{el}} \cdot t}$$

ラプラス変換を用いる

$$\frac{\mathrm{d}C}{\mathrm{d}t} = -k_{\mathrm{el}} \cdot C$$

ラプラス変換すると,

$$S \cdot \widetilde{C} - C_0 = -k_{\mathrm{el}} \cdot \widetilde{C}$$

変形して,

$$\widetilde{C} = \frac{C_0}{S + k_{\mathrm{el}}}$$

逆ラプラス変換すると,

$$C = C_0\mathrm{e}^{-k_{\mathrm{el}} \cdot t} = \frac{D}{Vd}\mathrm{e}^{-k_{\mathrm{el}} \cdot t}$$

$$C = C_0\mathrm{e}^{-k_{\mathrm{el}} \cdot t} \tag{6-3}$$

式 (6-3) において, 半減期 (濃度が半分になる時間: $t_{\frac{1}{2}}$) と消失速度定数の関係を導いておこう.

半減期時間 ($t_{\frac{1}{2}}$) 経過したとき濃度が半分になるので,

$$\frac{1}{2}C_0 = C_0\mathrm{e}^{-k_{\mathrm{el}} \cdot t_{\frac{1}{2}}} \tag{6-4}$$

両辺を C_0 で割ると,

$$\frac{1}{2} = \mathrm{e}^{-k_{\mathrm{el}} \cdot t_{\frac{1}{2}}} \tag{6-5}$$

両辺の自然対数をとると,

$$\ln\frac{1}{2} = -\ln 2 = \ln \mathrm{e}^{-k_{\mathrm{el}} \cdot t_{\frac{1}{2}}} = -k_{\mathrm{el}} \cdot t_{\frac{1}{2}} \tag{6-6}$$

すなわち,

$$k_{\mathrm{el}} \cdot t_{\frac{1}{2}} = \ln 2 = 0.693 \approx 0.7 \tag{6-7}$$

消失速度定数と半減期の積は常に ln2 となり, 消失速度定数が一定の場合, 薬物消失半減期も一定の値となる.

また, この関係式を用いると, 血中濃度式を半減期でも表せる.
$t = n \times t_{\frac{1}{2}}$ とすると,

$$C = C_0 e^{-k_{el} \cdot t} = C_0 e^{-k_{el} \cdot t_{\frac{1}{2}} \cdot n} = C_0 e^{-\ln 2 \cdot n} = C_0 \frac{1}{e^{\ln 2 \cdot n}} = C_0 \frac{1}{2^n} = C_0 \frac{1}{2^{\frac{t}{t_{\frac{1}{2}}}}}$$

すなわち,

$$C = C_0 e^{-k_{el} \cdot t} = C_0 \frac{1}{2^n} = C_0 \frac{1}{2^{\frac{t}{t_{\frac{1}{2}}}}} \tag{6-8}$$

確認問題 1

血中消失半減期 6 時間, 分布容積 100 L で 1-コンパートメントモデルに当てはまる薬物がある. 初回 (0 時間) に 400 mg, 2 回目 (6 時間後) に 200 mg, 3 回目 (18 時間後) に 300 mg, 4 回目 (30 時間後) に 200 mg を急速静注した. 4 回目静注直後までの血中濃度の推移を数値がわかるようにしてグラフで示せ. ただし ( ) 内の時間は, 初回投与からの時間とする.

確認問題 2

血中消失半減期 4.8 時間, 分布容積 86 L で 1-コンパートメントモデルに当てはまる薬物がある. 初回 (0 時間) に 420 mg, 2 回目 (5 時間後) に 250 mg, 3 回目 (12 時間後) に 300 mg, 4 回目 (24 時間後) に 300 mg を急速静注した. 4 回目静注直後までの血中濃度の推移を数値がわかるようにしてグラフで示せ. ただし ( ) 内の時間は, 初回投与からの時間とする.

(2) 消失速度定数，薬物消失半減期の求め方

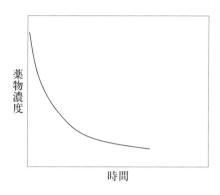

$$C = C_0 e^{-k_{el} \cdot t} \tag{6-3}$$

この式は指数関数であり，通常のグラフでは指数曲線で表される．しかし，片対数グラフを用いると，血中濃度は直線となる．
上式の常用対数，あるいは自然対数をとると，

$$\log C = \log C_0 - k_{el} \cdot t \cdot \log e = \log C_0 - \frac{\ln e}{\ln 10} \cdot k_{el} \cdot t = \log C_0 - \frac{1}{2.303} \cdot k_{el} \cdot t$$

$$\ln C = \ln C_0 - k_{el} \cdot t \cdot \ln e = \ln C_0 - k_{el} \cdot t$$

すなわち，

$$\log C = \log C_0 - \frac{1}{2.303} \cdot k_{el} \cdot t$$

$$\ln C = \ln C_0 - k_{el} \cdot t$$

となり，$\log C$，あるいは $\ln C$ と時間は直線関係を示す．これは，片対数グラフ上に血中濃度と時間をプロットすると，直線になることを示している（図6-3）．直線の傾きを，常用対数：log で計算した場合は，$k_{el} = 2.303 \times$ 傾きとなり，また，自然対数：ln で計算した場合は，$k_{el} =$ 傾きとなる．半減期は，式（6-7）から計算できるが，グラフ上から，濃度が半分になる時間を読み取ってもよい．

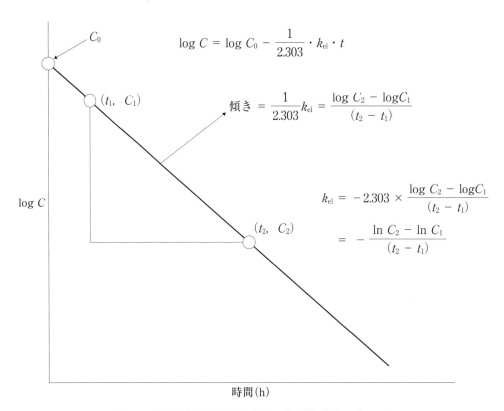

図 6-3　静脈内投与後の血中濃度・片対数グラフプロット
傾きより k_{el} が求まる．傾きの計算では対数値を使うことに注意する．

| 確認問題 3 |

緑膿菌による敗血症の患者（男性 50 kg）をトブラマイシンで治療することになった．薬物速度論的パラメータを算出するため，80 mg を bolus i.v. 投与した後，経時的に血中濃度を測定して表の結果を得た．以下の問に答えよ．

採血時間（時間）	濃度（μg/mL）
4	2.0
8	1.0
12	0.5

問 3-1　片対数グラフに血中濃度をプロットしなさい．
問 3-2　この患者の初濃度（C_0），分布容積（Vd），半減期（$t_{1/2}$），消失速度定数（k_{el}）を求めよ．
問 3-3　繰り返し bolus i.v. 投与により定常状態での最高血中濃度（C_{max}）を 8.0 μg/mL，最低血中濃度（C_{min}）を 0.5 μg/mL としたい．投与量と投与間隔をいくらにしたらよいか．

6-1-3　線形 1-コンパートメント経口投与モデル

　線形 1-コンパートメントモデルで，薬物が経口投与された場合，消化管からの吸収過程が加わる．消化管吸収過程においても線形性が成り立つ（消化管からの吸収薬物量は，消化管内薬物量に比例する）と考え，そのときの**吸収速度定数**を k_a とすれば，モデル図は次のように示される．各略号の意味を合わせて示す．

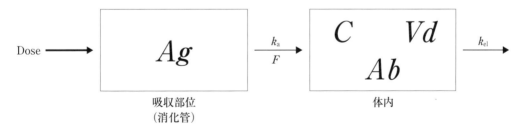

Dose：投与量，Ag（Amount in the gastric）：消化管内薬物量，k_a：吸収速度定数，F：吸収率，C：血中濃度，Vd：分布容積，Ab（Amount in the body）：体内薬物量，k_{el}：消失速度定数

　これを実験装置に組んだのが図 6-4 である．
　実験装置では，左側のボトルに入った水が，一定速度でポンプに吸い上げられ，消化管に相当するサンプル瓶に流入し，サンプル瓶から，生体に相当する枝付き三角フラスコに流入する．枝

からはポンプの流速と同じ速度で水が生体外に消失している．生体は枝付き三角フラスコで表され，その中の水は一定量に保たれている．

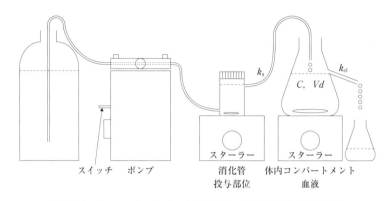

図 6-4　1-コンパートメントモデル・経口投与の実験装置
ポンプから一定の流速で消化管（枝付きサンプル瓶）および生体内コンパートメント（枝付き三角フラスコ）に水が流れている．

このモデルでの血中濃度式を求めてみよう．考えやすいように，薬物量で考える．また，吸収された総薬物量は $F×D$ であることを考慮する．

消化管内の薬物量について微分方程式を立てると，次のようになる．

$$\frac{dAg}{dt} = -k_a \cdot Ag \tag{6-9}$$

生体内での薬物量については，入ってきた薬物量を足し，消失する薬物量を引くことで，生体内での薬物量の変化速度を表せる．

$$\frac{dAb}{dt} = k_a \cdot Ag - k_{el} \cdot Ab \tag{6-10}$$

式（6-9）について解く．

ラプラス変換すると，

$$S \cdot \widetilde{Ag} - Ag(0) = -k_a \cdot \widetilde{Ag}$$

$Ag(0)$ は投与直後の消化管内の薬物のうち，吸収された薬物量（投与量×吸収率：$F \cdot D$）と考えることができ，

$$Ag(0) = F \cdot D$$

を上の式に代入して，$\widetilde{Ag}$ について解くと，

$$\widetilde{Ag} = \frac{F \cdot D}{s + k_a} \tag{6-11}$$

逆ラプラス変換すると，

$$Ag = F \cdot D e^{-k_a \cdot t}$$

次に式（6-10）について解く．式（6-10）をラプラス変換すると，

$$S \cdot \widetilde{Ab} - Ab(0) = k_a \cdot \widetilde{Ag} - k_{el} \cdot \widetilde{Ab}$$

式（6-11）を代入する．また，$Ab(0)$ は内服直後の血中濃度であり，まだ生体に吸収されていないので，$Ab(0) = 0$ である．

$$S \cdot \widetilde{Ab} = k_a \cdot \frac{F \cdot D}{s + k_a} - k_{el} \cdot \widetilde{Ab}$$

$\widetilde{Ab}$ について解く．

$$\widetilde{Ab} = F \cdot k_a \cdot D \cdot \frac{1}{(s + k_{el})(s + k_a)} = \frac{F \cdot k_a \cdot D}{k_a - k_{el}} \cdot \left(\frac{1}{s + k_{el}} - \frac{1}{s + k_a} \right)$$

逆ラプラス変換すると，

$$Ab = \frac{F \cdot k_a \cdot D}{k_a - k_{el}} \cdot (e^{-k_{el} \cdot t} - e^{-k_a \cdot t})$$

求めるのは血中濃度式なので，分布容積（Vd）で両辺を割ればよい．

$$C = \frac{F \cdot k_a \cdot D}{Vd \cdot (k_a - k_{el})} \cdot (e^{-k_{el} \cdot t} - e^{-k_a \cdot t}) \tag{6-12}$$

語呂合わせで覚えるために，ちょっと入れ替えて，

$$\boxed{C = \frac{F \cdot D \cdot k_a}{Vd \cdot (k_a - k_{el})} \cdot (e^{-k_{el} \cdot t} - e^{-k_a \cdot t})} \tag{6-13}$$

　1-コンパートメント経口投与モデルでの血中濃度式は，2つの指数項（吸収の項と，消失の項）が組み合わさった式である．通常のグラフにプロットすると，時間の経過とともに血中濃度が上昇し，吸収速度と消失速度が等しくなったときにピーク濃度に達し，その後減少する．投与してからピークに達し，さらにしばらくは消化管内に薬物が残っており，吸収量を無視することはできない．しかし，十分時間が経過し，消化管内に薬物がほとんど残っていないようになる

と，吸収量は無視できるようになり，この状態では消失のみが起こっている（図6-5）．

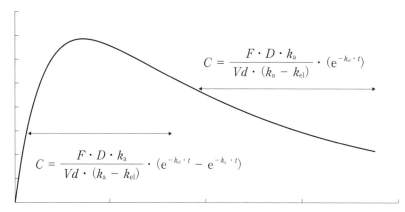

図6-5　1-コンパートメント経口投与での血中濃度推移（通常のグラフ）とそれを表す血中濃度式

(1) 残差法による吸収速度定数，吸収の半減期，消失速度定数，薬物消失半減期の求め方

1-コンパートメント経口投与での吸収速度定数，吸収の半減期，消失速度定数，薬物消失半減期を求めてみよう．血中濃度式は式（6-13）で表せる．式（6-13）の両辺の常用対数をとると，

$$\log C = \log\left(\frac{F \cdot D \cdot k_a}{Vd \cdot (k_a - k_{el})}\right) + \log(e^{-k_{el} \cdot t} - e^{-k_a \cdot t})$$

十分時間が経過し，吸収が無視できるようになると，

$$\log C = \log\left(\frac{F \cdot D \cdot k_a}{Vd \cdot (k_a - k_{el})}\right) + \log(e^{-k_{el} \cdot t}) = \log\left(\frac{F \cdot D \cdot k_a}{Vd \cdot (k_a - k_{el})}\right) - \frac{1}{2.303} k_{el} \cdot t$$

すなわち，

$$\log C = \log\left(\frac{F \cdot D \cdot k_a}{Vd \cdot (k_a - k_{el})}\right) - \frac{1}{2.303} k_{el} \cdot t \tag{6-14}$$

自然対数で表せば，

$$\ln C = \ln\left(\frac{F \cdot D \cdot k_a}{Vd \cdot (k_a - k_{el})}\right) + \ln(e^{-k_{el} \cdot t} - e^{-k_a \cdot t}) \tag{6-15}$$

十分時間が経過し，吸収が無視できるようになると，

$$\ln C = \ln\left(\frac{F \cdot D \cdot k_a}{Vd \cdot (k_a - k_{el})}\right) - k_{el} \cdot t \tag{6-16}$$

以上の結果を踏まえ，片対数グラフに血中濃度をプロットした場合について考える．

(2) 消失速度定数，薬物消失半減期の求め方

片対数グラフに血中濃度をプロットすると，ピークに達してしばらくすると直線的に血中濃度は減少する．このときは吸収が無視できる状態（消化管内には吸収されるべき薬物が残っていない状態）であり，次式が成り立っている．

$$C = \frac{F \cdot D \cdot k_a}{Vd \cdot (k_a - k_{el})} \cdot (e^{-k_{el} \cdot t}) \tag{6-17}$$

対数で表せば，式（6-14）と式（6-16）となる．したがって，片対数グラフの傾きより，k_{el} を求めることができる．また消失半減期は式（6-7）から計算できるが，グラフより，直線部分での濃度が半分になる時間より求めることもできる．

(3) 残差法による吸収速度定数，吸収の半減期の求め方

直線部分を y 軸まで外挿した直線上の血中濃度は，吸収が無視できる場合の血中濃度式（6-17）に当てはまる．この血中濃度値から実際の血中濃度を引いてみると，式では以下のようになり，吸収の項だけが残る．

残差：ΔC＝吸収が無視できる場合の血中濃度(式(6-17))－実際の血中濃度(式(6-13))

$$\Delta C = \frac{F \cdot D \cdot k_a}{Vd \cdot (k_a - k_{el})} \cdot (e^{-k_{el} \cdot t}) - \frac{F \cdot D \cdot k_a}{Vd \cdot (k_a - k_{el})} \cdot (e^{-k_{el} \cdot t} - e^{-k_a \cdot t})$$

$$\Delta C = \frac{F \cdot D \cdot k_a}{Vd \cdot (k_a - k_{el})} \cdot (e^{-k_a \cdot t}) \tag{6-18}$$

残差：ΔC の対数をとれば，

$$\log \Delta C = \log\left(\frac{F \cdot D \cdot k_a}{Vd \cdot (k_a - k_{el})}\right) - \frac{1}{2.303} k_a \cdot t \tag{6-19}$$

$$\ln \Delta C = \ln\left(\frac{F \cdot D \cdot k_a}{Vd \cdot (k_a - k_{el})}\right) - k_a \cdot t \tag{6-20}$$

したがって，片対数グラフに，残差：ΔC をプロットすれば，その傾きから k_a を求めることができる．

吸収の半減期（消化管内の薬物量が半分になる時間）：$t_{\frac{1}{2}a}$ と吸収速度定数との間には，消失速

度定数と消失半減期の関係と同様に，次式が成り立ち，吸収の半減期を求めることができるが，吸収に関する直線上で，濃度が半分になる時間を読み取ってもよい（図6-6）．

$$k_a \cdot t_{\frac{1}{2}a} = \ln 2 = 0.693 \cong 0.7 \tag{6-21}$$

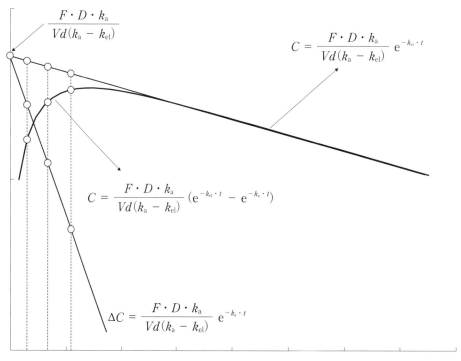

図6-6　1-コンパートメント経口投与での血中濃度（片対数グラフ）と残差法

〈参考〉

ラプラス変換は微分方程式を解くのに便利な変換

必要な知識：部分分数への分解

部分分数への分解

$$\frac{1}{(x+1)(x+2)} = \frac{1}{x+1} - \frac{1}{x+2}$$

$$\frac{1}{(x+a)(x+b)} = \frac{1}{b-a} \cdot \left(\frac{1}{x+a} - \frac{1}{x+b}\right)$$

$$\frac{1}{s(s+k_{el})} = \frac{1}{k_{el}} \cdot \left(\frac{1}{s} - \frac{1}{s+k_{el}}\right)$$

$$\frac{1}{(s+k_{el})} \cdot \frac{1}{(s+k_a)} = \frac{1}{k_a - k_{el}} \cdot \left(\frac{1}{s+k_{el}} - \frac{1}{s+k_a}\right)$$

濃度でなく，体内薬物量で考える場合．

体内量：Ab $\qquad \dfrac{\mathrm{d}Ab}{\mathrm{d}t} = -k_{el} \cdot Ab$

その時点での消失薬物量は薬物量に比例する．

元関数		ラプラス変換式
Ab	$\longleftrightarrow$	$\widetilde{Ab}$
$\dfrac{\mathrm{d}Ab}{\mathrm{d}t}$	$\longleftrightarrow$	$s \cdot \widetilde{Ab} - Ab(0)$
$Ab = A \cdot \mathrm{e}^{-at}$	$\longleftrightarrow$	$\widetilde{Ab} = \dfrac{A}{s+\alpha}$
$Ab = A \cdot t \cdot \mathrm{e}^{-at}$	$\longleftrightarrow$	$\widetilde{Ab} = \dfrac{A}{(s+\alpha)^2}$

確認問題 4

新医薬品のボランティア試験において，400 mg を経口投与後の血中濃度が下記のように測定された．以下の問いに答えよ．ただしこの薬物は1-コンパートメントモデルに当てはまる．

採血時間（時間）	血中濃度（μg/mL）
0.5	18.9
1	31.3
2	43.5
3	46.6
4	45.4
6	38.8
8	31.4
10	25.1
12	20.0

問 4-1 血中濃度・時間のグラフを片対数グラフに書き，消失速度定数（k_{el}），半減期（$t_{\frac{1}{2}}$）を求めよ．ただし，$k_a \gg k_{el}$ とする．

問 4-2 片対数グラフを用い，残差法より吸収速度定数，吸収の半減期を求めよ．さらに F/Vd の値を求めよ．

（4）フリップフロップ現象

1-コンパートメント経口投与モデルで，図 6-7 のような実験装置を考えて，次の血中濃度式を導いた（Vg はサンプル瓶の中の水の量）．

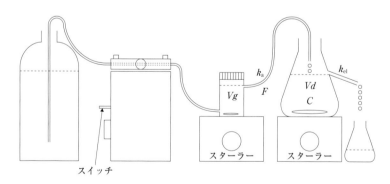

図 6-7　線形 1-コンパートメントモデル経口投与実験装置

$$C = \frac{F \cdot D \cdot k_a}{Vd(k_a - k_{el})} \cdot (e^{-k_{el} \cdot t} - e^{-k_a \cdot t}) \tag{6-13}$$

　実はこの場合，吸収は消失よりも早い（$k_a > k_{el}$）ということを仮定しているために，この式から求まる2つの速度定数（k_a と k_{el}）のうち，大きい方を k_a：吸収速度定数として，また小さい方を k_{el}：消失速度定数として求めることができる．しかし，$k_a > k_{el}$ の仮定がなければ，2つの速度定数のうち，どちらが吸収速度定数で，どちらが消失速度定数か特定することができない．このことを，実験装置を組み直して考えてみる．
　消化管に相当するサンプル瓶と生体コンパートメントに相当する枝付き三角フラスコを入れ替えた図6-8の実験装置での血中濃度式を導いてみると，

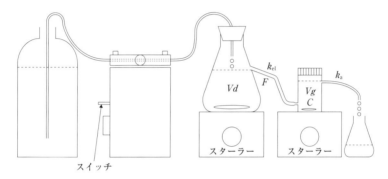

図6-8　線形1-コンパートメントモデル経口投与実験装置で，小さなサンプル瓶を体内コンパートメントとし，大きな枝付き三角フラスコを消化管とした場合

$$C = \frac{F \cdot D \cdot k_{el}}{Vg(k_{el} - k_a)}(e^{-k_a \cdot t} - e^{-k_{el} \cdot t})$$

2つの（　）内を入れ替えれば，

$$C = \frac{F \cdot D \cdot k_{el}}{Vg(k_a - k_{el})}(e^{-k_{el} \cdot t} - e^{-k_a \cdot t})$$

$k_a \times Vg = k_{el} \times Vd =$ ポンプの流速である．したがって，

$$\frac{k_a}{Vd} = \frac{k_{el}}{Vg}$$

代入すれば，

$$C = \frac{F \cdot D \cdot k_{el}}{Vg(k_a - k_{el})}(e^{-k_{el} \cdot t} - e^{-k_a \cdot t}) = \frac{F \cdot D \cdot k_a}{Vd(k_a - k_{el})}(e^{-k_{el} \cdot t} - e^{-k_a \cdot t})$$

すなわち，消化管に相当するサンプル瓶と生体コンパートメントに相当する枝付き三角フラスコを入れ替えても，全く同じ式が成り立ち，血中濃度は全く同じになることがわかる．この場合は，消失速度定数が吸収速度定数よりも大きいことになる．

このように，$k_{el} > k_a$ となる場合を，**フリップフロップ現象**という．例えば，極めて吸収がゆっくりと起こる薬物や，持続性製剤などでフリップフロップ現象が起こることがある．経口投与のみのデータからでは，2つの速度定数のいずれが消失速度定数であり，いずれが吸収速度定数であるかを特定できないが，静脈内投与のデータを併用することで，特定することができる．

6-1-4 線形1-コンパートメント定速点滴静注モデル

薬物を一定速度で点滴静注した場合，血中濃度は徐々に上昇し，いつか一定の値となる．この状態は投与速度と消失速度が同じになった状態であり，**定常状態**（Steady State：ss）と呼ばれる．このときの濃度を定常状態の濃度：C_{ss} とする（図6-9）．

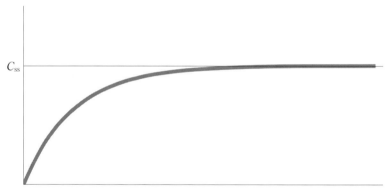

図6-9　定速点滴投与での血中濃度推移

(1) 定速点滴投与における血中濃度の求め方

生体内に一定速度（0次）で薬物が投与され，消失速度定数 k_{el} で消失するので，次のモデル図で表すことができる．パラメータも一緒に示す．

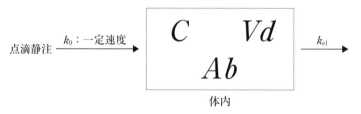

k_0：0次速度定数＝投与速度（mg/min，mg/h，mg/day 等）
C：血中濃度，Vd：分布容積，Ab：体内薬物量，k_{el}：消失速度定数

体内薬物量で考え，消失に関する微分方程式をたてる．

$$\frac{\mathrm{d}Ab}{\mathrm{d}t} = k_0 - k_{\mathrm{el}} \cdot Ab \tag{6-22}$$

ラプラス変換すると，

$$S \cdot \widetilde{Ab} - Ab(0) = \frac{k_0}{s} - k_{\mathrm{el}} \cdot \widetilde{Ab}$$

$Ab(0) = 0$（点滴開始時での血中濃度は 0）であることを考慮して，整理すると，

$$\widetilde{Ab} = \frac{k_0}{s(s + k_{\mathrm{el}})}$$

部分分数に分解する．

$$\widetilde{Ab} = \frac{k_0}{k_{\mathrm{el}}}\left(\frac{1}{s} - \frac{1}{s + k_{\mathrm{el}}}\right)$$

逆ラプラス変換すると，

$$Ab = \frac{k_0}{k_{\mathrm{el}}}(1 - \mathrm{e}^{-k_{\mathrm{el}} \cdot t})$$

分布容積で割る．

$$C = \frac{k_0}{k_{\mathrm{el}} \cdot Vd}(1 - \mathrm{e}^{-k_{\mathrm{el}} \cdot t})$$

この式において，十分時間が経過する（$t \to \infty$）と，$\mathrm{e}^{-k_{\mathrm{el}} \cdot t} \to 0$ なので，血中濃度は一定の値（定常状態の濃度：C_{ss}）となる．

$$C_{\mathrm{ss}} = \frac{k_0}{k_{\mathrm{el}} \cdot Vd} \tag{6-23}$$

すなわち点滴静注での血中濃度は下記の式で表せる．

$$C = \frac{k_0}{k_{\mathrm{el}} \cdot Vd}(1 - \mathrm{e}^{-k_{\mathrm{el}} \cdot t}) = C_{\mathrm{ss}}(1 - \mathrm{e}^{-k_{\mathrm{el}} \cdot t}) \tag{6-24}$$

(2) 定常状態に達するまでの時間

投与を開始して，血中濃度が定常状態に到達する時間について考えてみよう．定速点滴投与では式（6-24）で血中濃度が計算できる．ここで，半減期の何倍の時間が経過したかを考えて，$t = n \times t_{1/2}$ とすると，

$$(1 - e^{-k_{el} \cdot t}) = (1 - e^{-k_{el} \cdot t_{1/2} \cdot n}) = (1 - e^{-\ln 2 \cdot n}) = \left(1 - \frac{1}{e^{\ln 2 \cdot n}}\right)$$

$$= \left(1 - \frac{1}{2^n}\right) = \left(\frac{2^n - 1}{2^n}\right)$$

すなわち

$$C = C_{ss} \cdot (1 - e^{-k_{el} \cdot t}) = C_{ss} \cdot \left(\frac{2^n - 1}{2^n}\right) \tag{6-25}$$

半減期時間が経過するごとに計算すると，

$t = 1 \times t_{\frac{1}{2}}$ のとき（$n = 1$ のとき）　　$C = C_{ss} \times \dfrac{1}{2}$　　（残り $\dfrac{1}{2}$）

$t = 2 \times t_{\frac{1}{2}}$ のとき（$n = 2$ のとき）　　$C = C_{ss} \times \dfrac{3}{4}$　　（残り $\dfrac{1}{4}$）

$t = 3 \times t_{\frac{1}{2}}$ のとき（$n = 3$ のとき）　　$C = C_{ss} \times \dfrac{7}{8}$　　（残り $\dfrac{1}{8}$）

$t = 4 \times t_{\frac{1}{2}}$ のとき（$n = 4$ のとき）　　$C = C_{ss} \times \dfrac{15}{16}$　　（残り $\dfrac{1}{16}$）

$t = 5 \times t_{\frac{1}{2}}$ のとき（$n = 5$ のとき）　　$C = C_{ss} \times \dfrac{31}{32}$　　（残り $\dfrac{1}{32}$）

となり，半減期時間が経過するごとに，定常状態の濃度に残り半分ずつ近づいていくことがわかる．したがって半減期の4倍の時間が経過すれば，定常状態の $\dfrac{15}{16}$ の濃度（残り $\dfrac{1}{16}$）となり，5倍の時間が経過すれば，定常状態の $\dfrac{31}{32}$ の濃度（残り $\dfrac{1}{32}$）となるので，半減期の4〜5倍の時間が経過すれば，血中濃度は定常状態になったと考えてよく，投与量には依存しない．また投与経路にも依存せず，他の経路の投与においても，点滴投与の曲線状を血中濃度が上下しながら，推移するのみなので，いずれの投与経路においても，半減期の4〜5倍の時間が経過すれば，血中濃度は定常状態になったと考えてよい（図6-10）．

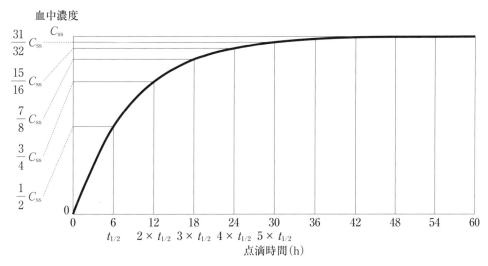

図6-10　半減期6hの薬物を定速点滴投与した時の血中濃度推移
半減期時間ごとに定常状態の濃度の半分ずつ近づく．

6-1-5　線形2-コンパートメント急速静脈内投与モデル

　1-コンパートメントモデルでは，薬物は生体内に吸収されると同時に全組織と分布が平衡状態になると考え，生体を1つの容器と見なした．この場合，片対数グラフで血中濃度は直線的に消失した．しかし，薬物によっては，生体に吸収された後，組織への分布にある程度時間がかかり，片対数グラフで多相性に消失する場合がある．このような薬物では，生体が複数のコンパートメントで構成されていると考えて解析ができる．生体が2つのコンパートメントから構成されると考えるのが，**2-コンパートメントモデル**である．ここでは，線形2-コンパートメントモデルでの急速静脈内投与（bolus i.v.）モデルについて考える．

2-コンパートメントのモデル図は図6-11のように表せる．

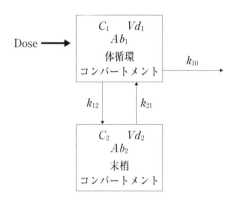

図6-11　2-コンパートメントモデル図

　生体を，血液および血液が豊富な肝臓や腎臓からなる体循環コンパートメントと，血流に乏しい骨・脂肪・結合組織などが含まれる末梢コンパートメントの2つから構成されると考える．薬物が血液中に吸収されると，体循環コンパートメントではすぐに分布が平衡状態となるが，末梢コンパートメントへの分布には時間がかかるとする．このときの，体循環コンパートメントから末梢コンパートメントへの薬物移行速度定数をk_{12}とし，抹消コンパートメントから体循環コンパートメントへの薬物移行速度定数をk_{21}とする．また，薬物は体循環コンパートメントから消失すると考えて，消失速度定数をk_{10}とする．それぞれのコンパートメントの分布容積およびコンパートメント内の血中濃度はVd_1, Vd_2, C_1, C_2で表し，コンパートメント内の薬物量をAb_1, Ab_2で表す．

　それぞれのコンパートメント内での薬物量変化について，微分方程式を立てると，次のようになる．

体内薬物量で考える

$$\frac{dAb_1}{dt} = -k_{12} \cdot Ab_1 + k_{21} \cdot Ab_2 - k_{el} \cdot Ab_1 \tag{6-26}$$

$$\frac{dAb_2}{dt} = k_{12} \cdot Ab_1 - k_{21} \cdot Ab_2 \tag{6-27}$$

　この連立方程式は，ラプラス変換と，2次方程式での一般解，および部分分数などを利用して解くことができるが，その詳細は文末を参照されたい．

　結論的には，線形2-コンパートメントモデル急速静脈内投与モデルでの血中濃度は次式のように，2つの指数項の和で表すことができ，そのときの血中濃度グラフを図6-12に示す．

$$C = Ae^{-\alpha \cdot t} + Be^{-\beta \cdot t} \quad (ただし \alpha > \beta) \tag{6-28}$$

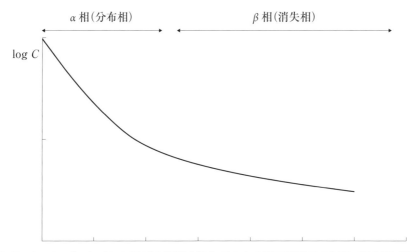

図6-12　2-コンパートメントモデル静脈内投与での血中濃度推移の2相性（片対数グラフ）

血中濃度は2相性に減少するが，最初の相はα相と呼ばれ，体循環コンパートメントから末梢コンパートメントへ分布が起こっている分布相である．その後の消失が緩やかになった相は，体循環コンパートメントと抹消コンパートメント間で分布が平衡状態に達した後の消失相であり，β相と呼ばれる．

(1) A, α, B, β, 消失半減期の求め方

図6-13のグラフから A, α, B, β を求めてみる．

時間が十分に経過し，体循環コンパートメントと抹消コンパートメントが平衡状態に達したときは，α相が無視できる（$e^{-\alpha \cdot t} \to 0$）ので，血中濃度式は，

$$C = Be^{-\beta \cdot t}$$

となり，対数をとれば，

$$\log C = \log B - \frac{1}{2.303} \cdot \beta \cdot t$$

$$\ln C = \ln B - \beta \cdot t$$

したがって，片対数グラフ上で消失相は直線となり，直線の傾きからβを求めることができ，y 切片より B を求めることができる．

消失相を外挿した直線上の濃度は，次式に当てはまる濃度である．

$$C = Be^{-\beta \cdot t}$$

　実際の血中濃度よりこの濃度を引いてみると，式では以下のようになり，α相（分布相）だけが残る．

　　残差：ΔC ＝実際の血中濃度－分布が無視できる場合の血中濃度

$$\Delta C = Ae^{-\alpha \cdot t} + Be^{-\beta \cdot t} - Be^{-\beta \cdot t}$$

$$\Delta C = Ae^{-\alpha \cdot t}$$

残差ΔCの対数をとれば，

$$\log \Delta C = \log A - \frac{1}{2.303}\alpha \cdot t$$

$$\ln \Delta C = \ln A - \alpha \cdot t$$

したがって，片対数グラフに，残差：ΔCをプロットすれば，その傾きからαを求めることができ，y切片よりAを求めることができる．

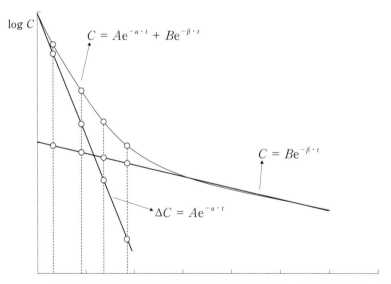

図6-13　2-コンパートメントモデル静脈内投与での血中濃度推移（片対数グラフ）と残差法

　2-コンパートメントモデルではα相での半減期とβ相での半減期の2つを考えることができ，それぞれ次の関係式が成り立つ．

$$\alpha \times t_{1/2\alpha} = \ln 2 = 0.693 \fallingdotseq 0.7$$
$$\beta \times t_{1/2\beta} = \ln 2 = 0.693 \fallingdotseq 0.7$$

β は消失速度定数 k_{10} とは異なるが，消失相では β を消失速度定数としたごとくに消失するので，2-コンパートメントモデルでの半減期は，通常 $t_{1/2\beta}$ を用いる．

> **確認問題 5**
>
> 新医薬品のボランティア試験において，600 mg を bolus i.v. 投与後の血中濃度が下記のように測定された．以下の問いに答えよ．
>
> | 採血時間（時間） | 血中濃度（μg/mL） |
> |---|---|
> | 0.5 | 63.0 |
> | 1 | 50.0 |
> | 2 | 33.7 |
> | 3 | 24.0 |
> | 4 | 18.1 |
> | 6 | 11.4 |
> | 8 | 7.7 |
> | 10 | 5.4 |
> | 12 | 3.8 |
>
> 問 5-1　血中濃度・時間のグラフを片対数グラフに書け．
> 問 5-2　血中濃度式を求めよ．

〈参考〉
ラプラス変換による解法

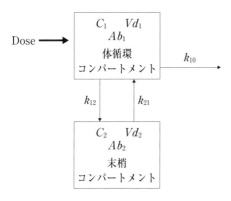

体内薬物量で考える．

$$\frac{\mathrm{d}Ab_1}{\mathrm{d}t} = -k_{12} \cdot Ab_1 + k_{21} \cdot Ab_2 - k_{\mathrm{el}} \cdot Ab_1 \cdots ①$$

$$\frac{\mathrm{d}Ab_2}{\mathrm{d}t} = k_{12} \cdot Ab_1 - k_{21} \cdot Ab_2 \cdots ②$$

それぞれラプラス変換すると，

$$s \cdot \widetilde{Ab_1} - Ab_1(0) = -k_{12} \cdot \widetilde{Ab_1} + k_{21} \cdot \widetilde{Ab_2} - k_{\mathrm{el}} \cdot \widetilde{Ab_1} \cdots ①'$$

$$s \cdot \widetilde{Ab_2} - Ab_2(0) = k_{12} \cdot \widetilde{Ab_1} - k_{21} \cdot \widetilde{Ab_2} \cdots ②'$$

ここで，$Ab_1(0) = D$，$Ab_2(0) = 0$ である．$\widetilde{Ab_1}$, $\widetilde{Ab_2}$ について整理すると，

$$(s + k_{12} + k_{\mathrm{el}}) \cdot \widetilde{Ab_1} = k_{21} \cdot \widetilde{Ab_2} + D \cdots ①''$$

$$\widetilde{Ab_2} = \frac{k_{12}}{s + k_{21}} \cdot \widetilde{Ab_1} \cdots ②''$$

②″を①″に代入して変形する．

$$(s + k_{12} + k_{\mathrm{el}}) \cdot \widetilde{Ab_1} = \frac{k_{12} \cdot k_{21}}{s + k_{21}} \cdot \widetilde{Ab_1} + D$$

$$(s + k_{21})(s + k_{12} + k_{\mathrm{el}}) \cdot \widetilde{Ab_1} = k_{12} \cdot k_{21} \cdot \widetilde{Ab_1} + (s + k_{21}) \cdot D$$

$$\{s^2 + s \cdot (k_{12} + k_{21} + k_{\mathrm{el}}) + k_{21} \cdot k_{12} + k_{21} \cdot k_{\mathrm{el}}\} \widetilde{Ab_1} = k_{12} \cdot k_{21} \cdot \widetilde{Ab_1} + (s + k_{21})D$$

$$\widetilde{Ab_1} = \frac{(s + k_{21}) \cdot D}{s^2 + s(k_{12} + k_{21} + k_{\mathrm{el}}) + k_{21} \cdot k_{\mathrm{el}}}$$

分母について，0とした場合の s の解を $-\alpha$，$-\beta$ とすれば，

$$\widetilde{Ab_1} = \frac{(s + k_{21}) \cdot D}{(s + \alpha)(s + \beta)} \cdots ③$$

ただし，$\alpha, \beta = \dfrac{(k_{12} + k_{21} + k_{\mathrm{el}}) \pm \sqrt{(k_{12} + k_{21} + k_{\mathrm{el}})^2 - 4k_{21} \cdot k_{\mathrm{el}}}}{2}$

あるいは $\quad \alpha+\beta=k_{12}+k_{21}+k_{\mathrm{el}}$

$\qquad\qquad \alpha \cdot \beta=k_{21} \cdot k_{\mathrm{el}}$

③を部分分数に分解する．

$$\widetilde{Ab}_1 = \frac{(s+k_{21}) \cdot D}{(s+\alpha)(s+\beta)} = \frac{D}{\alpha-\beta}\left(\frac{\alpha-k_{21}}{(s+\alpha)} + \frac{(k_{21}-\beta)}{(s+\beta)}\right)$$

逆ラプラス変換すると，

$$Ab_1 = \frac{D}{\alpha-\beta}\{(\alpha-k_{21})\mathrm{e}^{-\alpha \cdot t} + (k_{21}-\beta)\mathrm{e}^{-\beta \cdot t}\}$$

分布容積 Vd_1 で割ると，

$$C_1 = \frac{D}{Vd_1 \cdot (\alpha-\beta)}\{(\alpha-k_{21})\mathrm{e}^{-\alpha \cdot t} + (k_{21}-\beta)\mathrm{e}^{-\beta \cdot t}\}$$

$$\boxed{\text{通常は } C = A\mathrm{e}^{-\alpha \cdot t} + B\mathrm{e}^{-\beta \cdot t}}$$

ただし $\quad \alpha+\beta=k_{12}+k_{21}+k_{\mathrm{el}}$

$\qquad\qquad \alpha \cdot \beta=k_{21} \cdot k_{\mathrm{el}}$

あるいは $\quad k_{21} = \dfrac{A\beta+\alpha B}{A+B}$

$\qquad\qquad k_{\mathrm{el}} = \dfrac{\alpha\beta}{k_{21}}$

$\qquad\qquad k_{12} = \alpha+\beta-k_{21}-k_{\mathrm{el}}$

$t=0$ のとき，$C_0 = A + B = \dfrac{D}{Vd_1}$，したがって $\quad Vd_1 = \dfrac{D}{A+B}$

6-1-6　線形1-コンパートメントモデルにおける繰り返し急速静注時の血中濃度推移

　ここまでは単回投与時の血中濃度推移について考えてきたが，薬物治療は繰り返し投与で行われるので，繰り返し投与時の血中濃度推移について考える必要がある．まず，繰り返し急速静脈内投与時の血中濃度推移について考えてみる．

　投与された薬物が1回投与間隔内（τ）で全量消失しなければ，投与ごとに薬物血中濃度はだんだんと増加し，いつか一定の変化を示すようになる（定常状態）．一定の変化を示すのは，定常状態では，1回投与間隔内での吸収量と消失量が等しいからである（図6-14）．

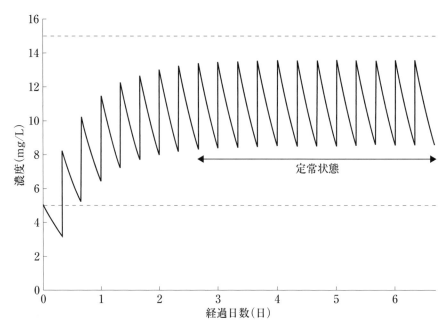

図6-14 繰り返し静脈内投与での血中濃度推移と定常状態

この場合，血中濃度を求めるには，1回投与ごとの血中濃度を合計していけばよい．投与間隔を τ 時間とし，n 回投与してから t 時間経過したとすると，1回目に投与された薬物の濃度は，投与されてから $((n-1)\tau+t)$ 時間経過しているので，次式で計算できる．

$$C = C_0 e^{-k_{el} \cdot ((n-1)\tau+t)} \tag{6-29}$$

同様に，2回目に投与された薬物の濃度は，$((n-2)\tau+t)$ 時間経過しているので，次式で計算できる．

$$C = C_0 e^{-k_{el} \cdot ((n-2)\tau+t)}$$

3回目以降の投与でも同様に計算できる．

さらに，$n-2$ 回目に投与された薬物の濃度は次式で計算できる．

$$C = C_0 e^{-k_{el} \cdot (2\tau+t)}$$

$n-1$ 回目に投与された薬物の濃度は次式で計算できる．

$$C = C_0 e^{-k_{el} \cdot (\tau+t)}$$

n 回目に投与された薬物の濃度は次式で計算できる．

$$C = C_0 e^{-k_{el} \cdot t} \tag{6-30}$$

これらをすべて合計した値が，n回投与してからt時間目の濃度：$C_{n \cdot t}$である．

$$C_{n \cdot t} = C_0 e^{-k_{el} \cdot t} + C_0 e^{-k_{el} \cdot (\tau + t)} + C_0 e^{-k_{el} \cdot (2\tau + t)} + \cdots + C_0 e^{-k_{el} \cdot ((n-1)\tau + t)}$$

整理すると，

$$C_{n \cdot t} = C_0 e^{-k_{el} \cdot t} (1 + e^{-k_{el} \cdot \tau} + e^{-2k_{el} \cdot \tau} + \cdots + e^{-(n-1)k_{el} \cdot \tau})$$

（　　）の中の式は，初項1，公比 $e^{-k_{el} \cdot \tau}$ の等比数列
の和なので，

$$C_{n \cdot t} = C_0 e^{-k_{el} \cdot t} \left(\frac{1 - e^{-k_{el} \cdot \tau \cdot n}}{1 - e^{-k_{el} \cdot \tau}} \right)$$

である．
n が十分な回数になり，定常状態になる（$n \rightarrow \infty$）と，

$$C_{ss} = C_0 \cdot e^{-k_{el} \cdot t} \cdot \left(\frac{1}{1 - e^{-k_{el} \cdot \tau}} \right) \qquad (6\text{-}31)$$

> 初項1，公比 r の等比数列 S は
> $$S = 1 + r + r^2 + r^3 + \cdots\cdots + r^{(n-1)}$$
> 両辺に r をかけると
> $$S \times r = r + r^2 + r^3 + \cdots\cdots + r^n$$
> 上式より下式を引くと
> $$S(1-r) = 1 - r^n$$
> したがって
> $$S = \frac{1 - r^n}{1 - r}$$

となる．上式は定常状態での血中濃度変化の式である．

$\dfrac{1}{1 - e^{-k_{el} \cdot \tau}}$ を R で置き換えると，

$$C_{ss} = R \cdot C_0 e^{-k_{el} \cdot t} \qquad\qquad (6\text{-}32)$$

と書き直すことができ，定常状態での濃度：C_{ss} は，1回目の投与での濃度：$C = C_0 e^{-k_{el} \cdot t}$ の R 倍
であることがわかる（図6-15）．R は**蓄積率**と呼ばれる値である．

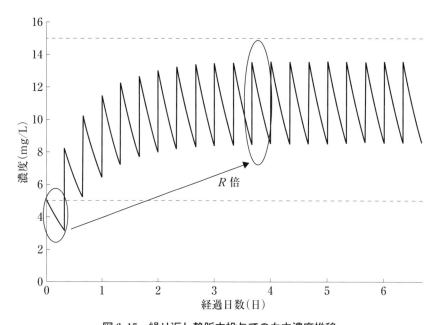

図 6-15 繰り返し静脈内投与での血中濃度推移
定常状態での濃度は，1回目投与での濃度の蓄積率倍（R 倍）になる．

蓄積率　$R = \dfrac{1}{1-e^{-k_{el}\cdot\tau}}$：急速静脈内投与の定常状態の濃度は，単回投与時の R 倍となる．

半減期：$t_{1/2}$ と関連させて蓄積率を計算すると，次のようになる．

$\tau = n \times t_{1/2}$ とすると，

$$R = \frac{1}{1-e^{-k_{el}\cdot\tau}} = \frac{1}{1-e^{-k_{el}\cdot n \cdot t_{1/2}}} = \frac{1}{1-e^{-\ln 2 \cdot n}} = \frac{1}{1-\dfrac{1}{2^n}} = \frac{2^n}{2^n-1}$$

すなわち，

$$R = \frac{1}{1-e^{-k_{el}\cdot\tau}} = \frac{2^n}{2^n-1} \tag{6-33}$$

n をきりのよい数にして R を計算すると次のようになる．

半減期の 1/3 の時間ごとの投与	$n=1/3$	$\tau = 1/3 \times t_{1/2}$	$R = \sqrt[3]{2}/(\sqrt[3]{2}-1) = 4.9$
半減期の 1/2 の時間ごとの投与	$n=1/2$	$\tau = 1/2 \times t_{1/2}$	$R = \sqrt{2}/(\sqrt{2}-1) = 3.4$
半減期ごとの投与	$n=1$	$\tau = t_{1/2}$	$R = 2/(2-1) = 2$
半減期の 2 倍の時間ごとの投与	$n=2$	$\tau = 2 \times t_{1/2}$	$R = 2^2/(2^2-1) = 4/3 = 1.33$
半減期の 3 倍の時間ごとの投与	$n=3$	$\tau = 3 \times t_{1/2}$	$R = 2^3/(2^3-1) = 8/7 = 1.14$
半減期の 4 倍の時間ごとの投与	$n=4$	$\tau = 4 \times t_{1/2}$	$R = 2^4/(2^4-1) = 16/15 = 1.07$

すなわち，投与間隔が半減期と同じであれば，蓄積率は2倍であり，単回投与に比べ定常状態での血中濃度は2倍になる．投与間隔が半減期の2倍であれば，定常状態での血中濃度は，単回投与での血中濃度の1.33倍であり，33％ほど増加する．しかし，投与間隔が半減期の3倍以上であれば，蓄積率は1.14倍以下であり，繰り返し投与での蓄積は無視できるといえる．逆に，投与間隔が半減期より短ければ，蓄積率は大きな値となり，単回投与に対し定常状態の濃度は，半減期の1/2ごとの投与では3.4倍，半減期の1/3ごとの投与では約5倍の値となる．

6-1-7　線形1-コンパートメントモデルにおける繰り返し経口投与時の血中濃度推移

繰り返し経口投与した場合の血中濃度は，図6-16のグラフのようになる．この場合の血中濃度式を導く．

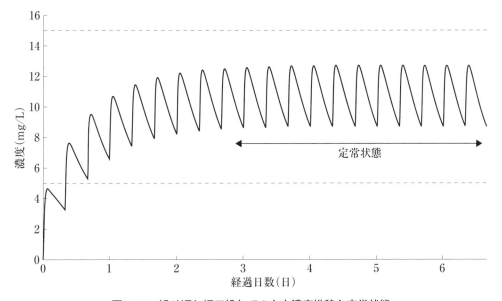

図6-16　繰り返し経口投与での血中濃度推移と定常状態

単回経口投与での血中濃度式は次式で表せた．

$$C = \frac{F \cdot D \cdot k_a}{Vd(k_a - k_{el})} \cdot (e^{-k_{el} \cdot t} - e^{-k_a \cdot t}) \tag{6-13}$$

投与間隔をτ時間とし，繰り返し投与での定常状態の血中濃度は次式で表せる．

$$C_{ss} = \frac{F \cdot D \cdot k_a}{Vd(k_a - k_{el})} \left(\frac{1}{1 - e^{-k_{el} \cdot \tau}} \cdot e^{-k_{el} \cdot t} - \frac{1}{1 - e^{-k_a \cdot \tau}} \cdot e^{-k_a \cdot t} \right) \tag{6-34}$$

$\dfrac{1}{1 - \mathrm{e}^{-k_{\mathrm{el}} \cdot \tau}}$ は繰り返し静脈内投与での蓄積率と同じ式である.

吸収の項にかかっている $\dfrac{1}{1 - \mathrm{e}^{-k_{\mathrm{a}} \cdot \tau}}$ は,いわば消化管内での蓄積率というべきものであるが,通常は k_{a} が十分大きいので,1と考えられる.すなわち,繰り返し経口投与しても,消化管内の薬物は,1回投与間隔内ですべて吸収されると考えられる.

　定常状態において,投与間隔内で,投与から十分時間が経過すると,吸収の項は無視できるので,消失過程は次式で表せる.

$$C = \frac{F \cdot D \cdot k_{\mathrm{a}}}{Vd(k_{\mathrm{a}} - k_{\mathrm{el}})} \left(\frac{1}{1 - \mathrm{e}^{-k_{\mathrm{el}} \cdot t}} \cdot \mathrm{e}^{-k_{\mathrm{el}} \cdot t} \right) = \frac{F \cdot D \cdot k_{\mathrm{a}}}{Vd(k_{\mathrm{a}} - k_{\mathrm{el}})} \cdot \mathrm{e}^{-k_{\mathrm{el}} \cdot t} \cdot \frac{1}{1 - \mathrm{e}^{-k_{\mathrm{el}} \cdot t}} \tag{6-35}$$

この式は,単回投与での消失相の式に蓄積率をかけたものであり,すなわち,繰り返し経口投与においては,定常状態の消失相の濃度は,単回投与での消失相の濃度の蓄積率倍になる.最低血中濃度:$C_{\min}$ について考えれば,定常状態での最低血中濃度:$(C_{\mathrm{ss}})_{\min}$（定常状態でのトラフ値）は,単回投与・τ 時間での血中濃度の R 倍になる（図6-17）.

$$(C_{\mathrm{ss}})_{\min} = (C_{\text{単回投与}})\tau \times R \tag{6-36}$$

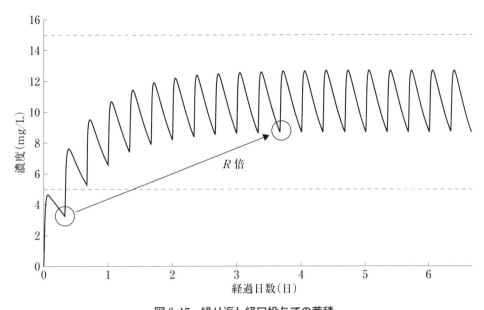

図 6-17 繰り返し経口投与での蓄積
定常状態での消失過程の濃度は，1回投与での消失過程の蓄積率倍（R倍）になる
（トラフ値もR倍になる）．

6-1-8 線形2-コンパートメントモデルにおける繰り返し急速静注時の血中濃度推移

線形2-コンパートメントモデルでの単回急速静脈内投与での血中濃度式は次式で表せた．

$$C = Ae^{-\alpha \cdot t} + Be^{-\beta \cdot t} \tag{6-28}$$

投与間隔を τ 時間とし，繰り返し静脈内投与での定常状態の血中濃度は次式で表せる．

$$C_{ss} = Ae^{-\alpha \cdot t} \cdot \frac{1}{e^{-\alpha \cdot t}} + Be^{-\beta \cdot t} \cdot \frac{1}{e^{-\beta \cdot t}} \tag{6-37}$$

投与してから十分時間がたち，分布（α相）が無視できる様になると，

$$C_{ss} = Be^{-\beta \cdot t} \cdot \frac{1}{e^{-\beta \cdot t}} \tag{6-38}$$

すなわち，定常状態の β 相（消失相）の血中濃度は1回投与での β 相（消失相）の血中濃度の R 倍になる．

6-1-9 血中濃度-時間曲線下面積（AUC：Area Under the Curve）

(1) AUCの算出方法

血中濃度-時間曲線下面積 AUC は，台形公式を用いて面積を計算する．AUC を次の問題で求めてみよう．

確認問題 6

新医薬品のボランティア試験において，200 mg 経口投与後の血中濃度が下記のように測定された．AUC（0～10 h）を計算せよ．

採血時間（時間）	血中濃度（μg/mL）
1	12.0
2	19.0
3	25.0
5	20.0
8	5.0
10	3.0

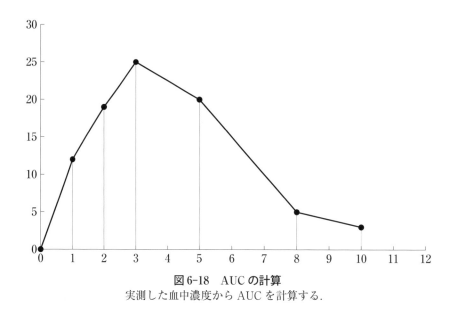

図 6-18　AUC の計算
実測した血中濃度から AUC を計算する．

各血中濃度を直線で結び，2 つの血中濃度ポイントで囲まれた台形の面積を計算し，合計して AUC の値とする（図 6-18）．台形の面積は次式で求まる．

$$台形の面積 = \frac{1}{2} \times (右側の血中濃度 + 左側の血中濃度) \times 時間$$

時間 0 から 10 時間での測定ポイントで計算する.

$$AUC_{0-10} = \frac{1}{2} \times ((0+12) \times 1 + (12+19) \times 1 + (19+25) \times 1 + (25+20) \times 2 + (20+5) \times 3 + (5+3) \times 2)$$

$$= 134 (h \cdot \mu g/mL)$$

なお, 10 時間以降の AUC を計算する場合は, 後述するように, 10 時間目の血中濃度を k_{el} で割って求める.

$$AUC_{10-\infty} = \frac{C_{10}}{k_{el}}$$

確認問題 7

　テオフィリン徐放性製剤のボランティア試験を行い, 次の結果を得た. 各製剤の $AUC_{0-\infty}$ を計算せよ. また, 吸収量が大きい製剤はどちらか. ただし投与量は 200 mg であり, テオフィリンの半減期は 8 時間, また 10 時間以降の $AUC_{10-\infty}$ は C_{10} / k_{el} で計算できる.

時間	\multicolumn{7}{c}{血中濃度, $\mu g/mL$}
	0 h	0.5 h	1 h	2 h	3 h	6 h	10 h
A 製剤	0	5.0	10.0	15.0	18.0	12.0	4.0
B 製剤	0	7.0	12.0	8.0	6.0	3.0	1.0

---

(2) AUC と投与量の関係

　1-コンパートメントモデル急速静脈内投与では,

$$AUC = \frac{C_0}{k_{el}} = \frac{D}{k_{el} \cdot Vd} = \frac{D}{CL_{tot}}$$

であり, 次式が成り立つ.

$$D = AUC \times CL_{tot} = AUC \times k_{el} \cdot Vd$$

すなわち, 投与量と AUC は比例し, また全身クリアランスと AUC の積は投与量に一致する.

全身クリアランスからもこのことを考えてみよう．全身クリアランスと血中濃度の積は，その時点での消失量であった．

$$CL_{tot} \times C = その時点での消失量$$

総消失量は上式を積分した値であり，また投与量（総吸収量）でもある．

$$総消失量 = 投与量 = \int CL_{tot} \times C \, dt = AUC \times CL_{tot} = AUC \times k_{el} \cdot Vd$$

1-コンパートメントモデル経口投与では，

$$AUC = \frac{F \cdot D \cdot k_a}{Vd(k_a - k_{el})}\left(\frac{1}{k_{el}} - \frac{1}{k_a}\right) = \frac{F \cdot D}{k_{el} \cdot Vd} = \frac{F \cdot D}{CL_{tot}}$$

であり，次式が成り立つ．

$$D \times F = AUC \times CL_{tot} = AUC \times k_{el} \cdot Vd$$

経口投与での吸収率が100％であれば，$F=1$ であるので，上式は，1-コンパートメントモデル静脈内投与での式と一致する．

$$\begin{aligned}
AUC &= \frac{F \cdot D \cdot k_a}{Vd(k_a - k_{el})}\left(\frac{1}{k_{el}} - \frac{1}{k_a}\right) \\
&= \frac{F \cdot D \cdot k_a}{Vd(k_a - k_{el})}\left(\frac{k_a - k_{el}}{k_a \cdot k_{el}}\right) \\
&= \frac{F \cdot D}{k_{el} \cdot Vd} = \frac{F \cdot D}{CL_{tot}}
\end{aligned}$$

(3) 定常状態での平均血中濃度：面積がAUCと等しくなる濃度

次のグラフは，1日2回服用し，2日目でほぼ定常状態に達した場合の血中動態である．定常状態での平均血中濃度はどのように考えたらよいだろうか．投与量とAUCは比例することから，定常状態での1回投与でのAUCと面積が等しい長方形を考えると，そのときの濃度が平均血中濃度と考えられる（図6-19）．

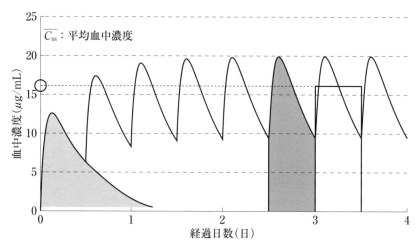

図6-19 単回投与，および繰り返し投与でのAUCと定常状態での平均血中濃度

第 6 章　薬物動態の解析　*181*

　また定常状態での投与間隔内での AUC は，単回投与での $AUC_{0-\infty}$ に等しい.
これは以下のように考えられる.

全身クリアランスと血中濃度の積は，その時点での消失量である.

　　　$CL_{tot} \times C =$ その時点での消失量

総消失量は上式を積分した値である.

　　　総消失量 $= \displaystyle\int CL_{tot} \times C \, dt = AUC \times CL_{tot} = AUC \times k_{el} \cdot Vd$

単回投与での総消失量は $AUC_{0-\infty}$ と全身クリアランスとの積であり，定常状態での投与間隔内の
総消失量は $AUC_{0-\tau}$ と全身クリアランスの積である. また総消失量は等しい. 全身クリアランス
は同じ値であるので，したがって，単回投与での $AUC_{0-\infty}$ は定常状態での投与間隔内での $AUC_{0-\tau}$
に等しい.

6-1-10 　非線形薬物速度論

　線形モデルでは消失速度定数や半減期，分布容積，全身クリアランス，臓器クリアランスなど
は，投与量や血中濃度に依存せずに一定と仮定し，また，投与量と血中濃度や AUC は比例関係
にあった. しかし，消失過程やタンパク結合に飽和現象が起こった場合，線形性が成り立たなく
なり**非線形モデル**での解析が必要になる.

　消失過程に飽和が見られて非線形になる場合には，酵素反応式での解析で用いられる **Michae-
lis-Menten 式**が成り立つと考える. すなわち，消失速度には最大値があり，濃度 K_m のとき，
消失速度は最大値の半分になると考えると，次式が成り立つ.

　　　消失速度 $= \dfrac{V_{max} \cdot C}{K_m + C}$ 　　　　　　　　　　　　　　　　　　　　(6-39)

　　V_{max}：最大消失速度，
　　K_m：Michaelis-Menten 定数（消失速度が V_{max} の 1/2 になるときの濃度）

消失速度を，単位時間あたりの濃度変化と考えると，次式が成り立つ.

　　　$-\dfrac{dC}{dt} = \dfrac{V_{max} \cdot C}{K_m + C}$

血中濃度 C が K_m に比べて十分に小さい場合（$K_m \gg C$），分母は K_m で近似できるので，

$$-\frac{\mathrm{d}C}{\mathrm{d}t} = \frac{V_{\max}}{K_{\mathrm{m}}} \cdot C$$

となり，線形1次速度式と同じになる．すなわち，非線形モデルでも濃度が十分小さい場合は，線形性が成り立つ（比例関係が成り立つ）．

　これに対し，濃度が高くなり，K_{m} に比べて無視できなくなると，非線形性が現れてくる．さらに，濃度が K_{m} に比べて十分に大きな値となると（$K_{\mathrm{m}} \ll C$），分母は C で近似できるので，

$$-\frac{\mathrm{d}C}{\mathrm{d}t} = \frac{V_{\max} \cdot C}{C} = V_{\max}$$

となり，消失速度は最大値に達し，一定の値となる．

定常状態での投与量と平均血中濃度との関係

　非線形性を示す薬物で，定常状態での血中濃度を平均血中濃度で考えられる薬物（例えばフェニトイン）では，投与間隔内では，吸収量＝消失量であり，これを消失速度ととらえると，次式が成り立つ．

$$投与量(D) \times F = \frac{V_{\max} \cdot \overline{C_{\mathrm{ss}}}}{K_{\mathrm{m}} + \overline{C_{\mathrm{ss}}}}$$

$V_{\max}$：投与間隔内での最大消失量，$\overline{C_{\mathrm{ss}}}$：定常状態での平均血中濃度

濃度について式を変形すると，

$$\overline{C_{\mathrm{ss}}} = \frac{K_{\mathrm{m}} \cdot F \cdot D}{V_{\max} - F \cdot D}$$

投与量 D が $V_{\max}$ に比較して十分に少ない場合（$V_{\max} \gg F \cdot D$），分母は $V_{\max}$ に近似できるので，

$$\overline{C_{\mathrm{ss}}} = \frac{K_{\mathrm{m}}}{V_{\max}} \cdot F \cdot D$$

となり，平均血中濃度と投与量は比例し，線形性が成り立つ．

　しかし，投与量が増加し，$F \cdot D$ が最大消失量 $V_{\max}$ に近い値となると，分母が限りなく0に近くなり，平均血中濃度は限りなく大きな値となってしまう．

$$F \cdot D \to V_{\max} \quad ならば \quad \overline{C_{\mathrm{ss}}} = \frac{K_{\mathrm{m}} \cdot F \cdot D}{V_{\max} - F \cdot D} \to \infty$$

フェニトイン1日1回投与において，V_{max} を 420 mg/day，K_m を 4 μg/mL，吸収率を100％とした場合の1日の投与量と定常状態での血中濃度の関係を図6-20に示した．

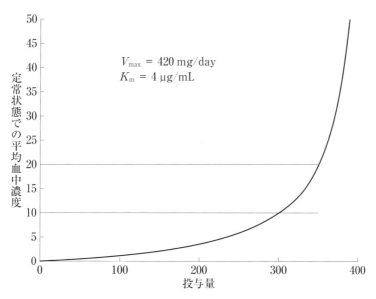

図6-20　フェニトイン投与量と定常状態での平均血漿中濃度の関係（非線形性）

1日の投与量が150 mg 程度までは，投与量と定常状態での平均血中濃度はほぼ比例しているが，フェニトインの有効域とされる 10～20 μg/mL には達していない．投与量を増加させて，平均血中濃度が有効域である 10～20 μg/mL に近づくと，投与量とは比例しなくなり（非線形性が見られるようになり），さらに投与量が大きくなると，投与量の増加量に比べ，平均血中濃度は急激に増加する．最大消失量（最大代謝量）である 420 mg に近づくと，定常状態の平均血中濃度は限りなく大きな値となり，副作用や中毒症状が起こる．

6-1-11　尿中排泄データの解析

これまでは血中濃度について議論してきたが，尿中への薬物排泄のデータを用いても，消失速度定数などを求めることができる．ここでは静脈内投与の場合を考えてみる．線形モデルでは，尿中排泄速度は体内薬物量に比例する．**尿中排泄速度定数**を k_{ex}（ex：excretion）とし，体内薬物量を X，尿中排泄量を X_u とすると，次式が成り立つ．

$$尿中排泄速度 \quad \frac{dX_u}{dt} = k_{ex} \cdot X \tag{6-40}$$

$X = V \cdot C = V \cdot C_0 e^{-k_{el} \cdot t} = D \cdot e^{-k_{el} \cdot t}$ なので，

$$\frac{dX_u}{dt} = k_{ex} \cdot D \cdot e^{-k_{el} \cdot t}$$

両辺の対数をとると,

$$\log\left(\frac{dX_u}{dt}\right) = \log(k_{ex} \cdot D) - \frac{1}{2.303} k_{el} \cdot t$$

$$\ln\left(\frac{dX_u}{dt}\right) = \ln(k_{ex} \cdot D) - k_{el} \cdot t$$

したがって,尿中排泄速度の対数を時間に対してプロットすると直線となり,その傾きから消失速度定数 k_{el} を求めることができる(尿中排泄速度定数 k_{ex} でないことに注意,図6-21).実際には,薬物投与後,経時的に尿を採取し,尿量と尿中濃度,および採尿時間より排泄速度を求め,採尿間隔の中央時間での排泄速度とし,解析する.

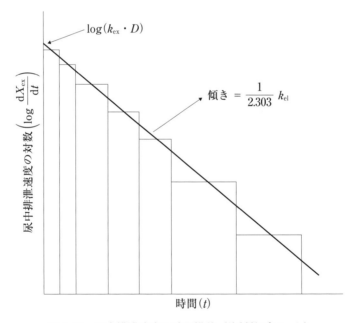

図6-21 尿中排泄速度の時間推移(片対数プロット)

シグママイナスプロット

尿中排泄速度は正確に求めることが難しい．そこで尿中排泄速度を用いずに，尿中排泄量を用いて解析する方法が**シグママイナスプロット法**である．

尿中排泄速度 $\quad \dfrac{\mathrm{d}X_\mathrm{u}}{\mathrm{d}t} = k_\mathrm{ex} \cdot D \cdot \mathrm{e}^{-k_\mathrm{el} \cdot t}$ \hfill (6-41)

t 時間まで積分すると次式のようになるが，この値は t 時間までの累積尿中排泄量である．

$$\int_0^{t} k_\mathrm{ex} \cdot D \cdot \mathrm{e}^{-k_\mathrm{el} \cdot t} dt = -\frac{k_\mathrm{ex} \cdot D}{k_\mathrm{el}} \left[\mathrm{e}^{-k_\mathrm{el} \cdot t} \right]_0^t = -\frac{k_\mathrm{ex} \cdot D}{k_\mathrm{el}} (\mathrm{e}^{-k_\mathrm{el} \cdot t} - 1) = 累積排泄量$$

また無限時間まで積分すると（排泄が完全に終了すると）次式のようになり，これは総排泄量である．

$$\frac{k_\mathrm{ex} \cdot D}{k_\mathrm{el}} = 総排泄量$$

そこで，総排泄量から，t 時間での累積排泄量を引くと，次式のようになる．

$$総排泄量 - 累積排泄量 = \left(\frac{k_\mathrm{ex} \cdot D}{k_\mathrm{el}} \right) - \left(-\frac{k_\mathrm{ex} \cdot D}{k_\mathrm{el}} (\mathrm{e}^{-k_\mathrm{el} \cdot t} - 1) \right) = \frac{k_\mathrm{ex} \cdot D}{k_\mathrm{el}} \cdot \mathrm{e}^{-k_\mathrm{el} \cdot t}$$

対数をとると，

$$\log(総排泄量 - 累積排泄量) = \log \left(\frac{k_\mathrm{ex} \cdot D}{k_\mathrm{el}} \right) - \frac{1}{2.303} k_\mathrm{el} \cdot t \tag{6-42}$$

$$\ln(総排泄量 - 累積排泄量) = \ln \left(\frac{k_\mathrm{ex} \cdot D}{k_\mathrm{el}} \right) - k_\mathrm{el} \cdot t \tag{6-43}$$

したがって，各時間での排泄量を正確に求め，総排泄量と累積排泄量の差（体内に残っている薬物量に等しい）を時間に対しプロットすれば，傾きより消失速度定数を求めることができる（図6-22）．

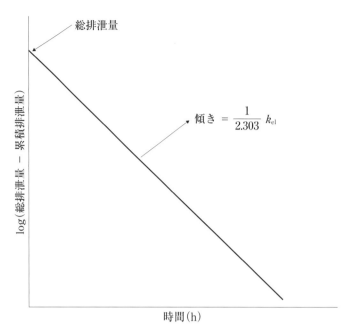

図6-22 シグママイナスプロット（総排泄量−累積排泄量＝体内残存量の対数と時間のプロット）

6-2　生理学的モデル（クリアランスの概念）

　クリアランスには，全身クリアランス，臓器クリアランス（腎クリアランス，肝クリアランス等），固有クリアランスなどがあり，**生理学的モデル**を構築するために必要な概念である．重要な点は，クリアランスと血中濃度の積は，その時点での消失速度（単位時間あたりの消失量）となる点である．

(1) 全身クリアランス：CL_{tot}

　全身クリアランスは，対象となる薬物に対して身体が示す除去能力を反映するものである．具体的に表現すると「単位時間に，その中に含まれる薬物を除去（消失）できる血液量」ということができ，全身クリアランスと血中薬物濃度の積は，その時点での薬物消失速度である．
　線形1-コンパートメントモデルの実験装置で考えてみる（図6-23）．

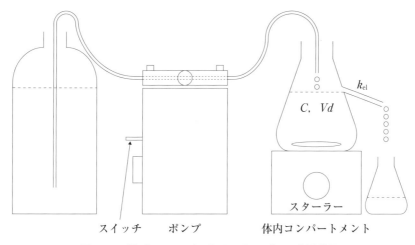

図 6-23　線形 1-コンパートメントモデルの実験装置

　生体から消失する薬物量は，三角フラスコの枝の部分から排出される水に含まれている薬物量である．すなわち，生体はポンプの流速の水に含まれる薬物を消失させることができるともいえる．このポンプの流速＝枝から排出する水の量が，このモデルでの全身クリアランス CL_{tot} に相当する．

　また，消失速度定数 k_{el} は実験装置では，単位時間に体内コンパートメントの水が入れ替わる割合であり，ポンプの流速を Q とすれば，

$$Q(全身クリアランス CL_{tot}) = k_{el} \times Vd \tag{6-44}$$

であり，分布容積と消失速度定数の積が全身クリアランスである．

$$CL_{tot} = k_{el} \times Vd \tag{6-45}$$

さらに，全身クリアランスは，その中に含まれる薬物を除去できる血液量なので，血中濃度と全身クリアランスの積は，その時点での薬物消失量（消失速度）を表す．

$$消失量 = CL_{tot} \times C \tag{6-46}$$

さらに，定常状態では，消失量＝吸収量（＝投与量×F）であるので，定常状態では，

$$C_{ss} \times CL_{tot} = 定常状態での消失量 = 定常状態での吸収量 \tag{6-47}$$

となる．

> **確認問題 8**
>
> 喘息発作のひどい患者（体重 50 kg，男性）が救急外来に運ばれてきた．$β_2$ 刺激薬の吸入で気管支を拡張させた後，テオフィリンの点滴静脈内投与を行い気管支拡張を持続させることになった．
>
> 問 6-1 定常状態での血中濃度を 15 μg/mL にするには，投与速度をどれくらいにしたらよいか．ただし，文献値より，分布容積 0.6 L/kg，半減期 8.0 時間と設定した．
> 問 6-2 点滴開始 3.5 時間後の血中濃度はいくらと推定できるか．
> 問 6-3 点滴開始後，定常状態には何時間後に達すると考えられるか．

(2) 臓器クリアランス CL_{org}：肝クリアランス CL_H，腎クリアランス CL_R

各臓器ごとに，流入した血液のうち，どれくらいの血液に含まれる薬物を消失できるかを考えると，各臓器でのクリアランス：**臓器クリアランス**を定義することができる．薬物の消失は，肝での代謝と腎での排泄が主体となるので，**肝クリアランス**および**腎クリアランス**に関して考える．それぞれ以下のように定義できる．

肝クリアランス（CL_H）：単位時間に肝臓に流入する血液のうち，その中に含まれる薬物をすべて除去（代謝）できる血液量（L/min）

腎クリアランス（CL_R）：単位時間に腎臓に流入する血液のうち，その中に含まれる薬物をすべて除去（排泄）できる血液量（L/min）

肝クリアランスを考えてみる．

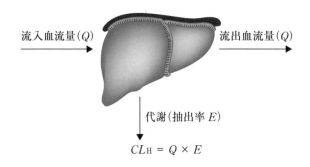

肝臓には健常人では 1 分間に 1.5〜1.7 L の血液が流れ込み，同じ血液量が流出している（実際には，肝動脈と門脈から血液が流れ込んでいる）．また，肝臓に流入した薬物が代謝される割合は，線形性が成り立つ場合は，薬物濃度や血液量によらず一定の値であり，E：抽出率とする．

流入肝血流量を Q（＝流出肝血流量）とすると，$Q\times E$ の血液中に含まれる薬物が代謝されたことになり，すなわち $Q\times E$ が肝クリアランスになる．

$$CL_H = Q \times E \tag{6-48}$$

腎クリアランスについても同様に考えられる．腎臓には健常人では1分間に1.2～1.3 L の血液

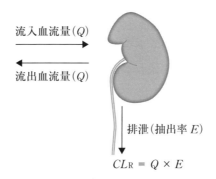

が流れ込み，同じ血液量が流出している．腎臓での薬物排泄では，糸球体ろ過・尿細管分泌・尿細管再吸収などが行われているが，それらをひっくるめて，E：抽出率とすれば，腎クリアランス CL_R は次式で表せる．

$$CL_R = Q \times E \tag{6-49}$$

各臓器クリアランスを合計すると全身クリアランスとなり，薬物の消失が肝代謝と腎排泄のみの場合は，全身クリアランスは肝クリアランスと腎クリアランスの合計である．

$$CL_{tot} = CL_H + CL_R \tag{6-50}$$

確認問題 9

肝代謝のみで消失する薬物があり，$CL_H = 0.3$（L/min）である．

問 7-1　肝抽出率はいくらか．ただし，肝血流量は 1.5（L/min）とする．
問 7-2　30 mg/h の点滴投与での，定常状態の血中濃度はいくらになるか．
問 7-3　急激な肝機能低下が起こり，肝クリアランスが 1/2 に低下したと考えられた．問 7-2 の投与を続行すると，血中濃度はいくらまで上昇するか．

─┤ 確認問題 10 ├─

　肝抽出率が 0.02 の薬物がある．肝血流量を 1.5 L/min として以下の問いに答えよ．ただし，薬物は肝臓と腎臓のみで消失すると仮定する．

問 8-1　肝クリアランスはいくらか．
問 8-2　1 日蓄尿し，尿中未変化体排泄率を求めると投与量の 40％であった．全身クリアランスおよび腎クリアランスを求めよ．
問 8-3　分布容積を 60 L とすると，この薬物の消失速度定数および半減期はいくらになるか．単位に注意し，時間（h）の単位で示せ．

─┤ 確認問題 11 ├─

　全身クリアランスは，各臓器のクリアランスの和である．今，腎臓での排泄と，肝臓での代謝により消失する薬物がある．この薬物を静脈内投与した場合，尿中に排泄された未変化体（代謝されていない薬物）は投与量の 30％であった．全身クリアランスが 20（L/h/body）であるとき，この薬物の肝クリアランスと腎クリアランスはいくらか．

─┤ 確認問題 12 ├─

　塩酸ラニチジンは肝臓と腎臓の両臓器で消失するため，腎機能・肝機能いずれの変化も治療効果に影響を及ぼす可能性がある．ラニチジンの消失半減期が 2.5 時間であり，腎排泄速度定数および肝薬物代謝速度定数が等しかった患者が，急性肝炎を発症し，肝薬物代謝速度が 25％に落ちてしまった．腎排泄速度には変化がない場合，消失半減期は何時間に変化するか．

─┤ 確認問題 13 ├─

　塩酸ラニチジンは肝臓と腎臓の両臓器で消失するため腎機能・肝機能いずれの変化も治療効果に影響を及ぼす可能性がある．ラニチジンの全身クリアランスが 40 L/h であり，腎排泄速度定数と肝薬物代謝速度定数が等しかった患者が，急性腎炎を発症し，尿中未変化体排泄率が投与量の 20％に変化した．肝クリアランスには変化がないとしたら，腎クリアランスと全身クリアランスはそれぞれいくらになったか．なお，肝代謝率は投与量の 80％に変化したことに注意せよ．

(3) 固有クリアランス CL_{int}：フリー薬物の CL，薬物固有 CL，真の CL

　全身クリアランス，あるいは臓器クリアランスでは，タンパク結合率（代謝や排泄されるのはタンパクと結合していない非結合形の薬物である）が考慮されていない．また，臓器クリアランスは流入血液量を超える値をとることはない．これらのことから，臓器クリアランスは「見かけのクリアランス」であるといわれる．これに対し，非結合形の薬物に対するクリアランスは「**固有（intrinsic）クリアランス**」と呼ばれ，各臓器の代謝や排泄能力を示す「真のクリアランス」であり，実際の血流量には依存しない一定の値である．

　臓器への血液流入に伴う薬物濃度変化，およびタンパク結合率を考慮して，考えてみる．

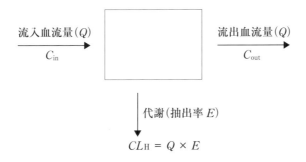

臓器の流入血液量を Q，流入薬物濃度を C_{in}，流出薬物濃度を C_{out} とする．
物質収支から，

　　流入薬物量 = 消失薬物量 + 流出薬物量

　　$Q \times C_{in}$ = 消失薬物量 + $Q \times C_{out}$

　　消失薬物量 = $Q(C_{in} - C_{out})$

　　消失した割合（抽出率 E） = $\dfrac{消失薬物量}{流入薬物量}$ = $\dfrac{Q(C_{in} - C_{out})}{Q \cdot C_{in}}$ = $\dfrac{C_{in} - C_{out}}{C_{in}}$

　　$E = \dfrac{C_{in} - C_{out}}{C_{in}}$

　　$CL_{org} = Q \times E = Q \times \dfrac{C_{in} - C_{out}}{C_{in}}$

臓器内での濃度変化に関して，well-stirred model と parallel tube model の2つのモデルがある．well-stirred model は，血中濃度は血液が臓器内に流入直後に平衡状態に達し，流出濃度に等しくなると仮定したモデルである．parallel tube model は，動脈血側から静脈血側に毛細血管内で濃度勾配が存在すると考えたモデルであり，C_{in} と C_{out} の関係は次式で表せる．

$$C_{out} = C_{in} \cdot e^{\left(-f \cdot \frac{CL_{int}}{Q}\right)}$$

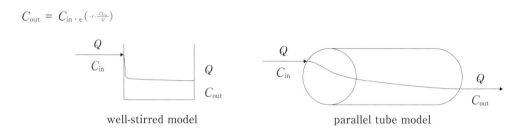

well-stirred model　　　　parallel tube model

well-stirred model にしたがって考えてみる．

臓器で消失する薬物はタンパクと結合していないフリーの薬物であるので，フリーの割合をf（注意：結合率ではない）とし，フリーの薬物のクリアランスを CL_{int} とする．すると，物質収支式は次式で表せる．

　　流入薬物量＝消失薬物量＋流出薬物量

$$Q \times C_{in} = CL_{int} \cdot C_{out} \cdot f + Q \times C_{out}$$

また，次式はすでに導いた．

$$CL_{org} = Q \times \frac{C_{in} - C_{out}}{C_{in}}$$

両式より，臓器クリアランスと固有クリアランスの関係式を導くと，

$$CL_{org} = \frac{CL_{int} \cdot f \cdot Q}{CL_{int} \cdot f + Q}$$

導き方

$$Q \times C_{in} = CL_{int} \cdot C_{out \cdot f} + Q \times C_{out}$$

これより,

$$CL_{int \cdot f} = Q \times \frac{C_{in} - C_{out}}{C_{out}} = Q\left(\frac{C_{in}}{C_{out}} - 1\right)$$

また,

$$CL_{org} = Q \times \frac{C_{in} - C_{out}}{C_{in}} \quad より$$

$$\frac{C_{in}}{C_{out}} = \frac{Q}{Q - CL_{org}}$$

代入して,

$$CL_{int} = Q\left(\frac{Q}{Q - CL_{org}} - 1\right)$$

変形して CL_{org} を求めると,

$$CL_{org} = \frac{CL_{int} \cdot f \cdot Q}{CL_{int} \cdot f + Q}$$

また $CL_{org} = Q \times E$ であるので,抽出率と固有クリアランスの関係は次式で表せる.

$$E = \frac{CL_{int} \cdot f}{CL_{int} \cdot f + Q}$$

parallel tube model では,CL_{org} と CL_{int} の関係,および抽出率と CL_{int} の関係は,以下の式で表される(計算略).

$$C_{org} = Q\left(1 - e^{\left(-\frac{CL_{int} \cdot f}{Q}\right)}\right)$$

$$E = \left(1 - e^{\left(-\frac{CL_{int} \cdot f}{Q}\right)}\right)$$

(4) 血流律速型薬物と臓器機能依存型薬物

well-stirred model の結果をもとに,血流律速型薬物と臓器機能依存型薬物について考える.

$$CL_{\mathrm{org}} = \frac{CL_{\mathrm{int}} \cdot \mathrm{f} \cdot Q}{CL_{\mathrm{int}} \cdot \mathrm{f} + Q} \qquad E = \frac{CL_{\mathrm{int}} \cdot \mathrm{f}}{CL_{\mathrm{int}} \cdot \mathrm{f} + Q}$$

固有クリアランス CL_{int} が血流量よりはるかに大きい場合（$CL_{\mathrm{int}} \cdot \mathrm{f} \gg Q$），臓器クリアランスは血流量にほぼ等しくなり，抽出率は1にほぼ等しくなる．

$$CL_{\mathrm{org}} \doteqdot Q \qquad E \doteqdot 1$$

すなわち，臓器クリアランスは血流量に大きく影響されることになり，このような性質の薬物は，血流量依存型薬物に分類される．

これに対し，固有クリアランス CL_{int} に比べ，血流量がはるかに大きい場合（$CL_{\mathrm{int}} \cdot \mathrm{f} \ll Q$），臓器クリアランスは $CL_{\mathrm{int}} \times \mathrm{f}$ にほぼ等しくなり，抽出率は極めて小さな値になる．

$$CL_{\mathrm{org}} \doteqdot CL_{\mathrm{int}} \times \mathrm{f} \qquad E = \frac{CL_{\mathrm{int}} \cdot \mathrm{f}}{Q}$$

すなわち，薬物の臓器からの消失は，血流よりも臓器の機能そのもの（固有クリアランスの大きさ）に影響を大きく受ける．このような性質の薬物は臓器機能依存型薬物（肝代謝依存型薬物，腎機能依存型薬物）に分類される．

臓器機能依存型薬物はさらにタンパク結合の大きさに応じ2つに分類される．すなわち，タンパク結合率が高い場合は，わずかのタンパク結合率の変化でも非結合型薬物濃度に大きく影響することから，タンパク結合感受性薬物と呼ばれる．これに対し，タンパク結合率が非結合型薬物濃度に影響するほどには高くない場合は，タンパク結合非感受性薬物と呼ばれる．肝抽出率とタンパク結合率の大きさに応じた分類の例については表4-14を参照．

6-3 モーメント解析：モデルに依存しない解析

複数の血中濃度を比較する場合，コンパートメントモデルでの解析では，モデルが異なってしまうとパラメータが異なってしまうため，比較できない．例えば図6-24のような血中濃度はコンパートメントモデルでの比較には適さない．

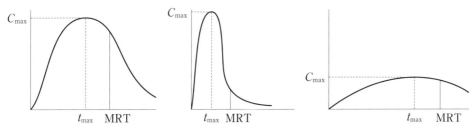

図6-24 モデルに依存した解析では比較が困難な場合
C_{max}, t_{max}, MRT を用いると比較が可能.

そこで，モデルなどは仮定せずに，グラフ・血中濃度そのものから求まる値（C_{max}, t_{max}, AUC, MRT など）を用いて，血中濃度を説明・比較するのが**モーメント解析法**である.

モーメント解析で使用する主なパラメータを次に示した.

(1) モーメント解析
モデルを仮定せず，グラフの形そのものを比較する.
使用するパラメータ　t_{max}：吸収の速さ，C_{max}：吸収量，AUC：吸収量と比例，MRT：平均体内滞留時間，VRT：血中滞留時間の分散

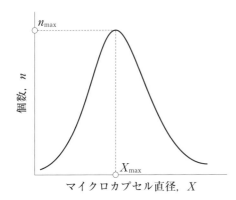
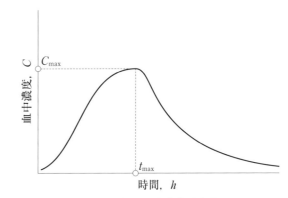

X_{max}：再頻度（モード）
n_{max}：モードでの個数
N：マイクロカプセルの総数

t_{max}：最大血中濃度到達時間
C_{max}：最大血中濃度
AUC：血中濃度曲線下面積

図6-25 マイクロカプセル粒度分布と血中濃度モーメント解析の比較

この概念を理解するために，マイクロカプセルの粒度分布（直径と個数）のグラフと血中濃度のグラフを比較して考える（図6-25）．多数のマイクロカプセルの直径を測定し，その粒度分布をグラフにした場合，X_{max} は個数が最も多い直径であり，n_{max} はそのときの個数である．測定したマイクロカプセルの総数を N とすると，N の数はそれぞれの直径での個数をすべて合計した数であるので，次式で表せる．

$$N = \sum_{i=0}^{\infty} n_i = \int_0^{\infty} n \mathrm{d}x$$

マイクロカプセルの平均直径は，（個数×直径）の合計を，マイクロカプセルの総数で割った値になるので，

$$\overline{X}：平均直径 = \frac{\sum_{i=0}^{\infty} n_i x_i}{N} = \frac{\int_0^{\infty} nx \mathrm{d}x}{\int_0^{\infty} n \mathrm{d}x}$$

である．

また，分散は，平均値からの差の二乗を合計した値を，総数で割ったものであるから，

$$SD：分散 = \frac{\sum_{i=0}^{\infty} (x_i - \overline{X})^2 \cdot n}{N} = \frac{\int_0^{\infty} (x_i - \overline{X})^2 \cdot n \mathrm{d}x}{\int_0^{\infty} n \mathrm{d}x}$$

である．

これと同様のことを，血中濃度のグラフに当てはめてみる．

$t_{\max}$ は最大血中濃度到達時間，$C_{\max}$ は最大血中濃度であり，わかりやすい．マイクロカプセルの総数に相当する，血中濃度を積分した値 AUC は，薬物量に比例する値である．

$$\mathrm{AUC} = \int_0^{\infty} C \mathrm{d}t$$

マイクロカプセルの平均直径に相当する値は，**平均体内滞留時間**（MRT：Mean Residence Time）と呼ばれ，次式で表せる．

$$\mathrm{MRT} = \frac{\int_0^{\infty} C \cdot t \mathrm{d}t}{\int_0^{\infty} C \mathrm{d}t} = \frac{\mathrm{AUMC}}{\mathrm{AUC}}$$

マイクロカプセルの分散に相当する値は，血中濃度の広がり具合を表すものであり，**滞留時間の分散**（VRT：Variance of Residence Time）と呼ばれ，次式で表せる．

$$\mathrm{VRT} = \frac{\int_0^{\infty} (t - \mathrm{MRT})^2 \cdot C \mathrm{d}t}{\int_0^{\infty} C \mathrm{d}t} = \frac{\int_0^{\infty} (t - \mathrm{MRT})^2 \cdot C \mathrm{d}t}{\mathrm{AUC}}$$

なお，一般的に，0次モーメントは総合計，1次モーメントは平均，2次モーメントは分散に相当するものであり，したがって，AUCは0次モーメント，MRTは1次モーメント，VRTは2次モーメントである．

(2) モーメント解析でのパラメータとコンパートメントモデルでのパラメータの関係

モーメント解析はモデルを仮定しない解析であるが，コンパートメントモデルのパラメータとの関係は非常に重要である．線形1-コンパートメント静脈内投与モデルで，AUC，MRT，VRTを数式より計算してみると以下のようになる．

1-Comp. i.v. : $C = C_0 e^{-k_{el} \cdot t}$

$$AUC = \int_0^\infty C_0 e^{-k_{el} \cdot t} dt = -\frac{C_0}{k_{el}} \left[e^{-k_{el} \cdot t} \right]_0^\infty = \frac{C_0}{k_{el}} = \frac{D}{k_{el} \cdot V} = \frac{D}{CL_{tot}}$$

$$AUMC = \int_0^\infty C_0 e^{-k_{el} \cdot t} \cdot t \, dt = -\frac{C_0}{k_{el}} \left[e^{-k_{el} \cdot t} \cdot t \right]_0^\infty + \frac{C_0}{k_{el}} \int_0^\infty C_0 e^{-k_{el} \cdot t} dt$$

$$= -\frac{C_0}{k_{el}^2} \left[e^{-k_{el} \cdot t} \right]_0^\infty = \frac{C_0}{k_{el}^2}$$

$$MRT = \frac{AUMC}{AUC} = \frac{\dfrac{C_0}{k_{el}^2}}{\dfrac{C_0}{k_{el}}} = \frac{1}{k_{el}} = \frac{t_{1/2}}{\ln 2} = \frac{t_{1/2}}{0.693}$$

$$VRT = \frac{1}{k_{el}^2}$$

1-コンパートメントモデル経口投与，および2-コンパートメントモデル静脈内投与の場合も含めて表にまとめた．

	1-Comp. i.v. $C = C_0 e^{-k_{el} \cdot t}$	1-Comp. p.o. $C = \dfrac{F \cdot D \cdot k_a}{V(k_a - k_{el})}(e^{-k_{el} \cdot t} - e^{-k_a \cdot t})$	2-Comp. i.v. $C = Ae^{-\alpha \cdot t} + Be^{-\beta \cdot t}$
AUC	$\dfrac{C_0}{k_{el}} = \dfrac{D}{k_{el} \cdot V} = \dfrac{D}{CL_{tot}}$	$\dfrac{F \cdot D \cdot k_a}{V(k_a - k_{el})}\left(\dfrac{1}{k_{el}} - \dfrac{1}{k_a}\right) = \dfrac{F \cdot D}{k_{el} \cdot V} = \dfrac{F \cdot D}{CL_{tot}}$	$\dfrac{A}{\alpha} + \dfrac{B}{\beta}$
MRT	$\dfrac{1}{k_{el}} = \dfrac{t_{1/2}}{\ln 2} = \dfrac{t_{1/2}}{0.693}$	$\dfrac{1}{k_a} + \dfrac{1}{k_{el}}$	$\dfrac{\dfrac{A}{\alpha^2} + \dfrac{B}{\beta^2}}{\dfrac{A}{\alpha} + \dfrac{B}{\beta}}$
VRT	$\dfrac{1}{k_{el}^2}$	$\dfrac{1}{k_a^2} + \dfrac{1}{k_{el}^2}$	略

(3) 平均体内滞留時間と平均吸収時間

1-コンパートメントモデルにおける静脈内投与および経口投与時の平均体内滞留時間は次式で表せた．

$$\mathrm{MRTiv} = \dfrac{1}{k_{el}}$$

$$\mathrm{MRTpo} = \dfrac{1}{k_a} + \dfrac{1}{k_{el}}$$

経口投与後の平均体内滞留時間は，消化管からの**平均吸収時間**（MAT：Mean Absorption Time）と，体内に吸収されてからの平均体内滞留時間（MRT$_{iv}$）の合計と考えると，消化管からの平均吸収時間は $\dfrac{1}{k_a}$ となる．

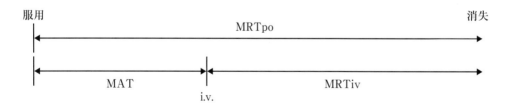

$$\mathrm{MAT} = \dfrac{1}{k_a}$$

さらに，図 6-26 のように，薬物服用後から各段階について，平均時間を考えることもできる．

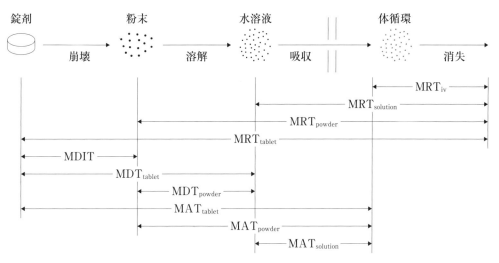

図 6-26 消化管内での放出・吸収に関するモーメント解析
（粟津荘司，小泉保編（1991）最新生物薬剤学，南江堂より）

| 薬物動態学クイズ |

　半減期 8 時間の薬物がある．線形 1-コンパートメントモデルにあてはまるとする.

1. 消失速度定数はいくらか.
2. 1 日 2 回服用すると，定常状態にはいつ達するか.
3. 1 日 4 回服用すると，定常状態にはいつ達するか.
4. ある時間での血中濃度が 34 μg/mL だった．この時点から 6.3 時間目の血中濃度はいくらか.
5. 200 mg を i.v. すると 8 時間目の血中濃度が 20 μg/mL だった．分布容積はいくらか.
6. 全身クリアランスはいくらか.
7. 1 時間あたり 30 mg を点滴投与すると，定常状態での血中濃度はいくらになるか.
8. 200 mg i.v. 投与した時の AUC$_{0\to\infty}$ はいくらか.
9. 200 mg 経口投与での AUC$_{0\to\infty}$ が 300 h・μg/mL であった．吸収率はいくらか.
10. 1 日 3 回，1 回 200 mg を服用した時の，平均血中濃度はいくらか.
11. 添付文書を見ると，200 mg 経口投与での血中濃度は，8 時間で 12 μg/mL であった．1 日 3 回服用した時の定常状態での C$_{min}$ はいくらか.
12. i.v. 投与での MRT は何時間か？
13. 経口投与での MRT は 16 時間であった．吸収速度定数，吸収の半減期はいくらか.
14. 血中濃度が 15 μg/mL の時点で，さらに 200 mg を i.v. 投与した．血中濃度はいくらになったか.
15. 経口投与・定常状態での平均血中濃度を 30 μg/mL にしたい．1 日 2 回投与する場合は，投与量をいくらにすればよいか.
16. 経口投与・定常状態での最低血中濃度を 15 μg/mL にしたい．1 日 3 回投与する場合，投与量をいくらにすればよいか.

第 7 章

薬物動態の変動要因

ヒトは成長するに伴い生理的状態が大きく変化する．またヒトは，遺伝的要因，妊娠，肥満等々それぞれ固有の生理的な特徴を持っており，これらのことが薬物の反応性・体内動態の個人内および個人間変動に強く関わっている．このような要因に，病態時の様々な生理的変化も加わり，個別化薬物療法はより複雑なものとなっている．この章では，第1〜5章 ADME で学んだ薬物動態の基礎を踏まえて，薬物動態変動の要因となる生理学的変化を学ぶ．

7-1 加齢による薬物動態変動

7-1-1 新生児，乳児，幼児，小児における薬物動態

一般に薬物療法において，15歳を境として子供と成人を区別している．ここでは，

新生児（生後1か月まで）

乳児（1歳未満）

幼児（1歳以上7歳未満）

小児（7歳以上15歳未満）

成人（15歳以上）

として取り扱う．

(1) 薬物の吸収過程

i) 新生児・乳児

胃酸の分泌は2~3歳までは十分ではなく，特に新生児での胃内pHは成人よりも高いとされている．したがって，弱酸性薬物の溶解性は上昇し，吸収性は低くなると考えられる．

胃腸管の運動能は成人より低い．したがって胃内での長時間曝露は，薬物の物性や剤形によっては，吸収速度のみならず吸収率にも影響を及ぼす可能性がある．また，吸収に影響する胆汁酸の分泌能が未発達で，乳児は成人の約50%であるとされている．したがって，可溶化されて吸収が増大する薬物の吸収に影響する．また，乳児は摂取する食事の種類・量や副食物などが成人と大きく異なるため，この点について特に注意が必要である．さらに，新生児では β-グルクロニダーゼの活性が高いため，**グルクロン酸抱合**を受けた薬物でも消化管内で脱抱合を受け，腸肝循環しやすいとされている．

皮膚からの薬物吸収性については，皮膚のバリア機能が未発達のため，成人よりも良好である．また，小腸粘膜の構造も未発達であるため，一般的には物質の透過量は増大する．一方，直腸からの吸収は成人とほぼ同等であるとされており，経口投与が困難であることからも，解熱薬等では坐剤が繁用されている．

ii) 幼児・小児

この時期は，吸収過程については年齢に起因する特記すべき生理変動はない．しかしながら，乳児と同様に摂取する食事の種類・量や副食物などは，成人と異なる場合が多いため，食事の影響を受けやすい薬剤では注意が必要である．

経皮吸収製剤については，小児までは体重あたりの皮膚表面積が大きいため，投与量に留意する必要がある．

(2) 薬物の分布過程

i) 新生児・乳児

体内総水分量（成人では体重の約55%）に関しては，新生児では体重の75%に達し，成長とともに減少し，約6か月で60%にまで減少する．また，新生児・乳児の体重に占める細胞外液量は出生時約50%から1年で28%まで減少する．このことは親水性薬物の分布容積が大きくなることを意味する．乳児では主に細胞外液に分布するアミノグリコシド系抗生物質の分布容積が成人より大きいことが知られている．

脂肪量（成人では体重の約18%）に関しては，新生児では体重の約12%であるが，1歳までに約30%に増加する．したがって，この時期は脂溶性薬物の分布容積は大きいと考えられる．

血中における薬物のタンパク結合は分布容積に大きく影響する．最も重要なタンパク質はアルブミンであるが，新生児におけるアルブミン濃度は成人の約80%とやや低い．また新生児では，血中でアルブミンの薬物結合部位を競合するビリルビンや遊離脂肪酸が増加している．これらの知見は新生児期には薬物の遊離形分率が通常より高い可能性があることを示している．

ii) 幼児・小児

幼児期以降は，身体組成，血中タンパク質量の他，特に分布過程に影響するほどの大きな相違は認められない．

(3) 薬物の代謝過程

薬物代謝能は新生児期には低く，幼児期から発達し小児期の初期には成人以上の代謝能を示す．その後，思春期にはほぼ成人並みとなる．このことは幼児期～小児期初期には体重あたりの肝重量が成人よりも大きくなることも関与している．ただし，これらのことは代謝能の成熟過程のあくまでも一般的なパターンを示したものである．薬物の代謝反応は，酸化，還元，加水分解（第Ⅰ相），抱合（第Ⅱ相）に分けられ，種々の酵素の発達パターンはそれぞれ異なり，基質薬物も複数の酵素の関与を受ける．したがって幼児期以降に，年齢による代謝挙動の変化を個々の基質薬物に対して予測することは，簡単ではない．

i) 新生児・乳児

この時期の薬物代謝能は一般的に成人と比べて低い．代謝経路（酵素の分子種）により発達の速度が一様でないため体内動態予測は困難である．

新生児におけるグルクロン酸抱合活性は非常に低く，このことは基質薬物であるクロラムフェニコールによる**グレイ症候群**（灰白色症候群）が新生児で発症したことで有名である．3歳頃にはほぼ成人値となる．

ii) 幼児・小児

CYP3A4や1A2，2C9，2C19など，薬物代謝に関わる多くの酵素の発現は幼児期に上昇し（図7-1），小児期には成人以上となる傾向がある．一般に小児の薬物クリアランスは大きいが，その後低下し，18歳頃には成人と同等となる．この事象は，小児以下の薬物動態で知っておくべき最も重要な点である（図4-19のテオフィリンの例を参照）．

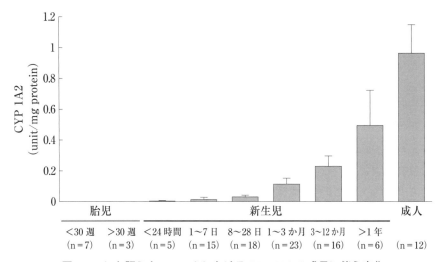

図 7-1 ヒト肝ミクロソームにおける CYP1A2 の成長に伴う変化
(Sonnier, M. and Cresteil, T. (1998) *Eur. J. Biochem.*, 251: p.893-898 より改変して引用)

　薬物代謝は複数の酵素が関与する場合が多く，例えば，発現量が減少しても他の酵素が代償的に関与することがある．したがって，新生児～小児における代謝挙動はより複雑になっている．また小児においては**酵素誘導**（自己誘導を含む）を受けやすいとの報告もある．

(4) 薬物の排泄過程

　腎機能が成熟するのは生後1年程度であり，幼児期にはほぼ成人と同等の腎機能を有しているとされる．薬物の腎臓からの排泄は，尿細管分泌能よりも糸球体ろ過能が早期に成熟する．すなわち，糸球体ろ過速度（GFR）は生後3～6か月で，尿細管分泌能は生後7～12か月で成人並みとなる（表7-1）．アミノグリコシド系抗生物質など，主として糸球体ろ過により腎排泄される薬物は，新生児への使用に際し注意が必要である．一方，乳児期には尿細管分泌の寄与が大きい薬物（セフェム系抗生物質など）に注意が必要である．

　糸球体ろ過されるのはタンパク結合をしていない遊離形の薬物である．前項で述べたように，新生児・乳児ではアルブミン等のタンパク質濃度が低いため，タンパク結合率の高い薬物はその影響で結合率が減少し，遊離形分率が上昇する．したがって，GFRが低い場合でも，排泄量にどれだけの影響が及ぶかは不明であり，個々の薬物の特性に合わせて考慮する必要がある．また，腎排泄型薬物は，クレアチニンクリアランス等の腎機能検査値と相関するものが多いため，腎機能が成熟する幼児期以降は年齢を考慮する必要性は少ないと思われる．

第 7 章　薬物動態の変動要因　*205*

表 7-1　新生児における薬物動態変動因子とその成人レベルに達する時期

	新生児	成人レベルに達する時期
胃内 pH	↑	1～2 年
胃内容排出	↓	8～12 か月
経皮吸収	↓	3～5 年
筋注後吸収	↓	12 か月
トランスポーター	↓↓?	?
タンパク結合		
酸性薬	↓	12 か月
塩基性薬	↓↓	3～4 年
肝血流量	↓	6 か月
糸球体ろ過量	↓	4～8 か月
腎尿細管吸収	↓	3 か月
腎尿細管分泌	↓↓	8～12 か月
尿の pH	↓	2～3 か月
血液脳関門	(－)	1～2 年
分布容積		
水溶性薬	↑	3～5 年
脂溶性薬	↓	3～5 年
薬物代謝	↓～↓↓↓	1 か月～5 年

（芝田信人, 杉岡信幸（2013）臨床薬物動態学実解, p.305, 表 14-2, 京都廣川書店より改変して引用）

7-1-2　高齢者における薬物動態

　高齢者においては，さまざまな生理機能が低下していることはもちろん，臓器や皮膚，消化管上皮の萎縮など形態学的変化も認められ，これらは薬物の生体内運命に大きな影響を及ぼす．それに加えて，高齢者の有病率は当然のことながら高いため，薬剤を投与される機会は若年者より圧倒的に多い．さらに，様々な疾患を同時に抱えていることが多いことから併用する薬剤の種類も多く，長期投与になることも少なくない．したがって，高齢者に対する薬物治療の適正化・個別化は最優先課題である．

　高齢者における薬物療法において，主作用・副作用の発現の原因となる要因を図 7-2 にまとめた．

(1) 薬物の吸収過程

　高齢者の薬物経口投与後における薬物吸収に影響する生理状態の変動を以下のようにまとめた．また，加齢による消化管の変化を図 7-3 に示した．

　・胃酸分泌低下と胃内 pH の上昇：固形製剤の崩壊の遅れが起こることから，薬物の溶出が影

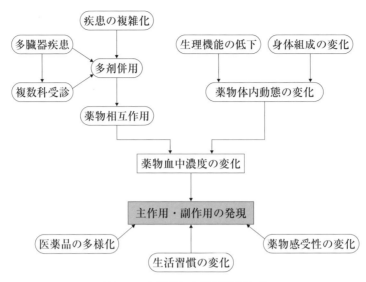

図7-2　高齢者における薬物治療

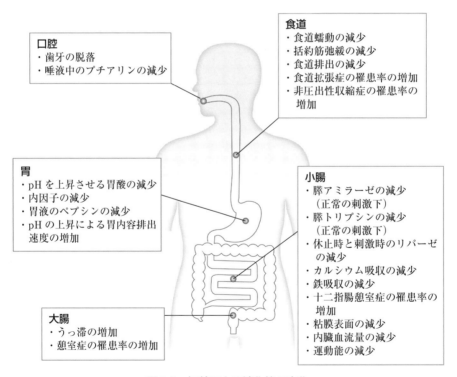

図7-3　加齢による消化管の変化

響される．また，放出制御されている薬剤の放出挙動に影響を及ぼす．また胃内では pH が上昇することにより，酸性薬物の分子形比率が低下し，塩基性薬物のそれが上昇することから，胃から吸収される割合が多い薬物の吸収性が影響されることがある．

・消化管蠕動運動の低下：胃内滞留時間・腸管通過時間の延長をもたらす．すなわち，一般に吸収までのラグタイムは延長し，最高血中濃度は低下し，最高血中濃度到達時間は延長する（薬物の物性，吸収特性，吸収部位によってはこの限りではない）．

・小腸絨毛の萎縮：吸収表面積を減少させ，吸収量が低下する．

・消化管血流量の低下：吸収速度が低下する．

また，後述する代謝能の減弱は肝初回通過効果を減少させ，吸収量を増大させる．一方，高齢者は通常，若年者より食事量も少なく，咀嚼の程度も異なるため，このような生理的変化は一概には当てはまらず個体差が大きいことを理解しておくことが重要である．

高齢者の経口投与以外の薬物吸収に影響する生理状態の変動として，経皮吸収の場合，皮膚水分量の低下，ケラチン化，血流量低下などにより皮膚透過性が低下し，それに伴う吸収性の低下が考えられる．また，血流量の低下は皮下・筋肉内投与などの場合の吸収性にも影響する．

(2) 薬物の分布過程

高齢者の薬物の体内分布に影響する生理状態の変動としては，身体組成の変化が重要である．加齢に伴い，体重の変動がなくても，除脂肪体重の減少と脂肪量の増加が認められる．すなわち体重に占める脂肪の割合は，若年者から高齢者まで男性の場合，約 18% から 36% に，女性の場合は約 33% から 48% にまで増加する．一方，総体液量は加齢に伴い減少する．細胞外液量は若年者，高齢者と差は認められないため，高齢者における体液量の減少は細胞内液量の減少を反映している．これら身体組成の変化は薬物の分布容積に影響を及ぼす．すなわち，脂溶性の高い薬物は脂肪組織に移行しやすく，高齢者の場合，分布容積は増大する傾向がある．一方，水溶性薬物は，総体液量減少に伴い，分布容積は減少する傾向がある．ただし個体差は大きい．

タンパク結合率の大きい薬物に関しては，その変動が問題となる．加齢に伴い，総タンパク質量には大きな変化は認められないものの，アルブミンは明らかに減少し，γ-グロブリンおよびα1-酸性糖タンパク質（AAG）は増加すると報告されている（図 7-4，図 7-5）．ただし，AAGに関しては，高齢者は AAG が上昇する原因である炎症性疾患を罹患している場合が多いため，見かけ上増加している場合も多い．

高齢者における血流量変化を表 7-2 に示す．心拍出量は加齢に伴って，1 年あたり約 1% 減少するといわれている．それに伴い局所血流量（組織・臓器血流量）もまた減少することから，薬物の分布速度に影響がある．加齢に伴い増加した脂肪組織の血流速度は，若年者の約 1/2 にまで減少することが知られており，脂肪組織に多く分布する薬物の脂肪組織への物質収支が非常に緩慢になることが考えられ，血中動態に大きな影響を及ぼす．

以上が考え得る高齢者における薬物の体内分布の変化であるが，前述したように，高齢者にお

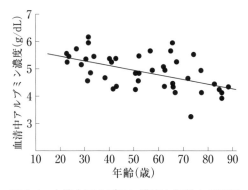

図 7-4　血清中アルブミン濃度と年齢との関係
(Adir J., et al. (1982) Clin. Pharmacol. Ther., 31, p.488-493 より改変して引用)

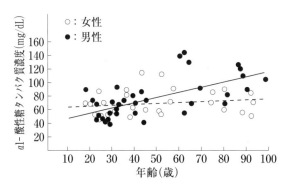

図 7-5　血清中 α1-酸性糖タンパク質濃度と年齢との関係
(Verbeeck R. K., et al. (1984) Eur. J. Clin. Pharmacol., 27, p.91-97 より改変して引用)

表 7-2　高齢者における血流量変化

	1年あたりの血流速度の減少率（％）
心拍出量	0.7〜1.0
脳	0.35〜0.5
心臓	0.5
肝臓	0.3〜1.5
腎臓	1.1〜1.9
組織	1.3
内臓	0.65

(芝田信人, 杉岡信幸 (2013) 臨床薬物動態学実解, p.309, 表 14-3, 京都廣川書店より引用)

いても，身体組成や循環動態には大きな個体差があることを留意すべきである．

(3) 薬物の代謝過程

　薬物の肝クリアランスは肝血流量と薬物代謝酵素量・活性との積である．肝血流量は高齢者で

は 20〜50％減少しているとされている．また肝臓重量が若年者の約 80％であり，酵素量も低下していることが考えられ，肝血流量依存型・代謝能依存型の両薬物とも，肝クリアランスは低下する可能性がある．肝薬物代謝酵素に関しては，CYP の分子種により加齢による活性低下の程度が異なるとの報告がある．すなわち，CYP3A4，1A2，2C19 の活性は加齢により減少するが，2D6，2C9 は変化がないと報告されている．またミダゾラム，ベラパミル，アンチピリン，プロプラノロール，ワルファリンなどで肝血流量または酵素活性低下による全身クリアランス低下が報告されている．一方，グルクロン酸抱合能に関しては大きな活性低下は認められないとされている．

しかしながら，高齢者の場合は食事の種類，タンパク質・カロリーの摂取不足，ビタミン欠乏，アルコール摂取，併用薬物の種類・量が多い等々があり，さらに吸収・分布変動をも考慮すれば，代謝能そのものの加齢変化を臨床的に捉えるのは非常に難しい．

(4) 薬物の排泄過程

未変化体薬物の腎臓からの排泄は，糸球体ろ過，尿細管分泌および尿細管再吸収からなるが，加齢による腎血流量の減少，ネフロンの損失に加え，能動的尿細管分泌における輸送担体の減少などが，高齢者の腎クリアランスを減少させる要因となる．

糸球体ろ過量の低下に関してタンパク結合率の高い薬物においては，糸球体ろ過率減少によるクリアランス低下を，前述した加齢による遊離形分率の上昇によるクリアランス増加が打ち消す可能性がある．また，尿細管再吸収に関しては，高齢者は低タンパク質食が原因で尿の pH がアルカリ側に移行していることが多いため，薬物の特性によっては考慮するべき点である．腎機能は腎排泄型薬物にとってはそのクリアランスのよい指標となる．したがって，高齢者においても，加齢による薬物クリアランス低下は，腎機能をモニタリングすることで十分把握が可能である．ただし，高齢者ではクレアチニンの産生が低下していることから，腎機能検査値である血清クレアチニン値の評価を誤るおそれがある．クレアチニンクリアランスが測定できない場合は，血清クレアチニン値と患者の年齢と体重から推定する **Cockcroft-Gault の式**等を用いて評価すべきである．

$$\text{クレアチニンクリアランス}(\text{mL/min}) = \frac{(140 － 年齢) \times 体重(\text{kg})}{72 \times 血清クレアチニン値}$$

以上，述べたように，高齢者に適正な薬物投与設計を行うためには，患者個々の状態を直接見極め，それぞれの薬物の薬物動態学的特性に応じた投与量・投与間隔を個別に設定することが極めて重要である．

7-2 妊婦・授乳婦における薬物動態変動

7-2-1 妊婦と薬物動態

　一般に妊婦に対する薬物治療は，胎児に悪影響を及ぼす可能性が高いため，可能な限り投与しないことが望ましい．しかしながら，妊婦の病態によっては，薬物治療を避けたが故の病状悪化が，結果的に胎児により重大な危険を招くおそれもあるため，薬物投与を避けられない場合もある．したがって，薬剤師の果たす役割としては，妊婦に対して有益性を高め危険性を最大限に下げるような処方提案をすることであろう．妊婦特有の生理状態の変動を把握し，薬物動態学的特性に基づいた提案が重要である．ただし，エトレチナートやレチノールをはじめ，危険性の高い薬物はこの限りではない．また，少なくとも最小量にして最大の効果を上げるように，患者個々の薬物動態に変動を及ぼす生理状態，治療効果・副作用のモニターによって薬物の動態学的特性を考慮した投与量調節をすることも必須であろう．

　以下に薬物の吸収・分布・代謝・排泄に影響を与える妊娠による生理学的変動因子を示すが，これらは主として妊娠後期（24週以降）に著しい．一方，その程度は薬物によって異なる．

(1) 薬物の吸収過程

　妊婦の薬物経口投与後の薬物吸収に影響する生理状態の変動としては，高齢者の場合と同様な消化管機能の低下が認められる．

　胃酸分泌低下と胃内 pH の上昇は薬物の崩壊・溶出に影響を与える．さらに，胃から吸収される割合の多い酸性薬物の場合，薬物の分子形比率が低下し，吸収性に影響が及ぶことが考えられる．プロゲステロンの作用とされている消化管蠕動運動の低下は，胃内滞留時間・腸管通過時間の延長をもたらす．その結果，一般には最高血中濃度は低下し，同到達時間が延長する（薬物の物性，吸収特性，吸収部位によってはこの限りではない）．

　妊婦による食習慣の変化も無視できない要因である．一例として，脂溶性薬物の吸収に必要な胆汁分泌は油分の多い食物を摂取することによって促進されるため，つわり等の症状が重篤でこれらの摂取を避けた場合，薬物吸収は低下する．

(2) 薬物の分布過程

　血漿容積は著明に増加し，妊娠後期までには約50％増加するとされている．したがってアルブミン濃度が低下し，血中タンパク結合率が低下する．妊娠中に認められる体内水分量の増加は約8Lといわれている．その約6割は胎盤・羊水または胎児であり，残りは母体である．また，心拍出量の増加（妊娠後期では約40％増加）に伴い，末梢血流量も増大する．したがって，一般に薬物の分布容積は増大する．また，個体差は大きいものの身体組成の変化（除脂肪体重の変

化）も無視できず，体重あたりの投与量を目安に薬物を投与する際には，注意が必要である．

(3) 薬物の代謝・排泄過程

　妊娠中はタンパク結合率が低下することから，タンパク結合率の高い代謝能依存型薬物の肝クリアランスは増大する．また，心拍出量の増加に伴い，肝血流量も増大（30～40％）するため，肝血流量依存型の薬物の肝クリアランスも増大する．また糸球体ろ過量も妊娠後期までに約50％も増加するとされている．したがって，腎排泄型薬物の腎クリアランスも増加する．以上より，血漿中薬物量は低下傾向を示すが，遊離形薬物の占める割合が増加していることから，薬効との関連づけは容易ではない．

　代謝酵素に関してはCYP3A4，2D6，UGTなどの活性上昇や1A2，2C19の活性低下が認められたとの報告がある．

(4) 薬物の胎盤通過

　母体に投与された薬物は，一部を除いて胎盤を通過して胎児へ到達する．胎盤の通過性は妊婦へ投与する薬物を選択する上で重要な因子である．胎児の体の構成成分や代謝必須物質（ブドウ糖，アミノ酸，ビタミン類など）は，胎盤を能動的輸送によって通過するが，薬物の胎盤通過はほとんどが受動拡散であるため，薬剤の分子量・脂溶性が影響する．分子量が300～600程度の薬物は比較的容易に胎盤を通過し，1,000以上になると通過しにくい．例えば，抗凝固療法が必要な妊婦では，胎盤通過性の高いワルファリンではなく，通過性の少ないヘパリンが選択される．また，脂溶性の薬物は水溶性の薬物より容易に胎盤を通過し，胎児へ移行する．

　一方，胎児の肝臓における薬物代謝酵素活性は極めて低い．そのため胎盤においても薬物は代謝されることが知られている．例えば，プレドニゾロンは胎盤で代謝されやすく大部分が失活するため，喘息や全身性エリテマトーデスなどの母親の治療には，プレドニゾロンが有用である．一方，胎児の肺成熟を期待する場合など，胎児を治療する目的の場合は，逆に胎盤で代謝されにくいデキサメタゾンやベタメタゾンが有用である．

　また，胎児においては血液脳関門の発達が未熟なため，中枢に作用する薬物の胎盤移行には，より注意が必要である．

7-2-2　薬物の母乳中移行

　母親に投与された薬物は母乳中に排泄され，新生児・乳児に移行する．血中薬物の母乳移行は乳腺細胞を通過する経路，細胞間隙を通り直接母乳に移行する経路などが考えられる（図7-6）．

　一般に，分子量200以下の水溶性薬物は細胞膜細孔を通過して母乳に移行する．また多くの薬物は単純拡散によって移行する．母体血漿のpHは約7.4で母乳は約6.8なので，弱塩基性の薬物は血漿中より母乳中で高濃度となる．さらに，脂溶性の高い薬物は脂肪滴に溶け込み母乳中に容易に移行することがある．一方，血中タンパク質と結合しない遊離形の薬物が母乳中に移行す

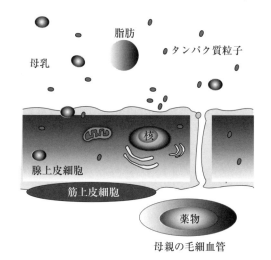

図7-6　薬物の母乳移行

るので，血漿タンパク結合率の高い薬物は移行しにくい．哺乳量からみて，乳児の母乳からの摂取量は母体が吸収した薬物量の30〜150分の1程度であるが，乳児の低い薬物処理能力を考えて，細心の注意が必要である．

また，一般的に薬物の初乳（分娩後数日間に分泌される乳汁．脂肪と乳糖が少なく，タンパク質と無機質が多い）への移行率は高く，乳児の薬物処理能力からみて，新生児期（生後7日間）には，可能な限り母親は薬物を使用しないことが望ましい．

7-3　遺伝的要因による薬物動態変動

薬物に対する感受性や体内動態の個人差の要因は多岐にわたる．近年，分子生物学の発展に伴い，薬物の代謝酵素・輸送担体，受容体など，薬効・薬物動態に重要な役割を占めるタンパク質において，遺伝的要因によるアミノ酸配列の差（**遺伝子多型**）の存在が示され，これら機能性タンパク質の活性変動が個体差の要因の1つとして明らかにされてきた．一般に異常なタンパク質をもつ個体が人口の約1％以上を占める場合に，遺伝的多型が問題となる．

(1) 薬物代謝に関与する遺伝子多型

薬物の体内動態の個人差は，薬物代謝酵素の遺伝的多型の存在が薬物代謝能に差が生じる原因の1つといわれている．遺伝子多型により，薬物代謝能が亢進している個体をEM（extensive metabolizer），減弱している個体をPM（poor metabolizer）という．これらの人口に占める割合は人種により異なる場合がある．以下に *in vivo* において遺伝子多型に基づいた機能評価がな

されている主な代謝酵素を解説する.

1）cytochrome P450（CYP）の遺伝子多型

CYP の分子種では，ワルファリン，トルブタミドやフェニトインなどに関与する CYP2C9，オメプラゾール，ランソプラゾールやジアゼパムなどに関与する CYP2C19，フルボキサミン，メトプロロール，プロプラノロール，コデインやイミプラミンなどに関与する CYP2D6 では遺伝子多型が認められている．日本人においては CYP2C19 に約 20％の PM が存在するとされているが，CYP2C9，2D6 の多型はまれである．近年では CYP3A5 の多型の存在も報告されている．

2）UDP-グルクロン酸転移酵素（UGT1A1）の遺伝子多型

UGT1A1 は，多くの遺伝子多型が存在することが知られており，この多型が認められる患者には，この酵素で代謝される抗がん剤イリノテカンの毒性（下痢，好中球減少）が高頻度で現れることが報告されている．日本人においてはおよそ 8〜17％に多型が認められるとされている．

3）チオプリンメチルトランスフェラーゼ（TPMT），ジヒドロピリミジンデヒドロゲナーゼ（DPD）の遺伝子多型

TPMT は 6-メルカプトプリン，アザチオプリンの DPD は 5-フルオロウラシルの代謝に関与する酵素であり，この多型が認められる患者には，骨髄抑制などの重篤な副作用が懸念される.

4）N-アセチル基転移酵素（NAT2）の遺伝子多型

主にイソニアジドの代謝に関与している NAT2 には，多くの多型が存在し，日本人の約 10％に PM が認められるとされている.

5）アルデヒドデヒドロゲナーゼ 2（ALDH2）

ALDH2 は飲酒後にエタノールが代謝されてできるアルデヒドを酸化して代謝する酵素であり，日本人には約 40％の PM が存在するとされている．PM には飲酒後，血中アセトアルデヒド濃度の上昇により，フラッシング反応（顔面紅潮，動悸，悪心，低血圧等）が見られる.

（2）薬物トランスポーターに関与する遺伝子多型

トランスポーターが体内動態において担う役割は，小腸などに発現するものについては薬物の吸収に関わり，肝臓や腎臓などに発現するものについては薬物の排泄に関与する．したがってこれらの機能変動は薬物の血中動態，さらには薬効や副作用発現に影響を及ぼす.

主として上皮細胞において基質薬物を捕捉し管腔側へ再度排出する，すなわち吸収を妨げる方向に作用する排泄トランスポーターと，基質薬物を細胞中に取り込む，すなわち吸収を促進する方向に作用する取り込みトランスポーターがある．また血液脳関門や胎盤などに発現する排泄トランスポーターはこれら組織を異物から保護する役割をもつが，これらの発現変動は，これら組織内に作用部位をもつ薬物にとっては薬効に影響を与え，それ以外の薬物は当該組織における副作用発現に影響を与える．以下に in vivo において遺伝子多型に基づいた機能評価がなされている主なトランスポーターを解説する.

1）MDR1（multidrug resistance 1；P-糖タンパク質）の遺伝子多型

MDR1は全身に広範な発現が認められている排泄トランスポーターである．小腸の頂側膜側に発現するものは薬物の腸管吸収に，肝臓の胆管側に発現するものは薬物の胆汁排泄に，腎臓発現するものは薬物の尿細管分泌に関わり，その発現変動は薬物動態変動要因となる．血液脳関門の血液側などに発現するものは，脳を異物から保護する役割をもち，その発現変動は中枢作用薬にとっては薬効の，それ以外では中枢毒性に影響を及ぼす．

基質としてはジゴキシン，ジルチアゼム，ベラパミル，イトラコナゾールなどをはじめとして多くの薬物が知られている（第8章相互作用の該当部分参照）．これまでにMDR1の多型がシクロスポリンやタクロリムスの小腸吸収や腎毒性などに影響を及ぼした例が知られている．

2）OATP1B1（organic anion transporting polypeptide 1；有機アニオン輸送ポリペプチド）の遺伝子多型

肝細胞の細胞膜上には多くの取り込みトランスポーターが存在し，このうちOATPトランスポーターは非常に基質認識性が広範であり，複数の臨床的な薬物間相互作用に関係していることでも知られている．スタチン系薬物やアンジオテンシン変換酵素阻害薬，アンジオテンシンⅡ受容体拮抗薬などが基質である．遺伝子多型による発現変動は，スタチン系薬剤の肝臓への取り込みを阻害し，副作用のリスクが増大することが多く報告されている．

昨今は遺伝子多型による投与量個別化がテーラーメイド医療において脚光を浴びているが，実際の臨床において，個別化治療実現のためには，患者個々の薬効・薬物動態の変動の多くが，限定された要因，あるいは複数の要因であっても多変量解析によって有意に説明できるものである必要がある．またその要因の把握が簡便にできることが重要である．そのため，本章で述べたような遺伝子多型による薬物の薬効・薬物動態の変動が，他の変動要因に比べてどの程度の寄与があるのかを同時に，しかも十分に検証する必要があろう．

7-4 病態下の薬物動態変動

7-4-1 肝疾患時における薬物動態変動

肝臓は薬物代謝を司る主要な臓器であるため，肝疾患時には代謝能が低下する可能性があるが，肝臓の能力には余裕があり，軽度の機能低下が薬物代謝に与える影響は少ない．しかしながら，重症化し肝硬変に至るようになると，肝実質細胞の減少と肝血流量の低下などにより，薬物処理能力は著明に低下する．表7-3に肝臓の主な疾患と病態を示した．本項では主として肝疾患時におけるADMEの各過程における薬物動態変動について記述する．

第7章 薬物動態の変動要因 *215*

表 7-3 肝疾患の分類と概要

分類	疾患名	概要
急性肝炎	ウイルス性肝炎（A 型，B 型，C 型，D 型，E 型）薬剤性肝炎	主に肝炎ウイルスの感染が原因で起きる急性の肝機能障害．発病後 6 か月以内に治癒．
劇症肝炎	急性肝炎から進展（約 1%）	急激に起こる肝細胞の広汎性壊死．
慢性肝炎	B 型慢性肝炎，C 型慢性肝炎，自己免疫性肝炎	肝細胞の破壊と修復が 6 か月以上にわたって絶え間なく続いている状態．一部は肝硬変へ進展する．
肝硬変	B 型肝硬変，C 型肝硬変，自己免疫性肝硬変，アルコール性肝硬変，原発性胆汁性肝硬変，脂肪性肝硬変	肝細胞の壊死および消失が起こる．肝血流量の低下，肝機能低下（固有クリアランスの低下）．
脂肪肝	アルコール性脂肪肝，非アルコール性脂肪肝（糖尿病や肥満による）	全肝細胞の 30% 以上が脂肪化している状態
脂肪性肝炎	アルコール性脂肪性肝炎，NASH（非アルコール性脂肪性肝炎）	脂肪肝が影響して肝臓内に白血球などの炎症細胞が浸潤している状態．
肝線維症	アルコール性肝線維症，非アルコール性脂肪性肝線維症	肝臓内で組織結合が増加（線維化）．線維の量がさらに増え続けると肝硬変に進展する．

(1) 薬物の吸収過程

重症化した場合，肝硬変における門脈圧亢進により門脈血は肝臓を迂回し，食道・腹壁などに形成される側副血行路に流入し，直接体循環に移行するため，肝血流量は減少する．このような場合，血流量減少により薬物処理能は低下する．また，側副血行路より直接体循環に移行した門脈血中の薬物は肝初回通過を回避することになる．また，組織の線維化や肝細胞数の減少などが薬物処理能力を低下させる．さらに，肝細胞の広範囲な壊死は薬物代謝活性を大幅に減少させる．また，肝障害は薬物のタンパク結合率にも影響を与える．すなわち，薬物の肝クリアランスを規定する肝血流量，肝固有クリアランス（代謝能）およびタンパク結合率のすべてに影響が出ることになる．

一方，胆汁は，薬物を排泄するだけではなく，脂溶性薬物の消化管吸収を促進しているほか，消化管からのリンパ系への移行にも重要な役割を担っている．したがって，胆汁分泌の肝疾患による減少は，脂溶性薬物の消化管吸収に重大な影響を及ぼす．また，胆汁分泌量の低下は腸肝循環する薬物（インドメタシン，ジゴキシン，モルヒネなど）の吸収量に大きな影響を及ぼす．**胆汁うっ滞型肝障害**の指標としては，**直接型ビリルビン**（D-Bil）の上昇が特徴的であり，胆汁分泌量をよく反映する．

以上が吸収過程に対する主な変動であるが，肝障害による食欲不振，嘔吐などの症状は，胃内容物などが通常とは異なる様相を示すため，食事内容等からの考察を含める必要がある．

(2) 薬物の分布過程

肝疾患によるタンパク合成能の低下は血中タンパク質量の低下をもたらす．血中タンパク質量の低下は，それに結合する薬物の血中遊離形分率を上昇させる．薬物の結合タンパク質として最

も大きなキャパシティを持つアルブミンはもとより，塩基性薬物の結合タンパク質であるα1-酸性糖タンパク質も肝硬変時にその量が低下することが知られている．しかしながらα1-酸性糖タンパク質は炎症時に増加するタンパク質であるので，肝疾患時はむしろ上昇している可能性が高い．一方，胆汁うっ滞時には血中ビリルビンが上昇する．ビリルビンはアルブミンに対する親和性が強いため，アルブミンと結合している薬物と置換することによって，これもまた薬物の遊離形分率を上昇させる．したがって，タンパク結合率の高い薬剤は注意を要する．遊離形分率の上昇は肝クリアランスの上昇や分布容積の増加をもたらす．また，低アルブミン血症は腹水や浮腫をもたらし，アミノ配糖体抗生物質など水溶性薬物の分布容積上昇の原因となる．一方で，肝疾患時には肝固有クリアランスは下記に示すように低下するため，そのバランスを十分に検討する必要がある．

(3) 薬物の代謝・排泄過程

薬物代謝能に関しては，前述したように肝臓の代償能力は優れていることから，軽度な肝疾患の場合にその影響は小さい．しかしながら，劇症肝炎など重篤な肝障害や，慢性化して肝硬変・肝不全などに至るような場合は広範囲の肝細胞の破壊や線維化が進行し，代謝能は減弱し，肝血流量の低下なども相まって，薬物処理能力は著明に低下する．

また，類洞（sinusoid）と呼ばれる肝臓の毛細血管の類洞壁と実質細胞の間にはディッセ腔と呼ばれる空間がある（図4-3）．類洞内皮細胞は有窓性で，50 nm程度の小孔のほかに，1～3 μm程度の大きい孔がある．したがって，血漿，血漿タンパク質，血漿中内因性・外因性物質（タンパク結合形・遊離形薬物を含む）は，ディッセ腔内を自由に移動し，肝細胞微絨毛と接触できる（図7-7）．前述したような重篤な肝障害・肝不全の場合には，小窓構造の消失により高分子物質がディッセ腔に入りにくくなり，薬物の肝移行性が減少する．同時に肝細胞への酸素供給が減少し，代謝活性に影響を及ぼす可能性がある．

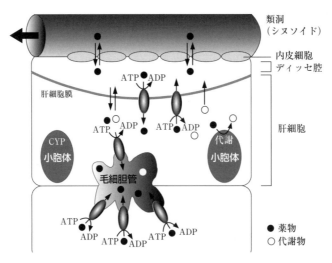

図7-7　肝臓での薬物処理

肝疾患時には，薬物の酸化的代謝に最も重要な酵素であるCYPの活性低下は重要である．しかしながら分子種によって，また肝疾患の重症度によっても，その変動はかなり異なる．これまでの報告から，CYP3A4はヒト肝細胞中のCYP分子種の中で最も多くの割合を占めているが，肝障害による活性低下は，他の分子種よりも比較的少ないようである．すなわち，肝細胞中で量的に多くの割合を占める酵素の代謝能は，予備能力が大きいとも考えられる．慢性の肝疾患が薬物代謝に及ぼす影響としては，第II相反応よりも第I相反応のほうが顕著である．グルクロン酸抱合能は肝硬変によっても大きな変動が見られないとの報告が散見されるが，グルクロン酸転移酵素はCYPよりも処理能力が大きいことである程度説明できる．しかしながら，活性低下の報告も存在することから，疾患の重症度，薬物の種類によっては一概にはいえない．

　以上をまとめると，肝血流量，肝固有クリアランス，タンパク結合率が肝クリアランスを規定する要因であるため，肝抽出率が低くタンパク結合率の低い，いわゆる代謝能依存型薬物（アンチピリン，テオフィリン，アセトアミノフェン，クロラムフェニコール，キニジンetc.）にとっては肝障害による代謝能変動に特に注意を払う必要があろう．肝疾患患者におけるアンチピリンの体内動態変動を表7-4に示した．

表7-4　脂肪肝，アルコール性肝炎，肝硬変症患者におけるアンチピリンの体内動態パラメータ

患者	シトクロム P450 (nmol/g)	アンチピリン動態			
		t1/2 (hr)	CL (mL/min)	AUC (µg・hr/mL)	Vd (L/kg)
正常肝	12.6	6.5	79	355	0.57
脂肪肝	7.9	8.1	58	491	0.54
アルコール性肝炎	4.5	22.3	29	1681	0.47
肝硬変症	5.9	28.9	15	1965	0.46

（Sotaniemi E.A., *et al.* (1977) *Eur. J. Clin. Pharmacol.*, 12, p.429 より改変して引用）

　肝臓において分子量が約500以上で，ある程度の水溶性を有する薬物は胆汁中に排泄される．肝細胞から胆汁中への排泄機構としてはP-糖タンパク質，多剤耐性タンパク質，乳がん耐性タンパク質（BCRP）などの薬物輸送担体が知られている．したがって，肝障害でこれらタンパク質の発現が変動すれば，薬物の胆汁排泄に対して影響が及ぶことは明らかである．しかしながら，肝障害により，組織のタンパク質発現量を検討した報告ではその種類（肝がん，肝硬変，胆道閉塞症，胆汁うっ滞型肝炎など）によって相反する様々な報告があり，これまでのところ一般的な見解はない．さらに血中薬物動態にまで関連づけた報告は少ない．しかし，胆汁排泄の変動を捉えることは容易ではないが，その変動の可能性に留意することは必要であろう．

　肝疾患時における一般的な肝機能の変化を表7-5にまとめた．

表7-5　肝疾患時における一般的な肝機能の変化

	急性肝疾患	慢性肝疾患	肝硬変
P450 CYP1A2, 2D6, 2C19, 3A4 の発現量低下	変化なし あるいは軽度 に低下 ⬇	低下 ⬇	高度に低下 ⬇
P450 以外の酵素 　グルクロン酸抱合，硫酸抱 　合，アセチル抱合，アル 　コール脱水酵素など		軽度に低下	
肝血流量		低下 ⬇	高度に低下 ⬇
肝重量	変化なし	やや増加	低下 ⬇
アルブミン合成能	変化なし あるいは軽度 に低下 ⬇	低下 ⬇	低アルブミン血症になりやす すい（3.0 g/dL 以下で，非 結合形分率が増加）⬇
α1-酸性糖タンパク質		低下 ⬇	

（4）薬物動態に影響を与える肝機能のモニタリング

　代表的な肝機能検査値である AST（アスパラギン酸アミノトランスフェラーゼ）（GOT）や ALT（アラニンアミノトランスフェラーゼ）（GPT）および ALP（アルカリフォスファターゼ）は肝細胞の変性・破壊により血中に逸脱する酵素である．特に ALT は肝細胞にのみ存在する． AST，ALT ともに肝機能の悪化に伴い上昇するが，肝薬物代謝酵素活性とは必ずしも相関しない．しかしながら 500 以上の高度な増加は，劇症肝炎など重篤化した場合で，この場合はもちろん活性低下は大きいが，検査数値と相関するものではない．胆汁分泌量を反映する胆汁うっ滞の指標としては，ALP，γ-GTP，直接型（抱合型）ビリルビン（D-Bil）の上昇があり，特に D-Bil は胆汁分泌量をよく反映する．またうっ滞する胆汁酸の刺激によりその産生も増大する．一方で，肝硬変の指標として，ALP および AST と肝性脳症の程度，腹水，血清ビリルビン，血清アルブミンを複合して評価した Child-Pugh（チャイルド・ピュー）分類（表7-6）が薬物のクリアランスと関連するという報告がある．また，血液凝固能の指標であるプロトロンビン時間

表7-6　Child-Pugh（チャイルド・ピュー）分類

	1点	2点	3点
脳症	ない	軽度	時々昏睡
腹水	ない	少量	中等量
血清ビリルビン値（mg/dL）	2.0 未満	2.0〜3.0	3.0 超
血清アルブミン値（g/dL）	3.5 超	2.8〜3.5	2.8 未満
プロトロンビン活性値（%）	70 超	40〜70	40 未満

肝障害度の評価の指標として用いられている．
各項目のポイントを加算し，その合計点によって A（5〜6点），B（7〜9点），C（10〜15点）の3段階に分類する．この分類に応じた投与量の調節法が添付文書に記載されている薬物として，エベロリムス，ソリフェナシン，アタザナビル，ホスアンプレナビルなどがある．

も，ある薬物のクリアランスに対して相関するとの報告もある．これは肝細胞の障害によってタンパク合成能（ビタミン K 依存性凝固因子 II，VII，IX，X など）が障害を受けたため，（すなわち酵素等他のタンパク生成量も低下している可能性あり）と考えられる．

さらに**インドシアニングリーン（ICG）検査**は有効肝血流量の目安となるため，肝血流量にクリアランスが影響を受ける薬物の動態評価にとって有用である．

これら検査値・評価法はいずれも肝機能の低下を異なる観点から評価したもので，薬物クリアランスを間接的に関連づけるものである．したがって薬物の物性・薬物動態学的特性とそれぞれの検査・臨床所見が反映する生理機能を関連づけた考察が必要であり（表 7-7），どのような薬物・患者にも，むやみに適応できるものではない．これらはまさに，個別化医療の実現のための課題であり，これら多彩な肝機能の指標と，薬物動態学的特性を関連づけて評価できる能力が薬剤師には求められる．

表 7-7　肝機能検査値から予想される薬物動態学的変動

生化学的検査	生理学的/病理学的変化	予想される薬物動態学的変動
プロトロンビン時間	急性タンパク合成の低下	代謝の低下
血清アルブミン	慢性タンパク合成の低下	代謝の低下 タンパク結合率の低下 分布容積の増大
血清ビリルビン 　抱合型（直接） 　非抱合型（間接）	 胆汁うっ滞 肝細胞不全もしくは血中からの抽出が低下	 薬物の胆汁排泄の低下 代謝の低下
血清アルカリホスファターゼ	胆汁うっ滞	薬物の胆汁排泄の低下
血清アミノトランスフェラーゼ	肝細胞障害	代謝の低下

一方，直接的に肝薬物代謝酵素活性を求める方策として，CYP3A4 によってのみ代謝を受けるエリスロマイシンの放射性同位体（^{14}C-エリスロマイシン）投与後の呼気テストによる活性検査が欧米では用いられている．またカフェイン投与後の尿中代謝物測定による CYP1A2 活性評価なども存在するが，臨床においては一般的ではない．

7-4-2　腎疾患時における薬物動態変動

腎臓は薬物の腎排泄を担う極めて重要な臓器で，薬物治療を安全なものにするためには，腎排泄型薬物に関して患者の腎機能を常にモニターすることが肝要であり，薬剤師は腎機能に応じた薬物の投与設計を提案できるスキルを身に付けなければならない．腎疾患の種類と特徴を表 7-8 に示した．

表 7-8　腎疾患の分類と概要

分類	概要	腎機能
急性糸球体腎炎	溶血性連鎖球菌などの細菌が原因の90%以上を占め，糸球体の炎症によって，タンパク尿や血尿が出る．	GFR の低下
慢性糸球体腎炎	タンパク尿や血尿が長期間（少なくとも1年以上）持続するものをいう．IgA 腎症，膜性腎症，膜性増殖性糸球体腎炎，急速進行型糸球体腎炎など様々な腎炎がある．	腎不全に進行することがある
急性腎不全	可逆的であるが，急激な腎機能の低下，尿細管の壊死などが起こる．	無尿，乏尿
慢性腎不全	不可逆性病変，ネフロンの減少が起こる．3か月以上持続する．タンパク尿・血尿などの尿異常，腎形態異常または，腎機能が約60%未満にまで低下した状態．	腎機能廃絶
ネフローゼ症候群	尿中に血漿タンパク質の漏出（血漿タンパク非結合率の上昇），それに伴う浮腫，血中脂質異常が起こる．	腎機能低下

(1) 薬物の吸収過程

　薬物吸収と生物学的利用率に及ぼす腎不全の影響に関する定量的情報は，臨床においてほとんど実証されていないのが現状である．腎不全時には，胃内 pH の変化，胃腸管内滞留時間の増加，胃腸管の浮腫，嘔吐，下痢などの胃腸管に関する生理的要因が変化することから，それに応じて，さまざまな物理化学的特性を持つ薬物の吸収動態が変化することが考えられる．一方で，小腸上皮での代謝酵素やトランスポーターの発現変動が報告されているが，これまでに明確なエビデンスはない．

(2) 薬物の分布過程

　腎疾患時の薬物の分布容積の増減は様々な様相を示す．一般に，腎疾患ではアルブミン濃度の低下に伴い血漿中のアルブミンと結合しやすいワルファリンやフェニトインなどの酸性薬物の血漿タンパク結合率は減少する．酸性薬物のタンパク結合率の低下は，結合部位の器質的な変化，腎不全に由来する内因性物質によるタンパク結合部位の阻害にも起因する．実際，尿毒症患者ではフェニトインの遊離形濃度が上昇するという報告がある．したがって，タンパク結合率の高い薬物の分布容積は増加する．

　一方，組織への移行が大きいジゴキシンは，クレアチニンクリアランスの重度な低下に伴い，組織移行性，分布容積が著明に減少する．キニジンやリドカイン，ジソピラミドなどの塩基性薬物では血漿タンパク結合率は変化しないか，あるいは増加する場合がある．塩基性薬物の主な結合タンパク質は α1-酸性糖タンパク質であるが，これは急性期の炎症性タンパク質であり，腎疾患の場合，腎移植患者や透析患者などにおいて増加が認められている．その際には，血漿タンパク結合率の増加に伴い薬物の組織移行性が減少し，分布容積の減少につながる可能性がある．

(3) 薬物の代謝過程

　肝代謝型薬物については腎排泄型薬物のように，腎機能が低下した場合の厳密な投与量変更の

必要はない．しかし近年，慢性腎臓病においては腎からの薬物消失のみではなく，腎以外からの薬物の消失（腎外クリアランス）を変化させることが報告されている．しかしながら，腎不全により増加する場合，減少する場合，影響のない場合があり，それらは関与する代謝経路，対象薬物に依存するため，特定の薬物代謝に及ぼす腎機能の影響を予測することは困難である．腎不全においては様々な合併症治療を同時に進行しているので，肝代謝型薬物については即座に投与量を変更する必要はないが，循環動態や肝臓への影響で代謝能が変動する可能性があることを念頭に薬物治療管理を行わなくてはならない．

(4) 薬物の排泄過程

腎疾患においては，一般に投与量の50％以上が未変化体として尿中に排泄される薬物や，代謝物に薬効があるものは投与設計の対象となる．また，腸肝循環の寄与が大きい薬物では，抱合体の腎排泄は遅延し，腸肝循環を助長するので，投与量設定の対象となる．

腎排泄量および腎クリアランスは，第5章，式（5-4）および式（5-5）で表したように腎における3つのプロセス（糸球体ろ過，分泌，再吸収）で規定される．したがって，これらの1つあるいは2つ以上の障害は薬物の体内動態に劇的な変化をもたらす可能性がある．逆にいえば，薬物が3つのうちどのプロセスに強く関与するかによって，その生体内運命は大きく変化するものと考えられる．

一般にタンパク結合率の高い薬物は糸球体ろ過されにくいため腎クリアランスは小さいが，タンパク結合率低下による遊離形薬物の増大は，腎機能低下による糸球体ろ過率の低下を打ち消す場合もある．また，尿細管分泌と再吸収過程は，アニオンおよびカチオンの担体介在腎輸送系，P-糖タンパク質が関与する双方的な過程であり，担体の発現や活性に腎機能低下が関与する場合もある．しかし実際の臨床現場では，薬物の分泌や再吸収過程の関与の程度を計測できないので，クレアチニンクリアランスを実際の腎機能の指標として利用する場合が多い．しかしながら，クレアチニンクリアランスはあくまでもGFRの指標であり，尿細管分泌の寄与が大きい薬物（β-ラクタム系抗生物質等々）の排泄能を正確には反映しないことは覚えておく必要がある．

(5) 腎疾患における薬物の投与設計法

実際の臨床現場では，クレアチニンクリアランスを腎機能の指標として利用する．水溶性でかつ尿中未変化体排泄率が50％を超える薬物の腎不全時の投与量補正は，一般に **Giusti-Hayton 法**を用いて行う．Giusti-Hayton 法では，患者の腎機能を示す CLcr および薬物の未変化体の尿中排泄率の値から補正係数（R）を求め，この補正係数により，投与量あるいは投与間隔を変更することが可能となる．表7-9にCLcrを利用したGiusti-Hayton法の投与設計法と，連続的に腎機能を評価するためのGFRを推定するMDRD簡易式およびシスタチンCを利用する回帰式を示す．

Giusti-Hayton法はあくまでもCLcrを用いて行うので，それにより得られた補正係数Rは主に腎クリアランスの変動を反映しており，腎外クリアランスの変動は加味されていないことに留

表7-9 腎不全時の投与設計法

Giusti-Hayton 法	
補正投与係数(R)＝1－尿中排泄率×(1－腎不全患者の CLcr/100) 腎不全患者の投与量(D')＝常用量(D)×R 腎不全患者の投与間隔(τ')＝正常時の投与間隔(τ)/R	
CLcr を求める方法　　単位：mL/min 〈Cockcroft-Gault の式〉 $CLcr(男性)=\dfrac{(140-年齢)\times 体重(kg)}{72\times sCr(mg/dL)}$ CLcr(女性)＝CLcr(男性)×0.85	CLcr を求めた後，上の Giusti-Hayton の式に当てはめて補正係数 R を計算する．尿中未変化体排泄率は文献値を引用する．この補正では，CLcr が 100 mL/min を正常としている．
GFR を推定する方法　　単位：mL/min/1.73 m^2 〈MDRD 式（日本人用）〉 eGFR(男性)＝175×sCr－1.154×年齢－0.203×0.741 eGFR(女性)＝eGFR(男性)×0.742 〈シスタチン C 濃度を利用する方法〉　単位：mL/min eGFR＝－4.32＋80.35×1/シスタチン C(mg/L)	MDRD 式は sCr のみを用いるので，連日的な GFR のモニタリングに有用である．システィン C を用いる方法は，GFR が 70 mL/min 以下になる早期の腎不全の発見に有効である．

（芝田信人，杉岡信幸（2013）臨床薬物動態学実解，p.141，表6-3，京都廣川書店より引用）

意する必要がある．また，これらはクレアチニンを指標とするため，主として薬物の糸球体ろ過能の変動からの評価である．実際の臨床では前項で挙げたような尿細管における薬物の分泌や再吸収過程の関与もあるため，薬物によってはそれらを加味した考察が必要である．

7-4-3　循環器疾患における薬物動態変動

　循環器疾患においては，主として心機能の低下に伴う循環不全が薬物の体内動態へ及ぼす影響が大きい．本態性高血圧においてはその成因に関与する環境因子（肥満，飲酒，喫煙など），二次性高血圧症ではその成因となる疾患（生活習慣病）が薬物の体内動態に重要である．特に腎疾患・肝臓と循環動態の関連性は重要で，双方を考慮した考察が必要である．図7-8に腎機能不全と循環器障害との関連性を示す．

(1) 薬物の吸収過程

　心機能の低下時には消化管血流量・運動機能・胃内容物排泄速度の低下に伴う吸収の遅延や腸粘膜のうっ血・浮腫による消化管薬物吸収量の低下が懸念される．

(2) 薬物の分布過程

　心機能の低下時には，電解質異常に伴う血管外組織液の増加・浮腫，腎尿細管からの水分の再吸収増加・尿量減少に伴う体内水分貯留亢進により，水溶性薬物の分布容積は増大し，血中濃度を減少させる可能性がある．一方で循環血流量の低下は脂溶性薬物にとって分布容積を低下させる可能性が高い．また，急性心筋梗塞や心房細動・心房粗動患者では発症後長期にわたる α1-酸性糖タンパク質の増加が報告されており，塩基性薬物の分布・代謝動態に影響を与える可能性が

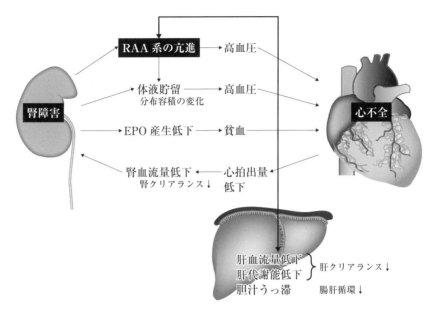

図 7-8 腎機能不全と循環器障害との関連性

ある．心不全での低 Na 状態などの電解質異常は体内水分貯留・浮腫を反映する．また低 K 状態はジギタリス中毒に注意が必要となる．

(3) 薬物の代謝・排泄過程

心機能の低下時には肝うっ血および低酸素状態に伴う肝細胞変性，肝酸化的薬物代謝能の低下，肝血流量の低下による血流量依存型薬物（肝固有クリアランスの高い薬物）の代謝低下は容易に想像される．実際に，心不全患者における CYP 含有量の減少や活性低下が知られている．また薬物の胆汁中排泄も損なわれることが予想される．一方，腎血流量の変動に関しては，その変動から糸球体ろ過量を一定に保とうとする機能があるため，通常は腎排泄型薬物の排泄能に影響は少ない．ただし，心不全時など著しい血圧の低下が見られるときは，糸球体ろ過量は腎血流量に比例して変動し，尿量の減少も合わせて，腎排泄型薬物の腎排泄は遅延する．血清クレアチニン，BUN，尿量減少などは心不全に伴う腎機能の悪化を反映し，同時に浮腫など体内水分貯留をも反映する．血清アルブミンのモニタリングは，肝機能・腎機能を反映するだけでなく，低タンパク質血症による薬物の遊離形分率の上昇や浸透圧バランスの破綻による体内水分貯留の指標ともなる．詳細は腎・肝疾患の項も参照されたい．

7-4-4 肥満者における薬物動態変動

肥満患者における薬物動態の変動に影響する要因としては，著しい体重の増加に伴う心拍出量の増加による臓器血流量の増加，体組成の変化による分布容積の変動が特徴的である．しかしながら肥満の成因となる生活習慣や疾患（主として生活習慣病），肥満が誘発する疾患（肝疾患・

腎疾患など）に対しての考察がより重要となる．表7-10に，肥満による薬物動態変化をまとめた．

表7-10 肥満による薬物動態変化

体内動態	特徴
吸収	大きな影響はない．
分布	総脂肪量が増加するため，脂溶性の高い薬物の分布容積が増大する（消失の遅延につながり半減期が延長する）．また，α1-酸性糖タンパク質が増加するため，塩基性薬物の遊離形薬物が減少する．
代謝	CYP3A4活性が低下するが，グルクロン酸抱合活性は上昇する．
排泄	腎血流量が増大するため，クレアチニンクリアランスが高値を示す．肥満患者では，Cockcroft-Gault式を用いるとクレアチニンクリアランスを過大評価することになるので要注意．

(1) 薬物の吸収・分布過程

肥満者における薬物吸収過程において，肥満による直接的な影響はないが，正常人とは異なる種類・量，特に油分の多い食物を日常的に多く摂取していることが予想されるため，薬物の物理化学的特性によっては吸収が変動している可能性はある．

また，体重増加・体脂肪率の増大に伴う分布容積の変動は，容易に予想することができる．すなわち，脂溶性の高い薬物においては増大するが，脂溶性の低い薬物では正常人との間に差は認められない．フェニトインやジアゼパムでは著明な分布容積の増大が報告されている．

(2) 薬物の代謝・排泄過程

肥満患者の心拍出量増加に伴う肝血流量の増大は，血流量依存型薬物の肝クリアランスを増大させる．同様に腎血流量も増加し，糸球体ろ過速度の上昇，尿細管分泌の亢進などの報告があり，腎クリアランスにも多大な影響が及ぶ可能性がある．また，CYP3A4の活性低下や，グルクロン酸抱合活性の増加など報告が散見され，代謝変動の可能性がある．しかしながら，肥満そのものがこれら変動を引き起こすのか，それとも肥満が成因となる，あるいは肥満の成因となる疾患によるものなのかを見分けることは容易ではない．しかしながら薬物動態の変動は明らかであり，これらの体系的な解明は今後の重要課題である．

第 *8* 章

薬物間相互作用

薬物療法においては，単剤で治療を行うことは少なく，多剤併用投与が一般的であり，それによる薬理効果の増大や副作用の軽減を期待している．しかしながら，多剤併用投与は期待されるようなよいことばかりではなく，併用することによって生じる**薬物間相互作用** drug-drug interaction が生体に有害の副作用を引き起こしたり，死に至る毒性を与えることも少なくない．第8章では代表的な薬物の相互作用例を紹介しているが，薬剤師にとって大切なことは，これらの医薬品の組合せを覚えることのみではない．むしろ，これらの薬物間相互作用がどのようなメカニズムで起こるのかを科学的に考え，解決できる能力を身に付けることが重要かつ必須である．

8-1 薬物間相互作用の分類

　薬物間相互作用は，その作用機序の面から大きく2つに分類される．それは，併用された薬物によって他の薬物の体内動態が影響を受け，作用部位の薬物濃度が変化し効果の増強や減弱がもたらされる**薬動学的相互作用**（pharmacokinetic drug interaction）と，併用薬が他の薬物の体内動態には影響をせず，薬理効果の増強や減弱をもたらす**薬力学的相互作用**（pharmacodynamic drug-drug interaction）である．表8-1に薬物間相互作用を生じる主な要因をまとめた．また，薬物の薬理効果や動態が変化する現象は薬物間の併用だけでなく，薬物と飲食物との併用によっても起こり，この場合も薬動学的相互作用と薬力学的相互作用に分類できる．

表 8-1　薬物間相互作用を生じる主な要因

相互作用の種類	要　　因	具体例
薬動学的相互作用	吸収速度，吸収量の変化	可溶化剤の配合による吸収の増加 難溶性複合体の生成による吸収低下 胃内容物排出速度への影響 消化管液の pH への影響
	代謝過程への影響	酵素誘導 酵素阻害
	体内分布の変化	組織分布の変化 血漿タンパク質との結合性の変化
	腎排泄の変化	尿の pH の変動 尿細管再吸収の変動 電解質バランスの変化
薬力学的相互作用	受容体部位での作用の変化	受容体部位での競合 受容体の変化 受容体にある他成分の変化
	受容体以外での作用の変化	

　薬物間相互作用の40%が代謝部位での薬動学的相互作用であることが報告されており，その相互作用のほとんどがCYPを介した機序である．医薬品の中には，このようなCYPに関連した相互作用が原因で市場撤退した薬剤も多数ある．薬動学的，薬力学的にかかわらず薬物相互作用に関する情報は膨大であり，日々更新している．薬剤師は常にこのような情報に目を通し，自分自身の知識も常に更新していく必要がある．第8章では代表的な薬物の相互作用例を紹介しているが，薬剤師にとって大切なことは，これらの医薬品の組合せを覚えることのみではない．むしろ，これらの薬物相互作用がどのようなメカニズムで起こるのかを科学的に考え，解決できる能力を身に付けることが重要かつ必須である．

8-2 薬動学的相互作用

8-2-1 吸収過程における相互作用

(1) 難溶解性の複合体形成および吸着

　テトラサイクリン系抗生物質は2または3価の金属イオンと不溶性のキレートを形成することが知られている．ドキシサイクリンやミノサイクリンは，硫酸鉄との併用により血清中濃度が併用前の10〜20％にまで低下することが知られている．また，同様な相互作用がニューキノロン系抗菌薬でも報告されている．エノキサシンやノルフロキサシンは，制酸薬である水酸化アルミニウムと併用すると，バイオアベイラビリティが10％以下までに低下する（図8-1）．一方，オフロキサシンの場合は約50％の低下であり，ニューキノロン系抗菌薬の中でも吸収低下の程度は異なる．また，金属カチオンの種類によっても吸収低下の程度は異なり，ニューキノロン系抗菌薬の場合，一般にアルミニウムやマグネシウムに比べれば，鉄やカルシウムの影響の方が小さい．また，金属カチオン含有制酸剤をシプロフロキサシン投与2時間半前に投与しても，シプロフロキサシンの吸収が著しく阻害されていることも報告されており，キレート形成による相互作用を回避するためには，一般にニューキノロン系抗菌薬の服用時間の4時間前あるいは2時間後に金属カチオン含有制酸剤を服用することが推奨される．

　鉄剤とのキレート形成による吸収低下の程度が特に大きい薬物として，セフェム系抗生物質の

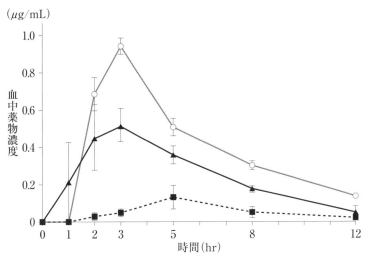

図8-1　ノルフロキサシンの吸収に及ぼす水酸化アルミニウムゲルおよび牛乳の影響
　　　○　ノルフロキサシン単独
　　　■　ノルフロキサシンと水酸化アルミニウムゲル1gを併用
　　　▲　ノルフロキサシンと牛乳200 mLを併用
　　（Motoya T., et al. (1997) *J Appl Ther*, 1, p.213-217 より改変して引用）

セフジニルが知られている．セフジニルを鉄剤と同時投与したときには，セフジニルのAUCは1/10まで低下していることが報告されている．

　高脂血症の治療に用いられる**陰イオン交換樹脂**（コレスチラミン）は吸着能が高く，腸管内で胆汁酸を吸着して胆汁酸の糞中への排泄を促進する．また，脂溶性ビタミン類，副腎皮質ステロイド，ワルファリン，ジギタリス製剤，メフェナム酸，テトラサイクリンなど多くの薬物を吸着し，結果としてこれらの薬物の吸収を阻害する．このような理由から現在コレスチラミンは，ほとんど使用されなくなったが，この吸着の相互作用を利用して，抗リウマチ薬であるレフルノミドの解毒剤としての効能効果を取得している．すなわち，レフルノミドは，その活性代謝物が腸管循環を受けるために半減期が2週間と長いが，重篤な副作用が発現した場合などに速やかに体内から消失させる必要があり，コレスチラミンはその腸管循環を阻害し，体内からの除去に有用である．

(2) 小腸上皮のCYP3Aや各種トランスポーターの阻害または発現誘導

　第2章2-3で述べたように，薬物の吸収部位である小腸上皮には，シトクロムP450やP-糖タンパク質を始めとする各種トランスポーターが発現しており，これらの機能性タンパク質が併用薬物や食物により影響を受けて生じる薬物間相互作用がある．

(3) 胃内pH変動による薬物溶解性の変化

　胃内pHの変動によって吸収が変化する薬物がある．例えば，テトラサイクリンは，炭酸水素ナトリウムなどの制酸薬により胃内pHが上昇し吸収が低下する．この機序については，テトラサイクリンは3つのpKaを持ち，等電点（pH＝5.5）のときに最も低い溶解度，溶解速度を示すため，制酸薬により胃内pHが上昇すると溶解性が悪くなるためと考えられる．この現象は，あらかじめ溶解させたテトラサイクリンを併用に用いたときには吸収性が変化しないことから，消化管内のpHの上昇によりテトラサイクリンの溶解度が低下したためと理解できる．一方，塩基性の薬物はその逆となり，エフェドリンは制酸薬の併用により吸収性が増大する．

　シメチジンは胃酸分泌抑制作用を示すため，併用の結果，胃内pHが上昇し併用薬の吸収に影響を与える（表8-2）．また，イトラコナゾールの固形経口剤は，プロトンポンプ阻害薬であるオメプラゾールと併用すると，オメプラゾールの胃酸分泌量低下作用による胃内pHの上昇により，イトラコナゾールの消化管での溶解性が低下し，AUCが64％，最大血中濃度が66％低下することが報告されている．一方，イトラコナゾールを溶解補助剤（ヒドロキシプロピル-β-シクロデキストリン）で溶解した内用液製剤は，胃酸による溶解を必要としないため，オメプラゾールを併用してもその吸収は影響されないことが確認されている．

(4) 食事による薬物溶解性の変化

　食事を摂取することにより，胆汁分泌が促進され，それにより薬物溶解性が上昇する．また，食物成分中の脂質により溶解性が向上することもあり，これらの要因が薬物吸収に影響を及ぼ

第 8 章　薬物間相互作用　　*229*

表 8-2　吸収過程における相互作用の例

相互作用の要因	薬　物	併用薬	効　果
消化管中の pH の変動	テトラサイクリン ベンジルペニシリン フェニルブタゾン ワルファリン フェノバルビタール	炭酸水素ナトリウム 水酸化マグネシウム 水酸化アルミニウム	吸収の抑制
	アンフェタミン		吸収の増加
	インドメタシン	アスピリン	吸収の増加
	シメチジン	アモキシシリン ペニシリン G	吸収の増加
		インドメタシン クロルプロマジン	吸収の抑制
消化管の運動	アセトアミノフェン リチウム レボドパ	メトクロプラミド	吸収の増加
	アセトアミノフェン ジアゼパム	プロパンテリン	吸収の抑制
	リボフラビン	プロパンテリン	吸収の増加
複合体形成	テトラサイクリン ペニシリン G	Mg や Al を含む制酸薬，鉄剤	吸収の抑制
吸着作用	ワルファリン ジゴキシン プラバスタチン	コレスチラミン	吸収の抑制

す．例えば，高脂血症薬のニコチン酸トコフェロールは空腹時服用よりも食後服用の方が，血中濃度が約 30 倍高い．また，難溶解性薬物としてよく知られているグリセオフルビンは，高脂肪食の摂取により血中濃度が著明に上昇する．

(5) 消化管の運動性の変化

　消化管の運動性によっても吸収は変化する．コリン作動性薬物（メトクロプラミド），アドレナリン作動性薬物（レセルピン）は胃内容物排出速度を上昇させる．一方，抗コリン作動性薬物（プロパンテリン，アトロピン）は胃内容物排出速度を低下させる．また，アヘンアルカロイド（モルヒネなど），抗ヒスタミン薬（ジフェンヒドラミンなど），フェノチアジン系（クロルプロマジンなど），三環系抗うつ薬（イミプラミン）なども胃内容物排出速度を低下させる．多くの薬物は小腸上部で吸収されることから，胃内容物排出速度に影響するこれらの薬物を併用した場合，多くの薬物の吸収速度が変化する．特に消化管での吸収部位が限局されている薬物（ジゴキシン，リボフラビン（小腸上部））の吸収率は大きく変化する．例えば，胃内容物排出速度を低下させるプロパンテリンを併用投与すると，リボフラビンは徐々に小腸上部の吸収部位に到達するので，リボフラビンのトランスポーターを介した吸収量が著しく増加することが報告されている．

8-2-2 トランスポーターが関わる相互作用

現在までに生体内の各臓器において多くのトランスポーターが同定され，それらの性質が明らかにされてきた．多くのトランスポーターは広範な基質認識性を有し，1つのトランスポーターが多種類の医薬品を基質として認識する例があることがわかってきた．したがって，複数の医薬品を投与した場合に，いずれかの薬物がトランスポーターを阻害することで，同時に投与した別の医薬品の体内動態を変化させることがある．すなわち，トランスポーターを介した輸送過程での薬物間相互作用が起こる．

トランスポーターを介した輸送過程で生じる相互作用としては以下の3つの場合が考えられる．

① 投与された薬物によって，別の薬物（被相互作用薬）の消化管吸収あるいは体内からの消失に関与するトランスポーターが阻害された場合，被相互作用薬の血中濃度が変化する．
② 投与された薬物によって，別の薬物の組織分布に関与するトランスポーターが阻害された場合，この相互作用により薬効あるいは副作用に関係する組織への分布が変わる場合には，薬効あるいは副作用が変化する．
③ 投与された薬物によって，内因性基質や異物を輸送するトランスポーターが影響を受けることにより，生理的影響を受ける．

②については，見かけ上，血中濃度変化を伴わないことがあるので特に注意が必要である．その一例として，脳がある．脳の毛細血管の内皮細胞には，種々のトランスポーターが発現している．薬物の脳への分布が多少変わっても，臓器としては小さいので全身の血中濃度は変わらない．しかしながら，脳のトランスポーターの活性が阻害されると脳内の血中濃度が大きく変わり得る．つまり，全体から見て，それほど分布性が大きくない組織への移行が影響を受けた場合には，血中濃度にはほとんど影響が認められないが，もし薬物のその組織への移行が薬効あるいは毒性発現に関わっている場合には，重大な影響を及ぼす薬物間相互作用になる可能性がある．

8-3 薬力学的相互作用

薬力学的相互作用は，薬物の特異な作用点（薬物受容体）に対する結合性や作用が，併用薬物によって増強または抑制される場合の相互作用をいう．2種類以上の薬物が併用されたときの相互作用として，薬理効果が増強される場合（**協力作用** synergism）と減弱あるいは消滅する場合（**拮抗作用** antagonism）の2つに大別される．協力作用が，薬物を別々に投与したときの効果の和として現れる場合を**相加作用** additive effect，代数和以上の効果として現れる場合を**相乗作用**

potentiation という（表8-3）．一般に，投与された薬物と併用された薬物が同じ薬理作用を示す場合，それぞれが同一の作用点（薬物受容体）を有するときは相加的であり，作用点が異なるときは相乗的である．

表8-3　薬力学的相互作用の分類

協力作用	相加作用	薬物を別々に投与したときの効果の和となる場合
	相乗作用	薬物を別々に投与したときの効果の和以上となる場合
拮抗作用		薬物の併用により，互いの薬物の効果が減弱あるいは消滅する場合

(1) β_2 受容体刺激薬

β_2 受容体刺激薬（ツロブテロールなど）によって治療されている喘息患者に，β_2 受容体遮断薬（プロプラノロールなど）を併用すると，気管支平滑筋が収縮し喘息が悪化するため，両者は併用禁忌である．

(2) β_2 受容体遮断薬

β_2 受容体遮断薬によって高血圧を治療されている患者に，非ステロイド性抗炎症薬を併用すると，非ステロイド性抗炎症薬が腎のプロスタグランジン生成を抑制し，ナトリウムや水の貯留と血管収縮により血圧を上昇させることから両者の作用が拮抗し，降圧効果が減弱する．

β_2 受容体遮断薬と抗不整脈薬（ジソピラミドなど）はともに心機能抑制作用を有することから，併用するとこの作用が増加し，心不全を悪化させることがある．

(3) アミノグリコシド系抗生物質

アミノグリコシド系抗生物質は，運動神経終末からのアセチルコリン遊離抑制作用があるため，末梢性筋弛緩薬（ツボクラリンなど）の筋弛緩作用が増強され，呼吸抑制が現れるおそれがある．

また，白金含有抗悪性腫瘍薬（シスプラチンなど），バンコマイシン，ループ利尿薬との併用により，アミノグリコシド系抗生物質の副作用である腎毒性，聴器障害が発現するおそれがある．さらに，シクロスポリンやアムホテリシンBと併用すると腎障害が現れ，悪化するおそれがある．

(4) ニューキノロン系抗菌薬

ニューキノロン系抗菌薬は，痙攣抑制性伝達物質でもある γ-アミノ酪酸（GABA）のその受容体への結合を阻害するため，中枢興奮作用を有する．非ステロイド性抗炎症薬は，ニューキノロン薬のGABAの受容体への結合阻害作用をさらに増強し，痙攣発作を誘発しやすい．エノキサシン，ノルフロキサシンとフェンブフェンは併用禁忌となっている．

(5) 経口血糖降下薬

スルホニル尿素系グリベンクラミドと高血圧治療薬ボセンタンとの併用は，胆汁酸塩の排泄を競合的に阻害し，肝細胞内に胆汁酸塩の蓄積をもたらし，その結果，肝酵素値上昇の発現率が増加したとの報告があるため，併用禁忌である．また，ヨード造影剤や腎毒性の強い抗生物質（ゲンタマイシンなど）は，メトホルミンとの併用により乳酸アシドーシスを起こすことがある．

(6) 小柴胡湯

小柴胡湯とインターフェロン製剤は，それぞれ単独でも副作用として間質性肺炎を起こすことがあるが，これらを併用するとその発現が助長されるため，併用禁忌である．

(7) シルデナフィル

男性の勃起不全治療薬であるクエン酸シルデナフィル（バイアグラ®）は，サイクリック GMP（cGMP）の分解抑制作用を有し，血管平滑筋内 cGMP 量を増加させることにより血管を拡張させ，勃起不全に効果を示す．一方，硝酸薬は，冠血管・末梢血管の拡張作用をもち，狭心症に広く使用される薬物である．したがって，これらを併用すると，著しい血管の拡張を招いて急激な血圧降下をもたらすおそれがあるため，併用禁忌となっている．

(8) ジゴキシン

急激に血中カルシウム濃度が上昇するとジゴキシンの毒性が急激に出現することがあるため，ジゴキシンとカルシウム注射剤（グルコン酸カルシウムや L-アスパラギン酸カルシウム）は原則併用禁忌である．また，チアジド系利尿薬やループ利尿薬は，低カリウム血症をもたらすが，血中カリウム濃度が低下するとジゴキシンの作用が増強され，中毒が助長されるため注意が必要である．

(9) HMG-CoA 還元酵素阻害薬

HMG-CoA 還元酵素阻害薬は HMG-CoA の還元酵素の働きを阻害することによって，血液中のコレステロールを低下させる薬物の総称である．現在，高脂血症の治療薬として世界各国で使用されている．同じ高脂血症治療薬フィブラート系薬物（クロフィブラートなど）とスタチンを併用すると，横紋筋融解症の発生リスクが高まることが知られており，これらの併用は原則禁忌とされている．2001 年にはセリバスタチンとゲムフィブロジル製剤を併用した症例で高頻度に横紋筋融解症が発生することが報告され，セリバスタチン製剤の自主回収が行われた．

(10) ワルファリン

ワルファリンは，ビタミン K の作用に拮抗することによりビタミン K 依存性血液凝固因子の生合成を抑制し，その結果として血液の凝固を妨げる．ワルファリンの相互作用について報告されている薬物は膨大にあり，薬動学的（主に CYP2C9 の活性変動を介する）あるいは薬力学的

相互作用を起こしやすい薬物であるといえる．アスピリンや非ステロイド性抗炎症薬は血小板凝集抑制作用を有するため，これらを併用するとワルファリンの抗凝血作用を増強することがある．抗生物質は，その腸内細菌抑制作用によりビタミン K 産生を抑制するため，併用するとワルファリンの作用を増強することがある．また，これとは逆に，ビタミン K 製剤やビタミン K を含有する納豆などはワルファリンの作用に拮抗し，その作用を減弱することがある．

(11) 三環系抗うつ薬（イミプラミンなど）

三環系抗うつ薬の投与により中枢での α_2 受容体刺激作用が減弱するため，クロニジン（選択的 α_2 受容体アゴニスト）の降圧作用が減弱することがある．

(12) インドメタシンその他の非ステロイド系抗炎症薬

インドメタシンなどによる腎プロスタグランジン E 合成阻害により，フロセミドの腎プロスタグランジン E を介する Na 利尿効果の減弱が起こることがある．

第 *9* 章

治療薬物モニタリング（TDM）

　薬物の適正な投与量・投与間隔は，患者個々に最適なものが選択されるのが理想である．その理想に近づく手段として，therapeutic drug monitoring（治療薬物モニタリング；TDM）が臨床で実践されている．TDMは，治療効果や副作用に関する様々な因子をモニタリングしながらそれぞれの患者に個別化した薬物投与を行うことである．TDMが行われる薬物には一般的な指標として有効血中濃度が用いられているが，PK-PDパラメータやバイオマーカーもTDMのモニタリングパラメータとして利用されるようになり，治療の個別化はより最適化されるようになってきた．

　この章では，TDMを実践する上で基礎となる知識を得よう．

9-1 治療薬物モニタリング（TDM）

9-1-1 TDM の意義

　薬物の適正な投与量・投与間隔は患者個々に最適なものが選択されるのが理想である．また同じ患者においても生理的状態の変化に伴い，それは修正する必要があり，これら目的のためには医師の主観的な判断に加えて，科学的な根拠が必要である．"薬物動態学"と"投与設計"から連想される代表的なものは therapeutic drug monitoring（治療薬物モニタリング；TDM）である．TDM は，薬物動態学の臨床応用および科学的な薬物投与設計を行う上で，薬学の専門性を発揮できる最良のストラテジーであると考えられる．一方で，TDM という言葉自体に大きな誤解がある．"TDM"からは，多くの薬剤師が血中薬物濃度測定と，難解な薬物速度論に基づいた血中濃度プロファイルのシミュレーションとそれによる血中動態予測を連想する．しかしながら，このことが最も薬剤師の専門性を発揮できるはずである TDM を発展させる障害になっている．また，わが国において臨床検査項目のひとつである血中薬物濃度測定は，医療現場においては TDM とほぼ同義とされている．しかし，血中薬物濃度は他の臨床検査値と異なり，検査結果のみでその評価，すなわち TDM を行うことは不可能であり，このことも真の TDM を理解するための障壁となっている．"TDM"とは，個々の患者に最適な薬物投与設計を血中濃度測定によって可能とすることであり，チーム医療の中で医師をはじめとする他職種との共通の認識のもと，行われるべきものである．薬剤師は専門性を発揮し，その中心になるべきことはいうまでもない．血中濃度を正確に，しかも患者個々に応じて評価し，投与量最適化（薬物速度論に基づくプロファイルの予測を含む）に供するためには，患者の診療情報や背景，現在の客観的な状態等を把握することが必要であり，そのために最も重要なことは医師とのディスカッションである．ただし，TDM を遂行するにおいて，血中薬物濃度は最も有効な指標ではあるが，指標自体は他にも存在するし，より薬理作用と相関する指標が発見されれば取って代わる可能性のあるものである．そういったマーカーを見つけるのもまた薬物動態学・薬剤師の責務である．

　薬物は体内にとっては異物であり，投与された薬物は吸収・分布・代謝の各過程を経て，体外に排泄される．したがって血中の薬物量は投与後の時間とともに推移するため，測定値の解釈に最も必要とされる情報は，薬物投与後，検査のための採血までに経過した時間である（図 9-1）．

　また薬物は通常，連続して投与されるため，投与ごとに平均血中濃度は上昇し，生体の薬物除去能とバランスがとれたところで一定となる（定常状態；図 9-2，6-1-4 参照）．定常状態に到達するまでの時間は薬物の動態学的特性によって異なるため，投与開始から何回目の投薬後の採血であるかという情報も必要である．いい換えれば，薬物ごとに薬理学的・動態学的特性などによって，薬理作用を反映する最も適した採血ポイントがあるため，TDM を行うにあたっては，後述する血中薬物濃度の有効域の検討を含めた"採血のための計画"という行為も内包されるべ

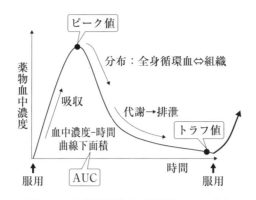

図 9-1　血中薬物濃度-時間プロファイル
(杉岡信幸, 高田寛治 (2008) *Medical Technology.*, 36 (3), p.252-256)

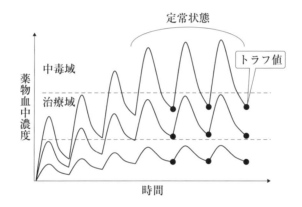

図 9-2　血中薬物濃度-時間プロファイル (連続投与)
(杉岡信幸, 高田寛治 (2008) *Medical Technology.*, 36 (3), p.252-256)

きものである.

　薬物の吸収・分布・代謝・排泄に影響を及ぼす患者の生理的機能に関する情報も TDM には必要である. 薬物の除去能に関する情報, 例えば腎臓から排泄される薬物に対しては腎機能のモニターが必要であることはいうまでもないが, これら以外にも, 吸収・分布に関与する生理的機能のモニターも重要である. 次に, 血中薬物濃度には有効域, 治療域, 中毒域…などの指標がある. これは血中薬物濃度と薬理効果・副作用発現との関連調査から得られたものである. 薬理作用と相関するものとしては体内における薬物の曝露量を示す血中濃度-時間曲線下面積 (AUC) が最も望ましい (図 9-1). しかしながら AUC の算出に必要な多数回の採血は臨床においては困難である. 薬物投与後の血中濃度プロファイルにおいて最も安定であるものは, 定常状態到達後の薬物投与前の値 (**トラフ値**; 図 9-2) であり, 通常 AUC と良好な相関を示すため, 有効域・中毒域の指標として, トラフ値が多くの薬物で用いられている. ここで注意するべき点は, トラフ値をもって有効域が設定されているにもかかわらず, 採血時期が不明または無視した血中濃度検査が行われた場合, その解釈を誤る場合が多いということである. 強心配糖体ジギタリス

は大きな分布容積を持ち，組織蓄積性が強く，心筋内濃度は血中濃度の5〜10倍とされている．したがって投与後約6時間までの値は十分に組織分布が行われていないため，その濃度は毒性とは相関しない．すなわち，投与後十分な時間が経過していない時期に採血された検体の血中濃度が中毒域にあっても，安易に投与量を減じるべきではない．一方で，患者がその薬物を除去する能力などの固体間変動要因，さらには体重，性別，生活習慣（飲酒，喫煙の有無等），同効薬の併用有無，治療プロトコールの相違などの情報によってはその中毒域，有効域を補正する必要がある．このように血中薬物濃度はその採血ポイントと治療域との関連を考慮した上で，薬物ごとに，また患者ごとにその解釈は異なるべきもので，そのためのエビデンスの確立と補正のため，絶え間ない臨床的検討が必要であることはいうまでもない．

このようにTDMとは血中薬物濃度検査の立案からデータの解釈，それに基づく新たな投与設計の提案までの一連の仕事を指すものであり，薬理学，薬物動態学の知識を必要とし，医療チームにおける薬剤師が中心となり担うべき役割のひとつであることが理解してもらえたことと思う．また，臨床検査のオーダーは医師がオーダーシートにチェックを入れるだけのものであるが，TDMにおいてはチーム医療を構成する薬剤師や臨床検査技師などの医療従事者が，投与時間や採血時間を筆頭とする付加情報を効率よく共有することが必要である．そのため，治療プロトコールの立案から薬剤師が関与できるシステムの確立が必須である．

9-1-2 血中における薬物分布

(1) 血中での薬物の分布（3-1-3 血漿タンパク結合参照）

血中において薬物は，図9-3に示すように，赤血球・白血球などの細胞成分中と血漿中に分布し，血漿中では一部がアルブミンなどの血漿タンパク質に結合している．その中で血漿タンパク

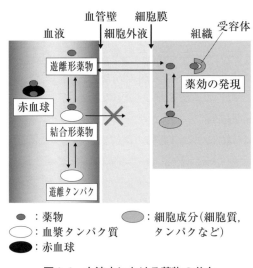

図9-3 血液中における薬物の分布

第9章 治療薬物モニタリング（TDM） **239**

質と結合していない遊離形薬物のみが組織へ移行し，また代謝を受ける．

　したがって，血中濃度を薬理作用の間接的な指標として取り扱うには，血漿中遊離形濃度が最も望ましいのは明らかである．しかし，遊離薬物の分析にはタンパク結合薬物との分離に煩雑な操作を必要とすること，またタンパク結合率の高い薬物の遊離形濃度測定には非常に高い定量感度が必要な点から，当初より TDM には血漿中全濃度が用いられてきた．したがってこれに基づいて多くのエビデンスが得られていることから，一般的には血漿または血清中の薬物全濃度（血漿中遊離形薬物とタンパク質結合している薬物を合わせた濃度）が"血中濃度"とされている．以後，本項における"血中濃度"もこれに従う．なお一部の薬物（シクロスポリン，タクロリムス）は赤血球などの細胞成分中も含めた全血液中の濃度で評価する．この場合は"全血中濃度"と表記する（このことは当該薬物の TDM の項で解説する）．つまり，赤血球への移行率やタンパク結合率は血中濃度の評価に必要な情報である．

9-2　TDM の対象となる薬物

　血中薬物濃度のモニタリングに基づいて行われる TDM の対象となる薬剤は，以下のとおりである．
・血中濃度と薬理作用（主作用・副作用）に相関がある．
・有効域・中毒発現濃度，薬物速度論的特性が明らかとなっている．
・有効血中濃度域がせまい．
・血中動態の個体内および個体間変動が大きい．
・薬理作用を直接評価しにくい薬物である．
・信頼性がありしかも簡易な測定法が確立されている．

　また，これら対象薬剤は治療管理が厳密であることから，血中濃度測定はノンコンプライアンスの判定にも有用である．

　以上の条件を満たす薬剤が TDM 対象薬物とされ，それらについて血中濃度を測定し，その結果に基づいて投与量を管理した場合，**特定薬剤治療管理料**を算定し，保険請求できる．代表的な薬物を表 9-1 に示した．

9-2-1　抗てんかん薬

　てんかんの薬物治療は抗てんかん薬の単剤投与からはじめることが推奨され，2〜3 種類の抗てんかん薬による単剤治療を行っても効果がない場合に多剤併用による治療が選択される．TDM はてんかん発作を抑制（予防）するために有効とされる血中濃度域を維持することを目的

表 9-1　特定薬剤治療管理料対象薬物

対象薬物名（測定薬物・代謝物名）	
ジギタリス製剤	ジゴキシン
テオフィリン製剤 （アミノフィリンを含む）	テオフィリン
不整脈用剤	アプリンジン，アミオダロン（活性代謝物モノデスエチルアミオダロン），キニジン，ジソピラミド，シベンゾリン，ソタロール，ピルジカイニド，ピルメノール，フレカイニド，プロカインアミド（活性代謝物 N-アセチルプロカインアミド），プロパフェノン，ベプリジル，メキシレチン，リドカイン
抗てんかん剤	エトスクシミド，ガバペンチン，カルバマゼピン，クロナゼパム，クロバザム，ゾニサミド，トピラマート，ニトラゼパム，バルプロ酸，フェニトイン（ホスフェニトイン），フェノバルビタール，プリミドン，ラモトリギン，レベチラセタム
アミノ配糖体抗生物質	アミカシン，アルベカシン，ゲンタマイシン，トブラマイシン
グリコペプチド系抗生物質	テイコプラニン，バンコマイシン
トリアゾール系抗真菌剤	ボリコナゾール
免疫抑制剤	エベロリムス，シクロスポリン，タクロリムス，ミコフェノール酸
サリチル酸系製剤	サリチル酸
抗悪性腫瘍剤	イマチニブ，メトトレキサート
ハロペリドール製剤	ハロペリドール
ブロムペリドール製剤	ブロムペリドール
リチウム製剤	リチウム

とする．

(1) フェニトイン

　フェニトインは治療濃度域においても，血中濃度は投与量に対して非線形性を示すため，TDM によって投与量管理を精密に行う必要がある．また，熱傷，肝硬変，ネフローゼ，腎不全などの疾患時や妊娠時には，フェニトインのタンパク結合率が低下して非結合形濃度が上昇するため濃度が治療域範囲内であっても中毒症状を発現することがある．中毒症状としては，眼振，発作の機能活動，不随意運動の誘発，運動失調，知的能力の低下などがあり，さらに血中濃度が上昇すると意識障害，血圧低下，呼吸障害を生じる．

- ・有効治療濃度：10〜20 μg/mL，非結合形濃度　1〜2 μg/mL
- ・吸収率：60〜100%（錠剤＞散剤，銘柄間で差がある）
- ・タンパク結合率：87〜93%
- ・非線形性：血中濃度は投与量に比例せず，消失半減期は血中濃度の上昇に伴い延長する（第6章薬物動態の解析 6-1-10 参照）．
- ・肝臓においては主として CYP2C9 で代謝を受ける．酵素誘導作用あり．
- ・難溶性のため高脂肪食で吸収率上昇．

(2) フェノバルビタール

フェノバルビタールは抗てんかん薬として，新生児発作の第一選択薬，部分発作，全般性強直間代発作およびミオクロニー発作の第二選択薬に用いられる．治療濃度域を超えると眠気，歩行失調などが出現する．尿毒症患者では，アルブミン濃度の低下により，タンパク結合率が20〜30％に低下する．

・有効治療濃度域：10〜35 μg/mL
・吸収率はほぼ100％であり，最高血中濃度には1〜2時間で到達する．
・タンパク結合率：45〜66％
・消失半減期が長い（50〜120時間）ため，トラフ値が基本ではあるが，ある程度随時採血可能．
・投与量の45〜65％が肝臓においては主としてCYP2C9，2C19で代謝を受ける．酵素誘導作用あり．
・アルコール常習で血中濃度は上昇する．

(3) カルバマゼピン

カルバマゼピンは，複雑部分発作，てんかん性格およびてんかんに伴う精神障害，強直間代発作（全般痙攣発作，大発作）のようなてんかんの痙攣発作，あるいは躁病，躁うつ病の躁状態，統合失調症の興奮状態，三叉神経痛に用いられる．主な副作用には，複視，眠気，知覚障害，眼振，運動失調，嘔気・嘔吐がある．

・有効治療濃度域：4〜12 μg/mL（8を超えると副作用発現頻度が高まる），三叉神経痛には6〜8 μg/mL.
・吸収率は80％以上であり最高血中濃度到達には6〜8時間を要する．
・タンパク結合率：67〜81％
・自己代謝酵素誘導作用あり．消失半減期が初回30〜40時間に対し10〜25時間にまで短縮．血中濃度が定常状態に到達するには3〜4週間が必要である．この自己誘導作用は投与量・血中濃度に比例する．
・ほとんどが肝臓においてCYP3A4によって代謝を受ける．代謝物（10,11-エポキシド）には同様の活性がある．
・一般的に，バルプロ酸，フェノバルビタール，プリミドン，クロナゼパム，エトスクシミドは，CYP3A4を誘導することでカルバマゼピンの代謝を促進し血中濃度を低下させるが，活性代謝物の濃度が上昇する．この場合，治療域はやや低めの4〜8 μg/mLが推奨される．一方，クロバザムは，カルバマゼピンの代謝を阻害し血中濃度を上昇させることが知られている．

(4) バルプロ酸ナトリウム

バルプロ酸ナトリウムは各種てんかん（小発作・焦点発作・精神運動発作ならびに混合発作）

およびてんかんに伴う性格行動障害（不機嫌・易怒性等）の治療，躁病および躁うつ病の躁状態の治療，片頭痛発作の発症抑制に適応を有する．昏睡，せん妄は多くの場合 $100\,\mu g/mL$ 以上で発現し，嘔気，嘔吐，傾眠，めまい，運動失調，肝毒性，振戦，消化管刺激などの副作用症状は治療濃度域でも発現する可能性がある．

- 有効域：$40\sim125\,\mu g/mL$
- 吸収率はほぼ100%であり，最高血中濃度へは $0.5\sim1.5$ 時間で到達する（徐放剤・・$8\sim10$ 時間）．
- タンパク結合率：$80\sim90\%$，治療濃度域で変動（高濃度で飽和：血中アルブミン低下時に顕著）．
- 大部分が肝代謝により消失し，尿中未変化体排泄率は5%以下である．β 酸化（$30\sim35\%$），CYP2C9，CYP2C19，CYP2A6 などによる代謝（10%），グルクロン酸抱合（40%）がバルプロ酸の主な代謝経路である．他の抗てんかん薬，カルバペネムとの併用で血中濃度は低下する．

(5) ゾニサミド

ゾニサミドは広範な抗てんかんスペクトルを有し，難治性てんかんにも有効性を示す抗てんかん薬で，成人と小児の部分てんかんおよび全般てんかんに適応を有する．非線形性が報告されていたが，定常状態の治療用量範囲においては，ゾニサミドの投与量と血中濃度は線形を示す．

- 有効域：$10\sim30\,\mu g/mL$（血中濃度と臨床効果との関連性は明らかではない）
- 吸収率はほぼ100%であり，最高血中濃度へは $2\sim7$ 時間で到達する．
- タンパク結合率：$30\sim50\%$
- ゾニサミドは赤血球に高い親和性を示すため，血清より赤血球内濃度が高くなる．
- ゾニサミドの消失半減期は長く（$50\sim75$ 時間），酵素誘導作用を有する抗てんかん薬（フェニトイン，カルバマゼピン，フェノバルビタール）との併用では短縮される（併用時半減期：$20\sim40$ 時間）．
- 主として肝臓の CYP3A4 によって代謝される．

9-2-2　抗精神薬

炭酸リチウム

炭酸リチウムは躁状態や躁病の治療に用いられる．副作用としては悪心，嘔吐，発熱，発汗，頭痛，不整脈，筋脱力，運動失調，傾眠などが認められる．

- 有効域：$0.4\sim1.2\,mEq$
- 吸収率はほぼ100%であり，最高血中濃度へは $1\sim2$ 時間で到達する．
- タンパク結合率：ほぼ結合しない．

・代謝を受けず，大部分が尿中排泄され，その80%は近位尿細管で再吸収を受ける．

・消失半減期は14〜33時間，定常状態へは5〜7日で到達する．

・血中から明確な2相性の消失を示し，採血は少なくとも服薬後10時間以降に行う．

9-2-3　循環器治療薬

(1) 強心配糖体ジゴキシン

　心不全において，心筋の収縮力を高め，心拍出量の増加および心房細動の房室伝導の抑制を目的とする．また，心房細動・粗動による頻脈の治療（第一選択薬）・予防に用いられる．主な副作用としては食欲不振，嘔吐，悪心，頭痛，めまい，不整脈などがあり，ECGや症状で心不全との区別が困難であるため注意を要する．

・有効域：0.5〜2.0 ng/mL

・吸収率は60〜90%，剤形（水＞散＞錠）・銘柄による吸収率の相違が認められる．また，最高血中濃度へは6〜8時間で到達する．

・タンパク結合率：20〜30%で脂肪組織にはほぼ分布しない．

・分布容積が大きく，筋肉内に多く分布し，心筋内濃度は血清中濃度の30〜70倍にも達する．また容易に胎盤通過する．脂肪組織にはほとんど分布しない．

・60〜85%が未変化体のまま腎臓から排泄される．ジゴキシンの消失半減期は30〜40時間であり，定常状態到達には1週間以上を要する．そのため投与開始時にはジギタリス飽和が行われることもある．血中濃度測定のための採血は必ず定常状態到達後の次回投与前に行う．やむを得ない場合も，投与後，十分な時間（少なくとも8時間以上）が経過してから採取する．

・血中から明確な2相性の消失を示し，採血は少なくとも服薬後10時間以降に行う．

・P-糖タンパク質の基質であり，キニジンなどの尿細管分泌における競合で消失半減期は延長する．

・有効域と中毒域の間にはかなり広いオーバーラップが存在する．一方，腎・肝不全，新生児などでみられる内因性ジゴキシン様物質は，免疫測定法によるジゴキシン血中濃度測定を妨害し，高値を示す場合があるため，その解釈には注意が必要である．

(2) 抗不整脈薬

　リドカイン，キニジン，プロプラノロール，ジソピラミド，プロカインアミドなどのNaチャネル遮断薬およびアミオダロンなどのKチャネル遮断薬がTDMの対象である．

　各種Naチャネル遮断薬は塩基性薬物であり，血中ではアルブミンの他，α1-酸性糖タンパク質（AAG）やリポタンパク質にも結合する．CYPにより肝代謝を受けるものが多い．

・プロカインアミドの活性代謝物である*N*-アセチルプロカインアミド（NAPA：投与量の約25%）は重要であり，これもTDMの対象となる．NAPAは大部分が腎排泄されるため，

腎障害時には腎機能のモニターが必要である（有効治療濃度：4〜10 μg/mL，NAPA とあわせて 5〜30 μg/mL）．

- ジソピラミドは約半分が腎臓から未変化体として排泄される．また抗不整脈作用は弱いものの抗コリン作用の強い活性代謝物が存在する．主に AAG に結合し，結合に飽和が生じる（血中濃度が 1 μg/mL で結合率 62％，4 μg/mL で 27％との報告，さらには 2〜5 μg/mL の治療域では約 50％で濃度依存的に 35〜95％との報告あり）．したがって AAG の変動には注意が必要である．約 50％が腎排泄であり，腎機能に注意が必要である（有効治療濃度：2〜5 μg/mL）．

- キニジンの吸収は速やかであるが，バイオアベイラビリティは個体間変動が大きい（45〜100％）．キニジンの血中濃度の約 30％の割合で活性代謝物が存在し，そのタンパク結合率は低いため注意を要する．また CYP6D6 の阻害作用が強く，P-糖タンパク質の基質でありジゴキシンなど他の P-糖タンパク質基質の尿細管分泌を競合的に阻害する（有効治療濃度：2〜5 μg/mL）．

- シベンゾリンはタンパク結合率が高くなく，約 50〜60％が腎排泄であり，腎機能に注意が必要である．それに比べて，ピルメノールは肝代謝型で，タンパク結合率は約 78〜90％であり，AAG 濃度と相関するという報告がある（有効治療濃度：60〜600 ng/mL）．

- リドカインは大部分が肝臓で代謝を受け，肝初回通過効果が大きく，クリアランスは肝血流量に依存する．またアプリンジンは定常状態到達まで 7〜10 日かかるので，初期に飽和量の投与が行われることもある．またほとんどが肝臓で代謝を受け，常用量の範囲で肝代謝の飽和が認められるため増量には注意が必要である．また，アプリンジンの肝代謝は常用量の範囲で飽和するため，増量には注意が必要である（有効治療濃度：2〜6 μg/mL）．

- プロパフェノンの吸収率は 5〜23％とされているが，食事と用量依存的に上昇し，約 50％にまで上昇するとの報告がある．また，肝代謝型で非線形動態を示すため，増量には注意が必要である（有効治療濃度：50〜1,000 ng/mL）．

9-2-4　テオフィリン製剤

　テオフィリンの TDM はぜんそく発作を抑制（予防）するために有効とされる血中濃度域を維持することを目的とする．アミノフィリンはテオフィリンを 85％含む製剤である．副作用には不整脈，悪心，嘔吐などがある．古くから用いられている薬剤であるが，その副作用により使用が敬遠されていたが，TDM の普及により使用量が増加した薬剤である．

- 有効域：8（5）〜20 μg/mL
- 吸収率はほぼ 100％，最高血中濃度へは 1〜2 時間で到達する．徐放剤（4〜10 時間）
- タンパク結合率：55〜65％
- 血中からの消失半減期は 3〜12 時間であり個体差が大きい．未熟児，新生児ではクリアランスが低値を示すが小児では増加する（7-1-1 新生児，乳児，幼児，小児における薬物動態参

照).

・テオフィリンは肝臓において主にCYP1A2により代謝される. フルボキサミンなどの阻害薬やリファンピシンなどの誘導薬併用により, 血中テオフィリン濃度が変動する (第8章薬物間相互作用の該当部分参照).

9-2-5 抗生物質

(1) アミノグリコシド系抗生物質

アミノグリコシド系抗生物質は一般にグラム陰性菌による重症の感染症に用いられ, 治療濃度域がせまく, 腎障害や聴覚毒性などの副作用があるため, 多くの抗生物質のなかでも数少ないTDM対象薬物である. 特に**メチシリン耐性ブドウ球菌感染症 (MRSA)** の治療薬としてアルベカシンは重要である. 代表的なアミノグリコシド系抗生物質としてはストレプトマイシン硫酸塩, カナマイシン硫酸塩, ゲンタマイシン硫酸塩, アミカシン硫酸塩, トブラマイシンなどが, 注射剤として用いられている. 特にストレプトマイシンが結核に対してもたらした功績は有名である. アミノグリコシド系抗生物質は薬物動態学的特徴がよく似ており, すべて腎排泄型薬物で, 薬物体内動態は腎機能をマーカー (7-4-2腎疾患時における薬物動態変動 (5) 参照) として投与設計を行うことができる. タンパク結合率は低く (20%以下), 血球移行率は低く (10%以下) 消失半減期は短い (0.5〜3時間). 濃度依存的な抗菌作用を示し, TDMは効果の指標として定常状態でのピーク値を用い, 毒性の指標としてトラフ値を用いる ((3) 抗菌薬のPK/PD参照). トラフ値は投与前30分以内に採血を実施する. ピーク値は, 点滴開始1時間後 (30分で投与した場合, 終了30分後) に採血を行う.

・目標血中濃度

(一般感染症)

アミカシン

　ピーク値：56〜64 μg/mL

　トラフ値 (1日1回投与)：<1 μg/mL

　トラフ値 (1日1回分割投与)：<10 μg/mL

ゲンタマイシン・トブラマイシン

　ピーク値：20 (15〜25) μg/mL

　トラフ値 (1日1回投与)：<1 μg/mL

　トラフ値 (1日1回分割投与)：<2 μg/mL

(細菌性心内膜炎)

ゲンタマイシン

　ピーク値：3〜5 μg/mL

　トラフ値 (1日1回分割投与)：<1 μg/mL

（MRSA）
アルベカシン
ピーク値：15〜20 μg/mL
トラフ値（1日1回投与）：＜2 μg/mL

（2）グリコペプチド系抗生物質

　グリコペプチド系抗生物質は MRSA 感染症に用いられる代表的な抗生物質であり，TDM 対象薬物である．MRSA 治療薬にはグリコペプチド系であるバンコマイシン塩酸塩，テイコプラニンのほか，アミノグリコシド系であるアルベカシン硫酸塩があり，新たにリネゾリドが加わった．「抗菌薬使用のガイドライン」ではバンコマイシン，アルベカシンを第一選択薬とし，効果が得られなかった場合にはテイコプラニン，リネゾリドを使用するよう推奨されている．

1）バンコマイシン

　接触時間依存性の抗菌作用を示すため，十分なトラフ濃度を保つ必要がある．したがってルーチンでのピーク値測定は必要ない（（3）抗菌薬の PK/PD 参照）．

・目標血中濃度：10〜20 μg/mL（定常状態トラフ値）
・タンパク結合率：約30〜40％
・ほとんどが腎臓から排泄され，消失半減期は4〜6時間である．AUC/MIC（（3）抗菌薬の PK/PD 参照）がよい指標となる報告がある．

2）テイコプラニン

　MRSA に対する MIC はバンコマイシンと同等を示す．約80％が腎排泄され，クレアチニンクリアランスが60 mL/hr 以下の症例では用法の調節が必須となる．

・目標血中濃度：10〜30 μg/mL（定常状態トラフ値：15以上を推奨）
・タンパク結合率：約90％
・消失半減期は長く単回投与で46〜56時間となるため，1日1回投与でよいが，定常状態到達には長時間を要する．このため初回は倍量の負荷投与が実施される．

（3）抗菌薬の PK/PD

　重症感染症の薬物治療においては，積極的な初期の抗菌療法と適切な投与設計が必要になってくる．抗菌薬の特性分類として，血中濃度を高めると濃度依存的に殺菌作用を示す濃度依存性タイプと，濃度を上げるよりは，細菌に触れている時間が重要となる時間依存性タイプとに分類される．また，抗菌薬が**最小発育阻止濃度**（minimum inhibitory concentration；MIC）以上の血中濃度で細菌に接触し，その後の消失過程において MIC 以下の血中濃度になった場合でも細菌の増殖抑制効果が持続する場合，その抗菌薬は post-antibiotic effect（PAE）を有するという．表9-2には各抗菌薬の殺菌作用のタイプと PAE の有無について分類した．

　これらに基づき，各抗生物質に最も適した PK パラメータと MIC の関係の組み合わせを表9-3に示す．ニューキノロン系およびアミノグリコシド系抗菌薬は AUC/MIC あるいは $C_{max}/$

第9章 治療薬物モニタリング（TDM） **247**

表 9-2　抗菌薬系統別の殺菌作用のタイプと PAE の有無

抗菌薬	殺菌作用のタイプ	PAE
ペニシリン系 セフェム系	時間依存性	短いか，なし
カルバペネム系 **グリコペプチド系** モノバクタム系	時間依存性	あり
アミノグリコシド系 ニューキノロン系	濃度依存性	あり

（芝田信人，杉岡信幸（2013）臨床薬物動態学実解，p.82，表
4-3，京都廣川書店より引用）

表 9-3　抗菌効果と PK パラメータ・MIC の関連

抗菌効果	PK/PD パラメータ	抗菌薬
濃度依存性殺菌効果と長い持続効果	AUC/MIC C_{max}/MIC	キノロン系 **アミノグリコシド系**
時間依存性殺菌効果と短い持続効果	T＞MIC あるいは ％ T＞MIC	カルバペネム系 セフェム系 モノバクタム系 ペニシリン系
時間依存性殺菌効果と長い持続効果	AUC/MIC	アジスロマイシン， クラリスロマイシン テトラサイクリン系 **バンコマイシン**

（芝田信人，杉岡信幸（2013）臨床薬物動態学実解，p.82，表 4-4，
京都廣川書店より改変して引用）

MIC のどちらの PK/PD パラメータを指標としても，抗菌効果と相関性があることが知られている.

　実際に TDM 適用があるのはアミノグリコシド系・グリコペプチド系であるが，AUC の算出には多数回採血が必要であるため，現実的ではない．しかしながら，ある程度適正投与についての考察はこの理論に基づいて可能である．これは TDM 適用のないその他の薬剤についても同様である．今後のエビデンスの蓄積・PPK 理論の応用などでこの理論を応用可能とすることが薬剤師に求められていくことであろう.

9-2-6　免疫抑制剤

　カルシニューリン阻害剤（シクロスポリン，タクロリムス）は TDM が不可欠の薬剤である．血中濃度モニタリングでの測定試料については，どちらの薬物とも赤血球分画への移行が非線形

的に増加すること，血清分離のための遠心分離条件によっても赤血球分画への移行率が変動するため，血漿中濃度と効果を関連づけることができない．したがって，赤血球移行の影響がない全血を試料として用いる（以下，全血中濃度）．しかしながら，このことは，血液内薬物分布の変動に対する TDM の考察をより複雑なものとすることになる．また，臓器移植における免疫抑制療法は，一般的にはカルシニューリン阻害剤と代謝拮抗型免疫抑制剤，そしてステロイドの 3 剤併用で行われる．その中で代謝拮抗剤としてはミコフェノール酸モフェチルが TDM 対象である．ミコフェノール酸モフェチルは核酸合成阻害剤に分類される免疫抑制剤で，ミコフェノール酸（MPA）の morpholinoethyl ester であり，経口投与後の吸収率改善を目的としたプロドラッグであるため，血中 MPA 濃度がモニタリングされる．しかしながら，その有効性について現在のところエビデンスに乏しいため，一般的な TDM は行われていない．

(1) シクロスポリン

　シクロスポリン（CsA）には腎毒性をはじめとして，振戦，多毛，高血圧，血糖上昇，肝障害，高脂血症，感染症など，多くの副作用が認められる．至適採血時点は定常状態到達後のトラフ値が用いられる．治療濃度域（トラフ値）に関しては，対象とする疾患，移植臓器の種類，移植後の時期などにより異なり，また対象が同じであっても各施設の免疫抑制療法ごとに最適化されることが望ましい．一般には 50～400 ng/mL の範囲内で設定されている．吸収率は 5～70％と極めて変動が大きい．全血中では，50～60％が赤血球中に存在し，約 20％が血漿中，5～20％が白血球に分布する．また血漿中では約 90％がアルブミンのほかリポタンパク質と結合している．このため全血中に占める遊離形の存在比は極めて小さい．CsA は CYP3A4，P-糖タンパク質の基質であり，これに起因する相互作用が多数報告されている（第 8 章薬物間相互作用の該当部分参照）．また，CsA は吸収が不安定であるため，マイクロエマルション前濃縮物として製剤的に改良を加えた製剤が用いられているが，十分な吸収を確認するためにも，投与後 2 時間値（C2）のモニタリングが，現在では用いられつつある．しかしながら，C2 値は最高血中濃度（C_{max}）と一致するものではない．また C2 モニタリングは目標値の幅が大きく，バラツキも大きい（特に移植後早期では不安定）．AUC との相関がトラフ値よりも C2 値の方がよいとの議論は，C2 値の変動幅の大きさを考えれば当然のことであり，AUC との関連において，トラフ値より C2 値が優れているとはいえない．C2 モニタリングは CsA をある一定の濃度以上に上げるための指標として有用ではあるが，それ単独で CsA の効果・毒性の指標とするには危険である．しかしトラフ値を組み合わせた総合的な判断によって，さらに有効な TDM が期待できる．

(2) タクロリムス

　タクロリムス（TC）は CsA と同様に，至適採血時点としては定常状態到達後のトラフ値が用いられる．また，C2 値のようなトラフ値以外のモニタリングは必要ない．CsA と同様に吸収率は 5～65％と極めて変動が大きい．全血中では，90％以上が赤血球中に存在する．また血漿中では約 90％がアルブミンのほかリポタンパク質と結合している．このため全血中に占める遊離形

の存在比は極めて小さい．CYP3A4，P-糖タンパク質の基質であり，これに起因する相互作用が多数報告されている（第8章薬物間相互作用の該当部分参照）．TC も腎毒性の他，振戦，胸痛，血糖上昇，感染症など，多くの副作用が認められる．特に膵毒性には注意を要する．

表9-4 に腎臓移植における CsA および TC の一般的な目標血中濃度を示す．

表9-4　腎臓移植における CsA および TC の目標血中濃度（トラフ値）

CsA	移植後 30 日まで：150〜250 ng/mL（ただし 380 ng/mL を越えない） 移植後 30 日〜60 日：100〜200 ng/mL 移植後 60 日以降：80〜150 ng/mL
TC	移植後 10 日まで：20 ng/mL 前後 移植後 10〜90 日：10〜15 ng/mL 移植後 90 日以降：5〜10 ng/mL

（芝田信人，杉岡信幸（2013）臨床薬物動態学実解，p.276，表 12-4，京都廣川書店より引用）

また，表9-5 に骨髄移植における CsA および TC の一般的なプロトコールと目標血中濃度を示す．

表9-5　骨髄移植時の CsA および TC の投与プロトコールと目標血中濃度

プロトコール	目標血中濃度
移植 1 日前より CsA を 3 mg/kg/d（血縁者間移植）あるいは 6 mg/kg/d（非血縁者間移植）の用量で 24 時間持続点滴静注する． （続き）CsA を 4〜5 mg/kg/d の用量で二分割で経口投与し，3〜6 か月継続して徐々に減量して中止する．	持続点滴時の定常状態の血中濃度を 400 ng/mL 前後とし，経口投与時のトラフ値を 100〜200 ng/mL に維持する．
CsA で GVHD*が抑制されない場合は TC に変更する	
TC を 0.03〜0.05 mg/kg/d の用量で 24 時間持続点滴静注する． （続き）TC を 0.3 mg/kg/d の用量で二分割で経口投与し，3〜6 か月持続して徐々に減量して中止する．	持続点滴時の定常状態の血中濃度を 25 ng/mL 前後とし，経口投与時のトラフ値を 10〜20 ng/mL に維持する．

*graft-versus-host disease：移植片対宿主病
（芝田信人，杉岡信幸（2013）臨床薬物動態学実解，p.284，表 12-8，京都廣川書店より引用）

9-3　血中薬物濃度測定

9-3-1　血液試料を採取する際の注意

テオフィリンや抗生物質はしばしば輸液とともに点滴ルートから注入ポンプを用いて静脈内注

入される．このような場合は点滴を行っている腕とは反対側の腕より採血しなければならない．

　また，溶血には注意が必要である．すなわち血球成分に多く分布している薬物（ジゴキシンなど）は溶血によって血漿中濃度を高く見誤る．逆に血球成分に移行しにくいリチウムやアミノグリコシド系抗生物質などは，血漿中濃度を低く見誤る．また血中トリグリセリド濃度の高い高脂血清（乳び血清）では，免疫学的測定法では測定値に影響が及ぶことがいくつかの薬物で報告されているため，使用しない方がよい．

　臨床検査では目的に応じて種々の血液採取管（スピッツ）が用いられる．血清分離剤を含む場合，特に採血量が少ない場合など，分離剤への吸着がいくつかの薬物で報告されている．また抗凝固剤もデータに影響する．アミノグリコシド系抗生物質はヘパリンと複合体を形成し，免疫学的測定法では濃度を低く見誤ることがある．また，ヘパリンはリポプロテインリパーゼを活性化するため，リポタンパク質と結合親和性の強いキニジンなどの塩基性薬物はタンパク結合率の低下から血球移行が増加し，血漿中濃度は低値を示す可能性がある．さらに，クエン酸やシュウ酸での血液浸透圧増加でも血球移行が増加し同様のことが起こる可能性がある．したがって，一般的にはTDMのための血液試料は抗凝血剤を含まないスピッツを用いる．例外としてシクロスポリンやタクロリムスは全血中濃度を測定するため，抗凝血剤は必須であるが，当然のことながら全血中濃度とは全血液成分中の薬物量の総和であるため，血球移行による血漿中濃度の変動は測定値に影響しない．しかしながら全血中濃度測定のための抗凝血剤にはEDTAのみを用いる．これはシクロスポリンがEDTA以外の抗凝血剤では凝集塊を生じ，濃度測定を妨害することによる．

9-3-2　血中薬物濃度測定法

　TDMにおける血中薬物濃度測定には，迅速性が求められるのはいうまでもない．それに加えて簡便，高精度および低コストが望まれる．

　これらの観点から，現在血中薬物濃度測定に広く用いられているのは自動分析による**免疫学的測定法**であるが，測定項目がTDM対象薬剤すべてに対応はしていないため，それ以外の薬剤の血中濃度測定は汎用性が高いHPLCなどの分離分析法によって行う必要がある．現在汎用されている測定法を下記に示す．

　もちろん，測定装置をもたない医療機関でも民間の検査センターを利用して血中薬物濃度測定を行うことは可能で，近年では迅速に測定結果が報告されるため，測定結果に基づく用法・用量の変更の即時対応が可能となっている．その際，採血の計画・測定結果の考察に薬剤師が関与する必要があることはいうまでもない．

(1) 免疫学的測定法

　測定薬物（抗原）に対する抗体反応を利用した測定法である．特殊な技術を必要としない簡便・迅速な測定法であるが，内因性物質，代謝物，併用薬剤などとの抗体の交差反応性に注意す

第 9 章　治療薬物モニタリング（TDM）　*251*

る必要がある.

放射性免疫測定法：radioimmunoassay（RIA）

化学発光免疫測定法：chemiluminescent immunoassay（CLIA），

EIA 法：enzyme multiplied immunoassay technique（EMIT），

affinity column mediated immunoassay（ACMIA）など

(2) 分離分析法

　ガスクロマトグラフィー（gas chromatography；GC），高速液体クロマトグラフィー（high performance liquid chromatography；HPLC），液体クロマトグラフ質量分析装置（LC/MS，LC/MS/MS）などがある. 汎用性が高く，定性・定量の特異性にも優れた分析法であるが，夾雑物除去のため，煩雑な前処理を行うことが必要な場合が多く，専門的な技術も必要であり，測定には長時間を有する.

　以上，血中薬物濃度測定に関して述べたが，昨今では薬剤師が直接測定に関わることが少なくなってきている. 本章の序論で述べたように，TDM とは血中薬物濃度検査の立案からデータの解釈，それに基づく新たな投与設計の提案までの一連の仕事を指すものである. この観点から，薬剤師は測定はせずとも，検査立案の段階から，TDM において正確な考察が行えるに足るような，正確かつ薬物動態学的に意味のあるデータを得るために関与することが重要である. またチーム医療の中で，このような情報の共有を図ることもまた薬剤師の責務である.

9-4　至適投与計画と母集団薬物動態解析

　薬物動態に基づく合理的な患者個別化投与計画，すなわち個々の患者に対して最適な用量・用法での薬物療法を行うためには，投与量と血中濃度-時間との関連を解明することに加えて，その個体差を説明する要因（変動要因・客観的な数値で表される場合は共変量）を明らかにする必要がある. この変動要因になり得るものはすでに第 7 章で述べた.

　医薬品が適用となる被験者あるいは患者集団における薬物動態の分散を含む平均パラメータ値，それに影響を及ぼす変動要因（個体間・個体内変動）の定量的特性値を求める方法論が**非線形混合効果モデル**（nonlinear mixed effect model；NONMEM）による**母集団薬物動態解析**（population pharmacokinetics；PPK）である. 薬物動態学的（PK）パラメータの統計学的な分布は正規分布あるいは対数正規分布に従うため，患者個々の PK パラメータの平均と分散を求めれば記述できる. これは逐次的な方法であり，第 I 相臨床試験などで実際行われている. しかしながら実際の臨床では，患者個々の PK パラメータ算出は多数回の採血や，厳密な服薬・採血管理が必要なため不可能である. NONMEM 法による PPK では，パラメータの変動要因を誤差モ

デルとして構築することにより，個別のパラメータを求めずとも，母集団としての統計分布を直接求める方法である．この方法には以下のような利点がある．

・十分な母集団があれば，各被験者からはランダムな時点に1ポイント以上の測定点があれば，解析が可能となる．

・薬物の動態学的特性に応じた血中濃度推移を記述する最適なモデルの構築が可能である．

・薬物動態の変動要因探索という観点からは，被験者を要因別に層別化しておく必要はなく，変動要因は解析の過程において定量的に把握が可能な因子としてスクリーニングが可能である．同様に薬物相互作用のスクリーニングも可能である．

・新規患者において，理論上は1ポイント以上の血中濃度–時間データと上記変動因子（共変量）が得られれば，母集団解析値を用いてベイズ理論により個々の患者のPKパラメータの算出と，それによる血中濃度推移の予測が可能となる．しかしながらこの点に関しては，解析に用いた母集団と対象患者の背景の乖離や，変動要因の探索不足に加えて，臨床において実際にこの理論を用いて投与設計に携わる薬剤師の理解・知識不足などから，その限界が指摘されている．したがってリアルタイムでの投与設計に生かすためには，より詳細で体系的な母集団解析と，その適用法についての十分な検討と啓蒙が望まれる．

　NONMEM法によるPPKは，様々な臨床試験・研究において，薬物動態変動要因についての情報を探索する際に最も有用であると思われる．また，薬物の量と時間の関係を記述する薬物動態学的解析（PK）と薬物の量に対する薬理作用の関係を記述する薬力学的（PD）解析を連結して，薬物の量–時間–作用を体系的に記述することのできるPK–PD解析にも適しており，最近では臨床試験にも応用されるようになっている．

索　　引

ア

アシクロビル　49
アセチル転移酵素　119
アセチル抱合　93
アセトアミノフェン　31, 82, 217
アミノグリコシド系抗生物質　231, 245
アミノ酸抱合　95
アルデヒドデヒドロゲナーゼ2　213
アルブミン　58
アンチピリン　104, 114, 217
アンピシリン　30
α 相　167
α-メチルドパ　73
α1-酸性糖タンパク質　58, 207

イ

胃　17
イオン形　23
イソニアジド　120
一塩基多型 SNPs　118
一原子酸素添加酵素　83
1-コンパートメントモデル　145, 146, 147, 154
一次性能動輸送　8
遺伝子多型　117, 212
遺伝の要因による薬物動態変動　212
胃内 pH　228
胃内容物排出時間　30
胃内容物排出速度　30
イヌリン　135
異物排泄システム　127
胃壁　17
飲細胞作用　11
インドシアニングリーン　116, 137, 219
インドメタシン　233
Eadie-Hofstee 式　36
EIA 法　251

エ

エキソサイトーシス　11
液体クロマトグラフ質量分析装置　251
塩　29
遠位尿細管　123, 130
エンドサイトーシス　11
ABC トランスポーター　35
H^+/オリゴペプチド共輸送体　10
HMG-CoA 還元酵素阻害薬　232
N-アセチル基転移酵素　95, 213
Na^+/グルコース共輸送体　10
Na^+/K^+ ポンプ　10
SLC トランスポーター　35

オ

オメプラゾール　118
オルガネラ　2
温度　28

カ

灰白色症候群　203
解離形　23
化学発光免疫測定法　251
角層　45
加水分解反応　91
ガスクロマトグラフィー　251
活性代謝物　81
カフェイン　30
カルシニューリン阻害剤　247
カルバマゼピン　241
カルビドパ　74
加齢による薬物動態変動　202
肝アベイラビリティ　37, 100
肝機能のモニタリング　218
肝クリアランス　38, 99, 101, 103, 188
肝血流速度　38
還元反応　91
肝硬変　115
肝固有クリアランス　101, 103
肝細胞　79
肝疾患　114, 214, 218

キ

肝小葉　78
肝初回通過効果　99
肝臓　78
肝抽出比　100, 101
肝抽出率　104
肝動脈　79
肝ミクロソーム　85
γ-グロブリン　207

気管支　43
拮抗作用　230
基底膜　18
キニジン　217, 244
逆輸送　10
吸収　1, 15
——の半減期　156
吸収上皮細胞　18
吸収速度定数　156
吸収率　37
急速静脈内投与　165
競合阻害　110
競合的阻害　63
胸腺　71
共輸送　10
協力作用　230
極性脂質　2
近位尿細管　123, 127
筋注　47

ク

下り坂輸送　4
クッパー細胞　79
クリアランス　145
クリアランス比　133
繰り返し急速静注　171, 177
繰り返し経口投与　175
グリコカリックス　19
グリコペプチド系抗生物質　246
グリシン抱合　95
グリセオフルビン　29
グルクロン酸抱合　92, 202
グルタチオン抱合　95
クレアチニン　135

クレアチニンクリアランス　135,
　209
グレイ症候群　203
グレープフルーツジュース　33
クローディン　19
クロラムフェニコール　203, 217
クロラムフェニコールパルミチン
　酸エステル　29

ケ

経口血糖降下薬　232
経口投与　153
経細胞経路　20
血液胎盤関門　74
血液中薬物濃度　70
血液脳関門　72
血液脳脊髄液関門　72
血管側細胞膜　137
結合定数　61
結晶多形　29
血漿タンパク結合　56
血漿タンパク結合率　57, 104
血漿タンパク質　56
血漿タンパク質濃度　64
血漿中遊離形濃度　239
血清クレアチニン濃度　135
血中での薬物の分布　238
血中濃度　239
血中濃度-時間曲線下面積　237
血中非結合形分率　70
血中薬物濃度測定　250
血流速度　31, 55
血流律速型薬物　193
血流量　55
血流量依存型薬物　223
ゲルろ過法　59
限外ろ過法　59
K チャネル遮断薬　243

コ

交換輸送　10
口腔粘膜　41
膠質浸透圧　125
抗精神薬　242
抗生物質　245
高速液体クロマトグラフィー
　251
酵素阻害　105, 107
酵素反応　110
酵素誘導　105, 106

酵素誘導剤　106
抗てんかん薬　239
抗不整脈薬　243
高分子固溶体　29
高齢者　205
――における薬物動態　205
固体分散体　29
骨髄　71
5-フルオロウラシル　50, 108
固有クリアランス　102, 191
コンパートメント理論　145
Cockcroft-Gault の式　135, 209

サ

細気管支　43
再吸収　129
細孔経路　5
最小発育阻止濃度　246
サイトーシス　11
細胞外液　67
細胞間隙経路　6, 20
細胞内液　67
細胞の分画　80
細胞膜　2
細胞膜輸送　3
細網内皮系　55
杯細胞　44
刷子縁膜　19, 126
サラゾスルファピリジン　49
サリチル酸　25
酸化・還元サイクル　84
酸化反応　88
三環系抗うつ薬　233
残差法　156

シ

ジアゼパム　112
ジアゼパムサイト　58
ジギトキシンサイト　58
糸球体　123, 124
糸球体ろ過　122, 124, 125, 126
糸球体ろ過速度　126, 135, 204
シグママイナスプロット法　184
ジクロキサシリン　30
シクロスポリン　247, 248
ジゴキシン　232, 243
自己誘導　106
自殺基質　108
脂質二重層　2
ジソピラミド　244

質量作用の法則　60
至適投与計画　251
シトクロム P450　83
シトクロム P450 酵素　32
シトクロム P450 分子種　85
ジヒドロピリミジンデヒドロゲ
　ナーゼ　213
シベンゾリン　244
絨毛　16, 44
受動輸送　3, 4, 20
受容体介在型細胞内取り込み　11
循環器疾患　222
循環器治療薬　243
消化管　229
――の運動性の変化　229
消化管以外からの薬物吸収　40
消化管膜　17
消化器官　16
小柴胡湯　232
消失速度定数　151, 156
脂溶性　21
小腸アベイラビリティ　37
小腸吸収上皮細胞　18
小腸上皮　228
小腸上皮細胞　9
小児　202
上皮細胞　18
小胞体　81
小葉　78
初回通過効果　40, 97
食細胞作用　11
食事による薬物溶解性の変化
　228
シルデナフィル　232
腎外クリアランス　221
シンク状態　5
腎クリアランス　99, 131, 132, 188
腎血漿流量　135
心疾患　115
腎疾患　116, 219, 220
腎小体　123, 124
親水性　2
新生児　202
腎臓　122
腎排泄機構　122
シンバスタチン　49
真皮　45
親油性　21
Giusti-Hayton 法　221

ス

水和物　30
スキャッチャードプロット　62
スピロノラクトン　29

セ

制限拡散　5
成人　202
生体膜　1, 2
生体膜透過　1
生体膜輸送過程　13
生物学的利用率　37
生理学的モデル　145, 186
線形1-コンパートメントモデル　153, 160, 187
線形コンパートメント理論　145, 146
線形2-コンパートメントモデル　165
全身クリアランス　186
線毛　43

ソ

相加作用　230
臓器機能依存型薬物　193
臓器クリアランス　188
窓構造　55
相乗作用　230
側細胞膜　18
促進拡散　4, 6
側底膜　9, 18
速度のバイオアベイラビリティ　37
組織クリアランス　100
組織-血液間分配係数　69
組織中薬物濃度　70
咀嚼粘膜　41
疎水性　2
ゾニサミド　242
ソリブジン　109

タ

第I相反応　87, 88
体液　68
第Ⅲ相反応　87
代謝　1, 77
代謝的活性化　78

代謝能依存型薬物　217

代謝反応　80, 87
第Ⅱ相反応　87, 92
タクロリムス　247, 248
多剤耐性関連タンパク質　73
胆管腔側細胞膜　137
炭酸リチウム　242
胆汁　136, 137
胆汁酸　136, 138
胆汁中排泄　121, 136
単純拡散　4
担体介在性輸送　3
タンパク結合能　59
タンパク結合率　191

チ

チオプリンメチルトランスフェラーゼ　213
チーム医療　236
注射剤　47
中枢神経系　72
腸肝循環　33, 136, 138, 140
腸管膜　20
頂端膜　18
腸パイエル板　71
直接型ビリルビン　215
直接プロット　62
直腸　44
治療薬物モニタリング　235, 236
Child-Pugh 分類　218

テ

テイコプラニン　246
定常状態　180, 182, 236
ディッセ腔　55, 79, 216
テオフィリン　30, 104, 112, 217, 244
テガフール　50
デスモゾーム結合　18
転移酵素　92
電気泳動法　60
TDM の対象となる薬物　239

ト

透過係数　20
頭頂膜　10
特殊粘膜　41
特定薬剤治療管理料　239, 240
ドパミン　73

ドメイン　2

トラフ値　237
トランスポーター　3, 35, 230
トランスポーター介在型輸送　4
トルブタミド　104

ニ

2-コンパートメントモデル　145, 165, 166, 168
二次性能動輸送　9
乳児　202
ニューキノロン系抗菌薬　231
尿細管　123
尿細管再吸収　129
尿細管分泌　122, 126
尿中排泄　121
尿中排泄速度定数　183
妊婦　210
――と薬物動態　210

ネ

ネフロン　122, 123, 131, 134
粘膜線毛クリアランス　40
粘膜層　19

ノ

脳　72
脳脊髄液脳関門　72
能動輸送　3, 7, 20
脳内薬物移行性　73
ノボビオシン　29
上り坂輸送　8
ノルフロキサシン　227
Noyes-Whitney の式　28

ハ

肺　43
バイオアベイラビリティ　37
肺小葉　43
排泄　1, 140
肺胞　43
――上皮細胞層　43
パーキンソン病　73
バルビツール酸誘導体　22
バルプロ酸ナトリウム　241
半減期　149
バンコマイシン　246

ヒ

非解離形 23
非撹拌水層 19
皮下脂肪組織 45
皮下注 47
非競合阻害 110
非競合的阻害 64
微細繊維 19
微絨毛 16
非ステロイド系抗炎症薬 233
非線形混合効果モデル 251
非線形モデル 181
脾臓 71
ヒト血漿アルブミン 58
ヒドロキシプロピルセルロース 30
鼻粘膜 40
皮膚 45
肥満 224
表皮 45
P-糖タンパク質 9, 32, 35, 73, 129, 213
pH分配仮説 23
PKパラメータ 251
pKa値 23

フ

フェニトイン 29, 104, 240
フェネストラ 55
フェノバルビタール 241
不競合阻害 111
物質収支 101
プラバスタチン 140
フラビン含有モノオキシゲナーゼ 86
フリップフロップ現象 160, 162
フルオロウラシル 109
不連続内皮 54
プロカインアミド 243
プロゲステロン 210
プロドラッグ 48
プロパフェノン 244
プロパンテリン 31
プロプラノロール 31, 65, 104
ブロモスルホフタレイン 137
分子形 23
分配係数 21
分布 1, 53
分布容積 67

分離分析法 251
Fickの第1法則 4

ヘ

平衡透析法 59
ヘキソーストランスポーター 74
ヘキソース輸送系 74
ヘンレ係蹄 123
β相 167
β_2受容体刺激薬 231
β_2受容体遮断薬 231

ホ

放射性免疫測定法 251
保護粘膜 41
母集団薬物動態解析 251
ボーマン囊 123
ポリビニルピロリドン 29

マ

膜透過クリアランス 5
膜透過係数 5
膜透過速度 5
膜透過律速 38
膜動輸送 3, 11, 20
マルピギー小体 123

ミ

ミカエリス定数 36
見かけのクリアランス 191
見かけの分布容積 67
見かけの膜透過係数 20
ミクロソーム 81
ミダゾラム 33
密着結合 18, 72
密着結合タンパク質 73
脈絡叢 73
Michaelis-Menten式 10, 36, 110, 181

ム

無水物 30
ムチン層 19

メ

メカニズム依存性阻害 107

メチル転移酵素 119
メチル抱合 95
メトクロプラミド 31
メトプロロール 31
メルカプツール酸 95
免疫学的測定法 250
免疫抑制剤 247

モ

毛細血管 54
毛細胆管 80
モノオキシゲナーゼ 83
モーメント解析 145, 195, 199
門脈 79

ヤ

薬動学的相互作用 226
薬物間相互作用 225, 226
薬物消失速度 99
薬物消失半減期 151, 156
薬物代謝 77
——に影響を及ぼす因子 112
薬物代謝酵素 83
薬物動態学的パラメータ 251
薬物の胎盤通過 211
薬物の分配係数 20
薬物の母乳中移行 211
薬物分布 55
薬力学的相互作用 226, 230, 231

ユ

油-水分配率 21
有機アニオントランスポーター 9, 127
有機アニオン輸送系 128
有機アニオン輸送ポリペプチド 214
有機カチオントランスポーター 127
有機カチオン輸送系 128
有窓内皮 54
UDP-グルクロン酸転移酵素 92, 119, 213

ヨ

溶解 27
溶解拡散 4
溶解速度 28

溶解速度律速　38
溶解度　28
幼児　202
溶媒牽引　6
溶媒和物　30

ラ

ラプラス変換　159, 169
ラングミュア式　62
ラングミュアプロット　62
Lineweaver-Burk プロット　11

リ

リドカイン　104, 115, 116, 244
リピンスキーの法則　21
硫酸抱合　93
流動モザイクモデル　2
両逆数プロット　62
量のバイオアベイラビリティ　37
リン脂質　2
輪状ヒダ　16
リンパ管系　71
リンパ吸収　32
リンパ節　71

ル

類洞　55, 79, 216

レ

レボドパ　50, 73
連続内皮　54

ワ

ワルファリン　104, 232
ワルファリンサイト　58

A

AAG　207
ABC　35
ABC transporter superfamily　35
absorption　1, 15
ACMIA　251
active transport　3, 7
additive effect　230
ADME　1
affinity column mediated immunoassay　251
ALDH2　213
antagonism　230
antiport　10
apical membrane　10, 18
apparent volume of distribution　67
Area Under the Curve　178
ATP binding cassette　35
AUC　237
autoinduction　106
α1-acid glycoprotein　58

B

basal membrane　18
basolateral membrane　10, 18
BBB　72
BCRP　35
BCSFB　72
bile　136
biliary excretion　136
blood-brain barrier　72
blood-cerebrospinal fluid barrier　72
bolus i.v.　165
Bowman's capsule　123
breast cancer resistance protein　35
brush-border membrane　19
BSP　137

C

carrier-mediated transport　3
cerebrospinal fluid-brain barrier　72
chemiluminescent immunoassay　251

choroid plexus　73
clearance ratio　133
CLIA　251
competitive inhibition　63
conjugate　92
cotransport　10
counter transport　10
CSFBB　72
CYP　213
CYP3A　32
cytochrome P450　83, 213
cytosis　11

D

D-Bil　215
desmosome junction　18
direct plot　62
Disse's space　55
distribution　1, 53
double reciprocal plot　62
downhill transport　4
DPD　213
drug-drug interaction　225
drug metabolism　77

E

electrophoresis　60
EM　117, 212
EMIT　251
endocytosis　11
endoplasmic reticulum　81
enterohepatic circulation　33, 136, 138
enzyme induction　105
enzyme inhibition　105
enzyme multiplied immunoassay technique　251
epithelial cell　18
equilibrium dialysis　59
Excretion　1
exocytosis　11
extensive metabolizer　117, 212
extracellular fluid　67

F

facilitated diffusion　4
fenestra　55
Fick's first law　4
first pass effect　40, 97

fluid mosaic model 2
5-fluorouracil 50
5-FU 50, 109

G

gas chromatography 251
gastric emptying rate 30
gastric emptying time 30
GC 251
gel filtration 60
GER 30
GET 30
GFR 126, 204
glomerular filtration 124
—— rate 126
glomerulus 123
goblet cell 44

H

hepatic artery 79
high performance liquid
  chromatography 251
HPLC 251
hydrolysis 91

I

ICG 137
intracellular fluid 67
intrinsic clearance 102

K

Kupffer cell 79

L

Langmuir equation 62
Langmuir plot 62
lateral membrane 18
law of mass action 60
LC/MS 251
LC/MS/MS 251
L-dopa 50, 73
lipid bilayer 2
Lipinski's rule of five 21

M

MBI 107

MDR1 9, 213
mechanism based inhibition 107
membrane-mobile transport 3, 11
membrane permeability
  coefficient 5
metabolic activation 78
metabolism 1, 77
MIC 246
microfilament 19
microsome 81
microvilli 16
minimum inhibitory
  concentration 246
monooxygenase 83
MRP 35, 73
MRP2 9
MRSA 246
mucociliary clearance 40
multidrug resistance 1 213
multidrug resistance-associated
  protein 35, 73

N

NAT2 213
non-competitive inhibition 64
nonlinear mixed effect model
  251
NONMEM 251

O

OAT1 127, 128
OAT3 127, 128
OATP1B1 214
OCT2 127, 128
organ clearance 100
organelle 2
organic anion transporter 1 127
organic anion transporter 3 127
organic anion transporting
  polypeptide 1 214
organic cation transporter 2
  127
oxidation 88

P

PAE 246
paracellular route 6
parallel tube model 192

partition coefficient 21
passive transport 3, 4
PEPT 10
PEPT1 35
P-glycoprotein 9
pH 28, 30, 228
pH partition hypothesis theory
  23
phagocytosis 11
pharmacodynamic drug-drug
  interaction 226
pharmacokinetic drug interaction
  226
pinocytosis 11
PK/PD 246
PM 117, 212
poor metabolizer 117, 212
population pharmacokinetics
  251
portal vein 79
post-antibiotic effect 246
potentiation 231
PPK 251
PVP 30

R

radioimmunoassay 251
receptor-mediated endocystosis
  11
reduction 91
renal clearance 131
renal corpuscle 123
RES 55
reticuloendothelial system 55
RIA 251

S

scatchard plot 62
SGLT 10
simple diffusion 4
single nucleotide polymorphisms
  118
sinusoid 55, 79, 216
SLC superfamily 35
solid dispersion 29
solvent drag 6
suicide substrate 108
synergism 230

T

TDM   235, 236
therapeutic drug monitoring
   235, 236
tight junction   6, 18, 72
TPMT   213
transferase   92

U

UGT   92
UGT1A1   213
ultrafiltration   59
unstirred water layer   19
uphill transport   8

V

villi   16, 44

W

well-stirred model   102, 192

執筆者プロフィール（五十音順）

岸本　修一（きしもと　しゅういち）

神戸学院大学薬学部臨床薬剤学研究室
教授

1990 年	熊本大学大学院薬学研究科博士前期課程修了
1990 年	住友製薬株式会社総合研究所研究員
1997 年	神戸学院大学薬学部薬剤学研究室助手
2000 年	熊本大学薬学博士取得
2005 年	神戸学院大学薬学部薬剤学研究室講師
2005-2006 年	University of California, San Diego（CA, USA）Visiting fellow
2011 年	神戸学院大学薬学部臨床薬剤学研究室准教授
2020 年より現職	

学生時代より抗がん薬を如何にうまく使うかをメインテーマに研究を続けている．熱帯魚飼育およびダイビングを趣味とするが，時間と体力のやり繰りに悩まされ続けている．最近は年に1度しか行けていないダイビングを趣味と言い続けるためにも，ダイビング三昧の旅行を実現させることが今の夢である．

杉岡　信幸（すぎおか　のぶゆき）

神戸学院大学薬学部臨床薬物動態学研究室
教授

1983 年	京都薬科大学薬学部卒業
1983 年	京都府立医科大学附属病院薬剤部
1997 年	博士（薬学）学位取得（京都薬科大学）
2006 年	京都薬科大学講師
2007 年	京都薬科大学准教授
2010 年より現職	

専門：臨床薬物動態学
出身：京都府長岡京市
信条：今日の一つは明日の二つに勝る．
趣味：音楽・バンド

武田　真莉子（たけだ　まりこ）

神戸学院大学薬学部薬物送達システム学研究室教授

経歴

東京都新宿区出身，桐朋女子高等学校卒業
星薬科大学大学院修士課程修了
国立国際医療センター・臨床薬理研究室・研究員
博士（薬学）取得，星薬科大学・助手
Thomas Jefferson University 医学部麻酔学教室（USA）・客員講師
Drexel University 工学部 Biomaterial 研究室（USA）・客員講師
星薬科大学・講師
星薬科大学・准教授
2012 年より現職

社会活動

日本くすりと糖尿病学会・理事，研究推進委員長
日本薬剤学会・評議員，FG 統括委員長，出版委員長
日本 DDS 学会・評議員，学会機関誌編集委員長
日本薬物動態学会・評議員
日本薬学会学術誌・編集委員
独）日本学術振興会研究事業部専門委員
独）理化学研究所客員研究員

専門はバイオ医薬を中心とする薬物送達システムおよび薬動学・薬力学的研究，および消化管トランスポーター機能に関連した薬物体内動態研究です．大学院を卒業してから一貫して研究に勤しんでいます．趣味は研究と料理．学会のない日曜日はキッチンにこもりワイン片手にお料理を楽しんでいます．

福島　昭二（ふくしま　しょうじ）

神戸学院大学薬学部臨床薬剤学研究室教授・部門長

長野県佐久市生まれ　野沢北高校卒業

1980 年	北海道大学薬学部卒業
1982 年	北海道大学薬学部修士課程修了
1982 年	熊本大学医学部附属病院薬剤部
1989 年	薬学博士
1992 年	神戸学院大学薬学部講師
2001 年	神戸学院大学薬学部助教授
2004 年	University of Arizona, Cancer Center: Visiting Professor
2006 年より現職	

修士時代・熊本大学医学部附属病院時代より，医学部医師との共同研究および製薬メーカーとの共同研究を行い，医療への実質的貢献を目指したDDS研究を行ってきた．肝癌治療製剤を世に送り出すのに微力ながら貢献できたことが，嬉しいことの1つである．神戸に移り住んでからも，医療現場との連携研究は研究室の柱の1つである．また，現場の薬剤師の先生方に，もっと大学を活用していただきたいと願っている．趣味は釣り（ジギング）・高山植物を目的とした登山・野鳥観察など．留学時代，サンディエゴの釣船で竿頭になったことが自慢の1つ．魚をさばいて学生にごちそうするのが楽しみの1つ．

エンタイア生物薬剤学

定価（本体 6,800 円＋税）

2017 年 5 月 15 日　初 版 発 行©
2022 年 8 月 2 日　　3 刷 発 行

編 著 者　武 田 真 莉 子

発 行 者　廣 川 重 男

印 刷・製 本　㈱アイワード
表紙デザイン　㈲羽鳥事務所

発 行 所　京 都 廣 川 書 店
　　　　　東京事務所　東京都千代田区神田小川町 2-6-12 東観小川町ビル
　　　　　　　　　　　TEL 03-5283-2045　FAX 03-5283-2046
　　　　　京都事務所　京都市山科区御陵中内町　京都薬科大学内
　　　　　　　　　　　TEL 075-595-0045　FAX 075-595-0046
　　　　　　　　　　　URL https://www.kyoto-hirokawa.co.jp/